smart aging

Für Oma,
bis zum Jupiter und zurück

MARION GRILLPARZER

FOTOS TINA ENGEL

smart aging

CLEVER ESSEN.
NATÜRLICH BEWEGEN.
JUNG BLEIBEN.

RUNDUM GLÜCKLICH INS
WOHLFÜHL-ALTER.

CHRISTIAN

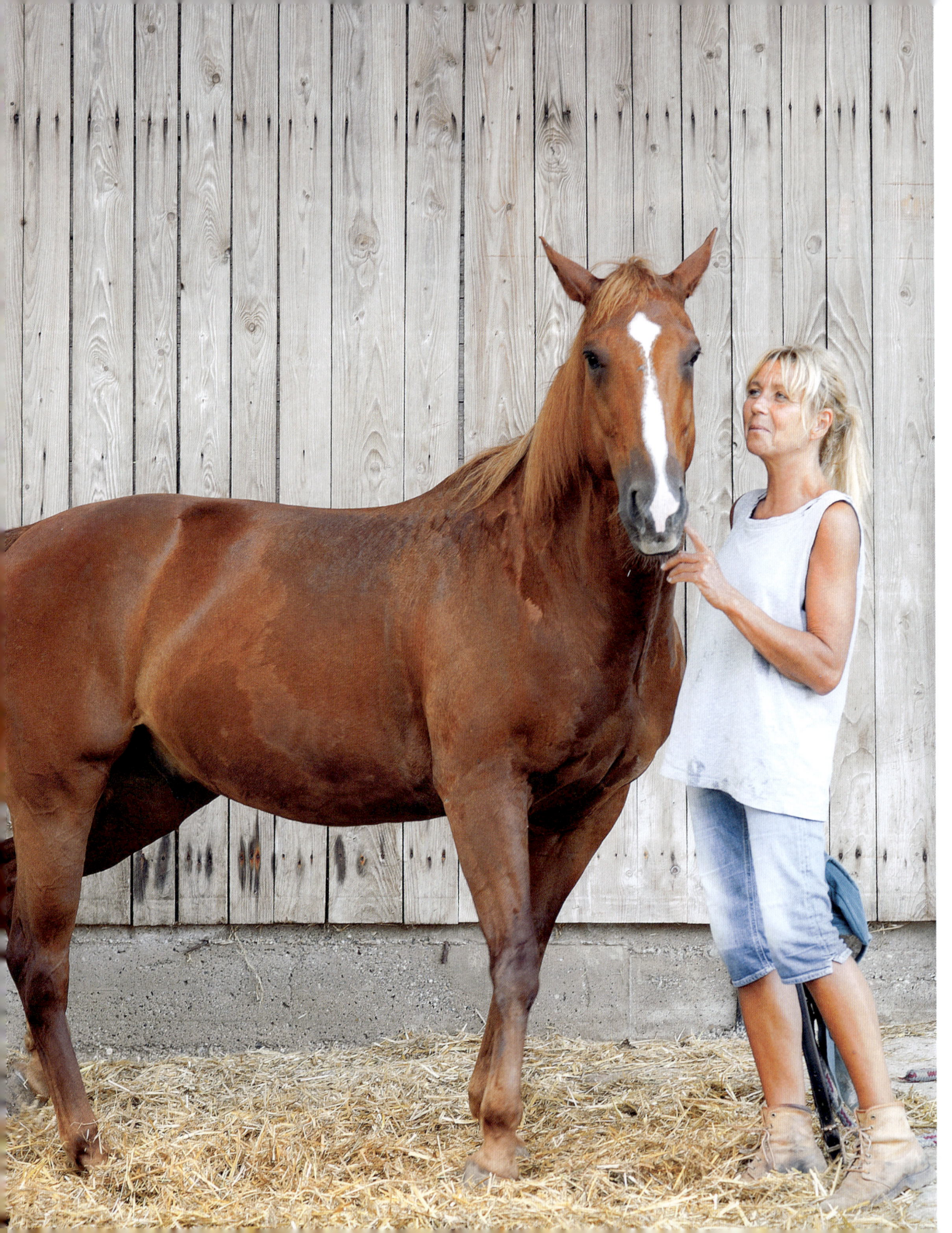

Inhalt

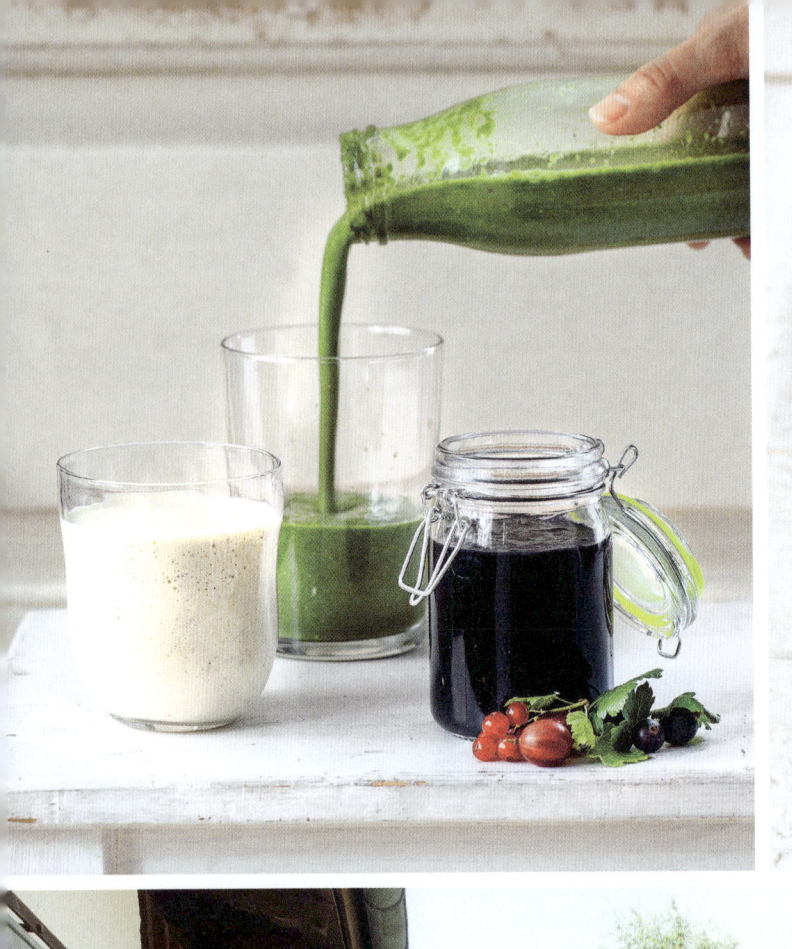
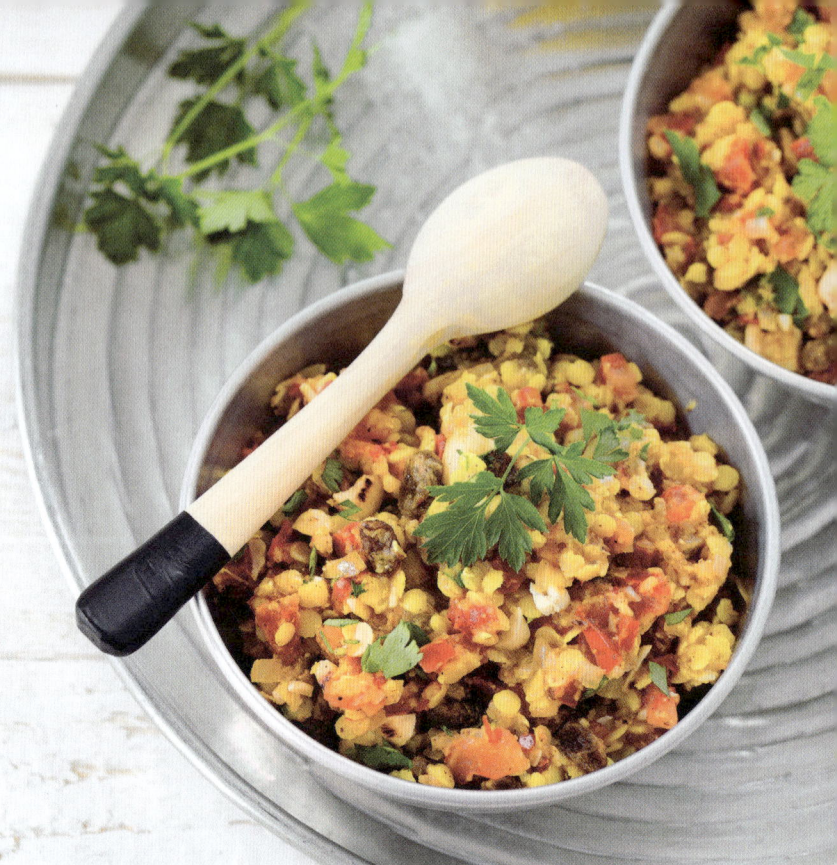

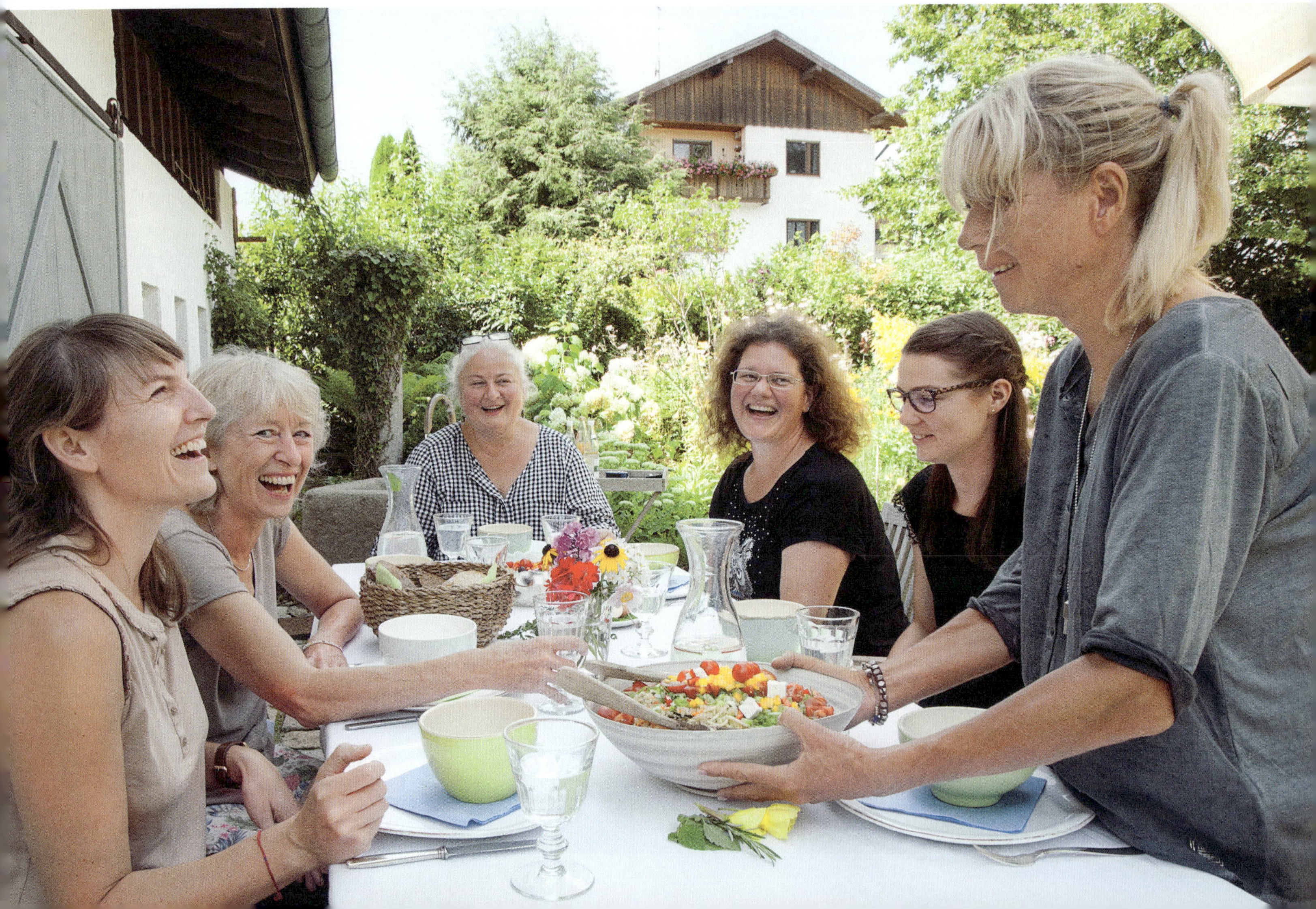

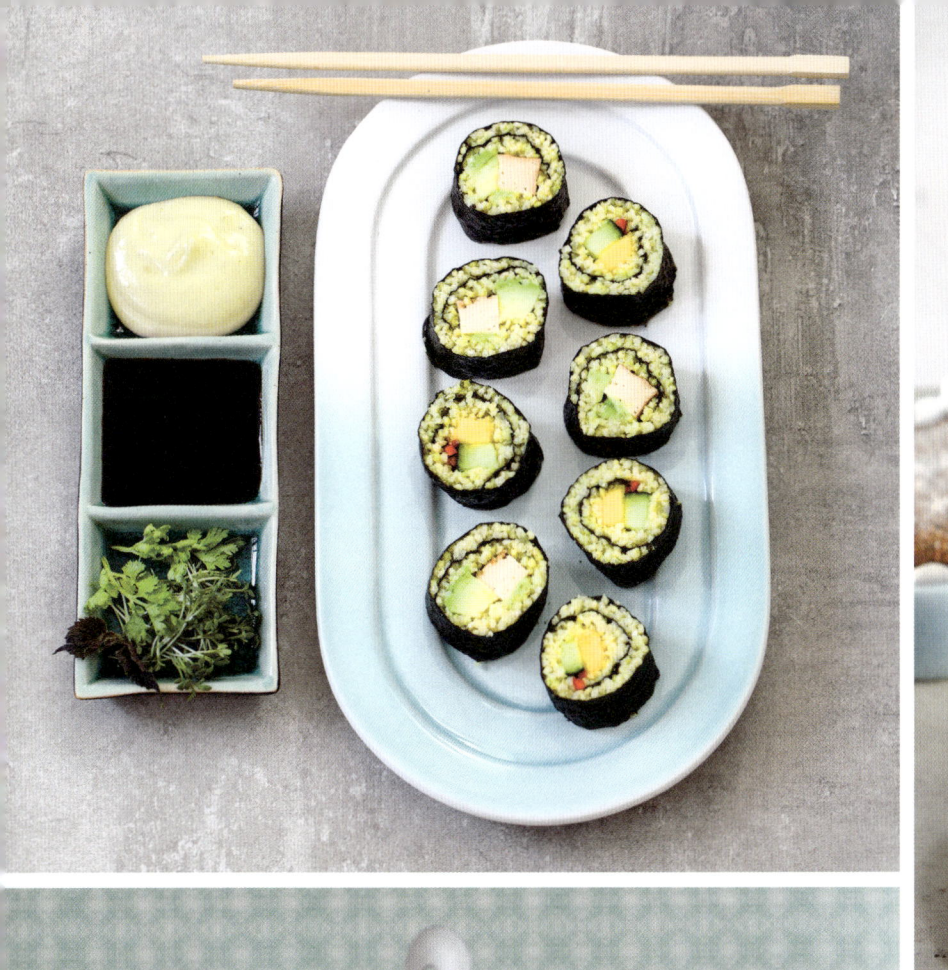

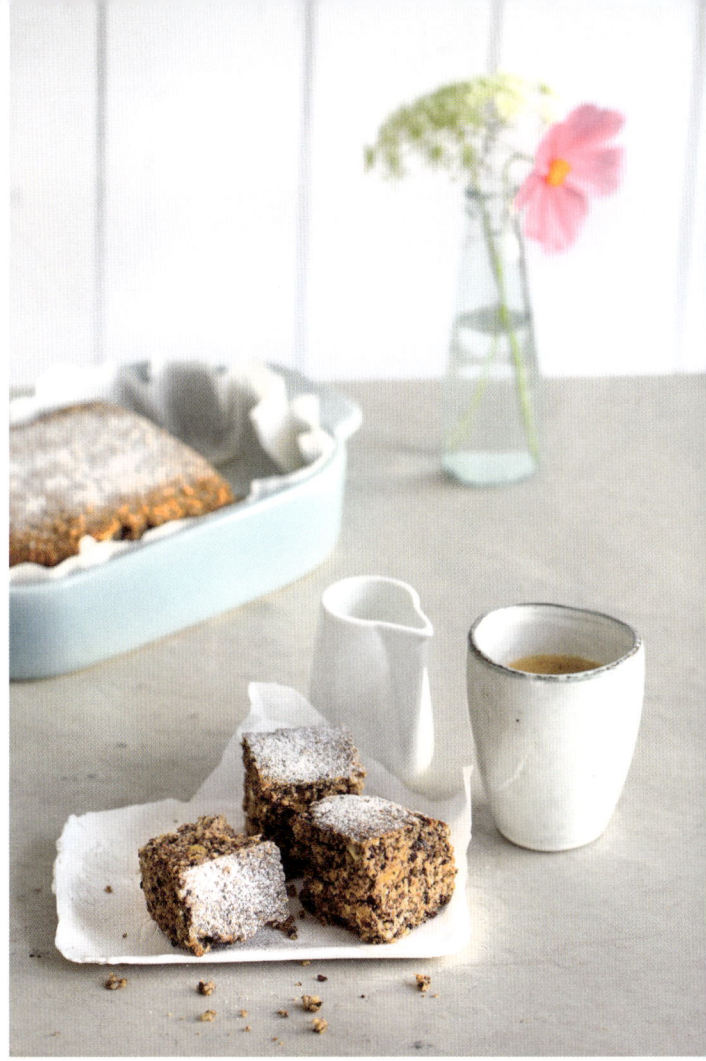

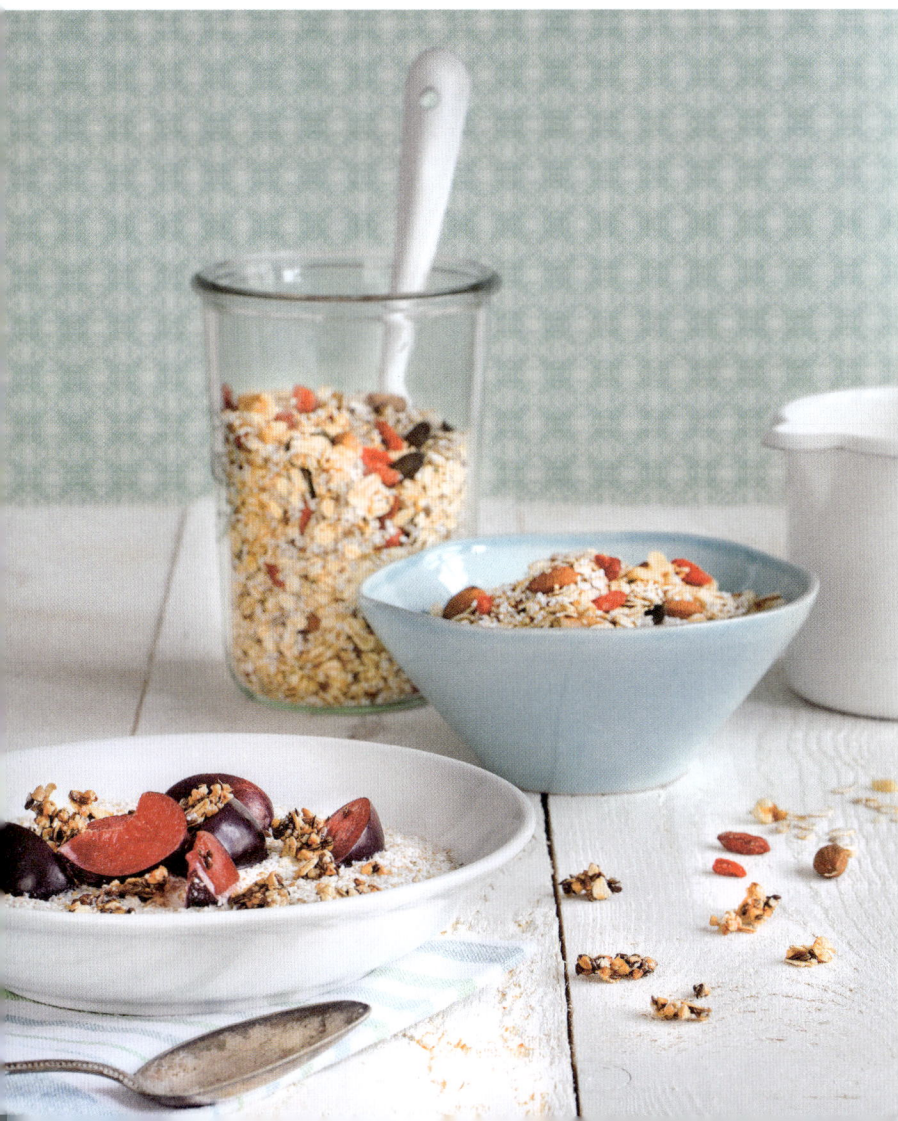

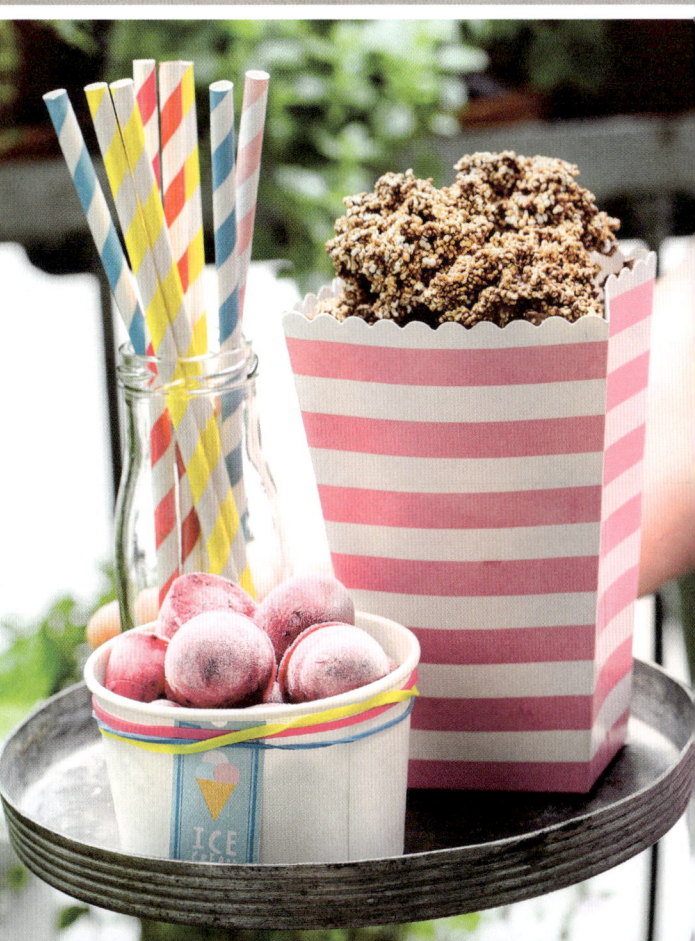

Vorwort

Ein paar einleitende Worte über dieses Buch? Hmm … Freilich habe ich studiert. Bin um die Welt gereist. Hab' mit unzähligen Experten über Gott, die Welt, unsere Gesundheit, das Altern gesprochen. Aber das, was wirklich wichtig ist, habe ich von meiner Oma gelernt. Die war echt »smart«. Na ja … Dann bleibt noch zu sagen: Was gibt es Schöneres, als Lebensjahre zu verschenken? Bessere Lebensjahre. Hier sind sie …

ICH WAR 1,5 JAHRE ALT …

als mir Rollo, der alte Berner Sennenhund meiner Oma, das Laufen beibrachte. An seinem dicken Fell zog ich mich hoch – und schon war ich bereit, die Welt zu entdecken. Mir das zu holen, was ich so wollte, wie die Birne vom Tisch, die Erde aus dem Blumentopf, die Bohne vom Gemüsebeet … Neugierde! Eine der Smart-Aging-Strategien auf den ersten fünf Plätzen. Sich von der Neugierde aus der Komfortzone vertreiben lassen, Grenzen ausloten, wachsen, leben. Gewohnheiten lassen starr werden, lassen rosten. Alles, was sich verändert, ist lebendig. Der Motivator für lebenslange Lebendigkeit: Neugierde!

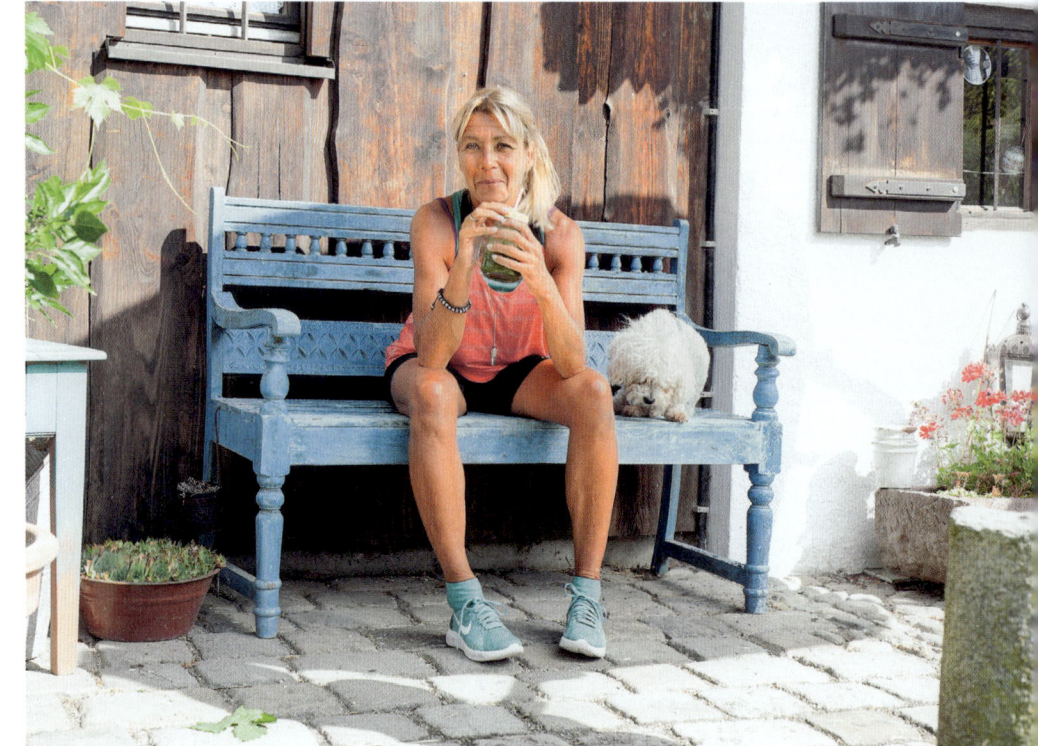

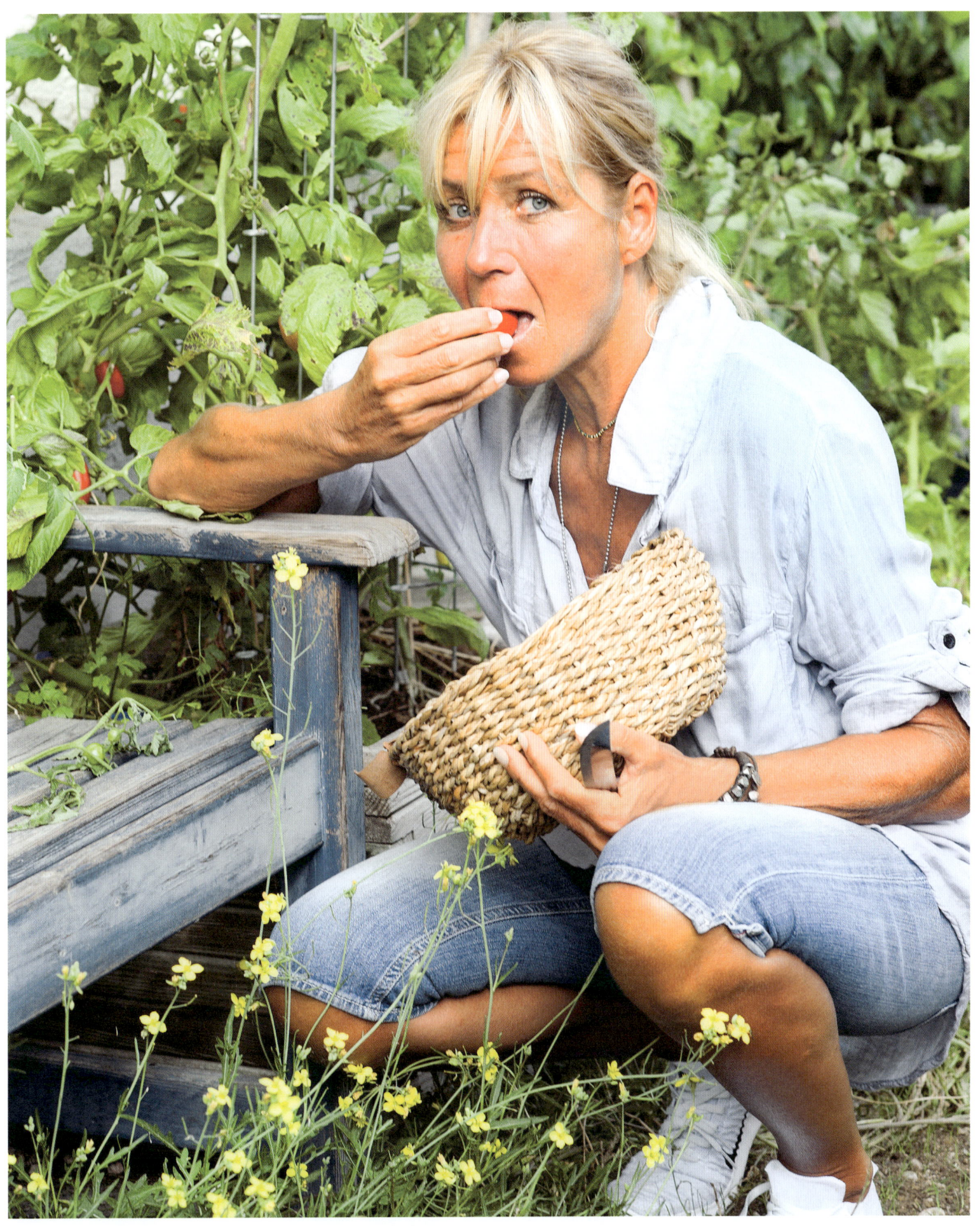

> »Einfach mal was ausprobieren, für gut befinden und dann ins Leben integrieren. Und nicht alles bierernst nehmen.«

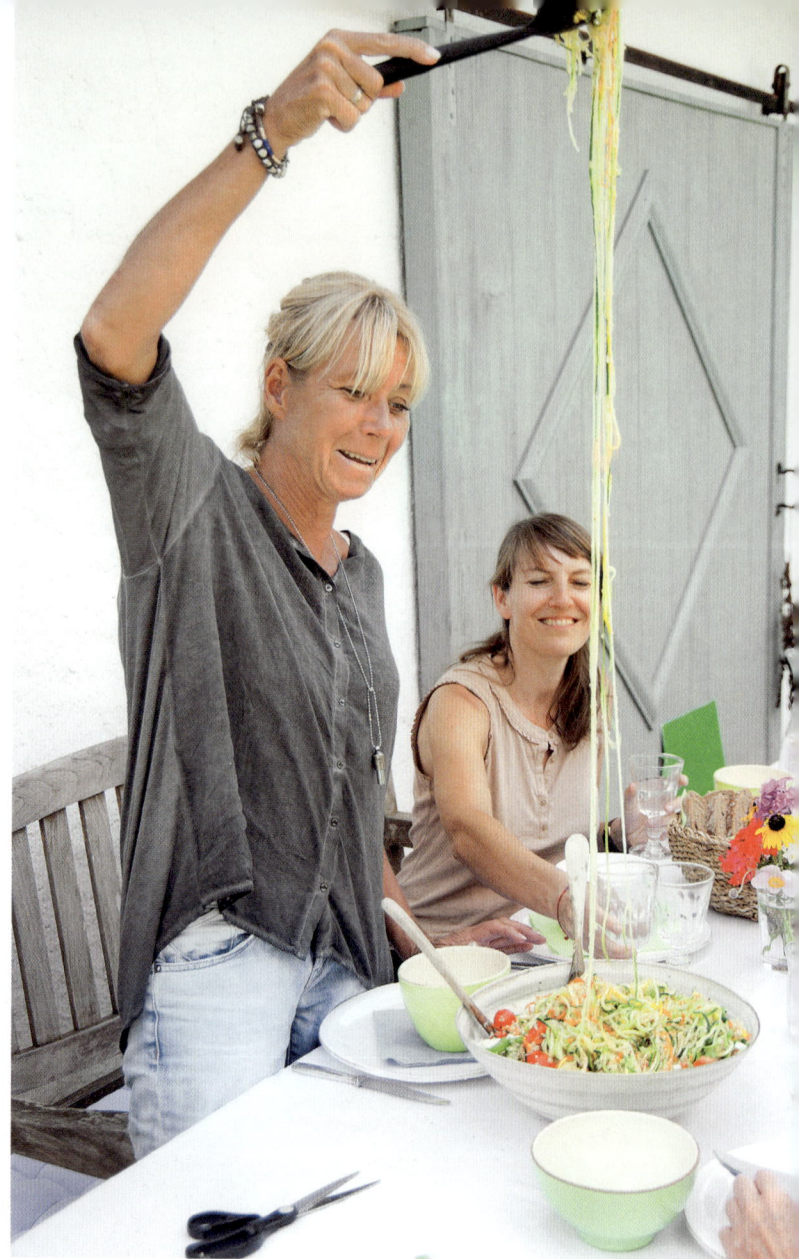

Diese Neugierde war es, die mich erst mal all das probieren ließ, was mir meine Oma (meine erste Bleib-einfach-jung-Beraterin) vor die Nase hielt – vom Apfelstrudelteig über die Knochenbrühe zur selbst gemolkenen Ziegenmilch bis zum folgenreichen Löffel Hefe für Haut, Haare und Nägel.

Später trieb mich die Neugierde durch die Streetfood-Märkte der ganzen Welt – lange bevor Streetfood Trend war. Darum kochen wir hier nicht nur gute deutsche Küche. Sondern die Rezepte der Hundertjährigen aus Okinawa, Kreta, Italien ... Und wer sich gleichermaßen neugierig durch die Rezepte dieses Buches isst, gewinnt ebenfalls jede Menge Lebensjahre. Welche Trends hat meine Oma in dieser und ähnlicher Weise noch vorausgesagt? Dörren. Einmachen. Raw. Kraftbrühe kochen. Fermentiertes essen. Dinkel statt Weizen. Clean eating. Retro sein. Sie war es, die die Basis legte für »Pure«, meine heutige Lebens-Ess-Philosophie: Konzentration auf das Wesentliche. Essen wie vor hundert Jahren, mit dem Wissen von morgen. Hühnerbrühe trifft auf Superfood. Apfel und Spinat vereinen sich im Hochleistungsmixer. Genuss trifft auf »Wirk-Medizin«. Für all das und noch viel mehr stehen die (weit über) 100 gesündesten Rezepte der Welt, die Sie in diesem Buch finden.

JAHRE VERSCHENKEN

Ich habe meinem Daddy zu seinem 75. Geburtstag eine Kiste gepackt mit lauter Dingen, die ihm Lebensjahre schenken – bessere Lebensjahre. Ich hab' draufgeschrieben: »Formel-100«. 100 steht für den Geburtstag, den ich mit ihm mindestens noch feiern möchte. In der Dad-wird-100-Kiste steckten neben Smoothie-Mixer, Schrittzähler und Lovetuner zum Beispiel Rollmöpse. Zwei reichen pro Woche, um unser Leben mit Omega-3-Fettsäuren um drei Jahre zu verlängern und – was ich noch wichtiger finde – lebenswerter zu machen. Denn die Omega-3s bescheren uns ein fröhliches Hirn. Wer den Fisch nicht mag, findet in diesem Buch Rezepte mit Chia-Samen, mit Bio-Käse, mit Leinöl. Weiter in der Kiste: Pesto. Nix enthält so eine fantastische Mixtur an lebensverlängernden Ingredienzen: Kräuter, Nüsse, Pflanzenöl, Knoblauch, Chili. Ein Optimum an Lebensverlängerungspotenz hat mein entgiftender, energetisierender Gewürzmix aus Kurkuma, Ingwer, Zimt …

Auch das schenkt Lebensjahre: ein gutes Olivenöl extra vergine, ebenso mein kaukasisches Geheimrezept aus Zitronen, Knoblauch, Petersilienwurzeln, der Gehirnforscher-Müsli-Mix, das Amaranth-Popcorn und der Forever-Young-Smoothie. Selbstverständlich ist das gesündeste Rezept der Welt drin: nepalesischer Gundruk. Für die Wiege der Gesundheit, unseren Darm. Natürlich gehört auch Wein in die Kiste. Wein ist das einzige (neben meinem Dad), was mit dem Alter immer besser wird. Ein Glas pro Tag ist Genuss und Stay-Young-Medizin pur. Unter Jungbleiben (neudeutsch: »smart aging«) verstehe ich Gesundheit kombiniert mit Genuss und Spaß und Lebensfreude. Das Wissen hier, die Rezepte hier sollen den Tag verschönern – und so das Leben strecken. Und bloß nicht stressen.

ALSO: Einfach mal was ausprobieren, für gut befinden und dann ins Leben integrieren. Und nicht alles bierernst nehmen. Ungesund ist immer nur die Dosis. Von dem, was man täglich Falsches tut.

WOHER HAB' ICH MEINE STAY-YOUNG-WEISHEITEN?

1. von meiner Oma. 2. von meiner Oma. 3. weil ich da halt Expertin bin und nach dem Studium was gelernt habe. Als fragende Populärwissenschaftlerin, als neugieriger Mensch und natürlich auch als selbst Betroffene. Ich habe meine Telomere schon ein bisschen ausgetrickst und meinen Pass auch. Mein biologisches Alter liegt, so heißt es, ziemlich weit unter meinem kalendarischen. Kann man ausrechnen, gibt's Programme im Internet. Kann man auch beim Sportmediziner testen, z. B. über die Vitalkapazität der Lunge, die Leistungskraft der Muskeln, die Phasenwinkel der Zelle, die Dichte des Knochens sowie die Sauberkeit des Blutes. Und das habe ich nicht mittels Askese hinbekommen. Sondern ich habe einfach gut gelebt. Das Schönste ist, jeder kann schon binnen drei Monaten spürbar und messbar jünger werden. Und es gibt doch nix Schöneres, als Lebensjahre zu schenken. Doch! Bessere Lebensjahre. Die stecken (versprochen!) zwischen den Deckeln dieses Buches. Man muss nur noch ein bisschen daran glauben … und bleibt bis 120 einfach jung.

Viel Spaß und guten Appetit
wünscht Ihnen …

Marion Grillparzer

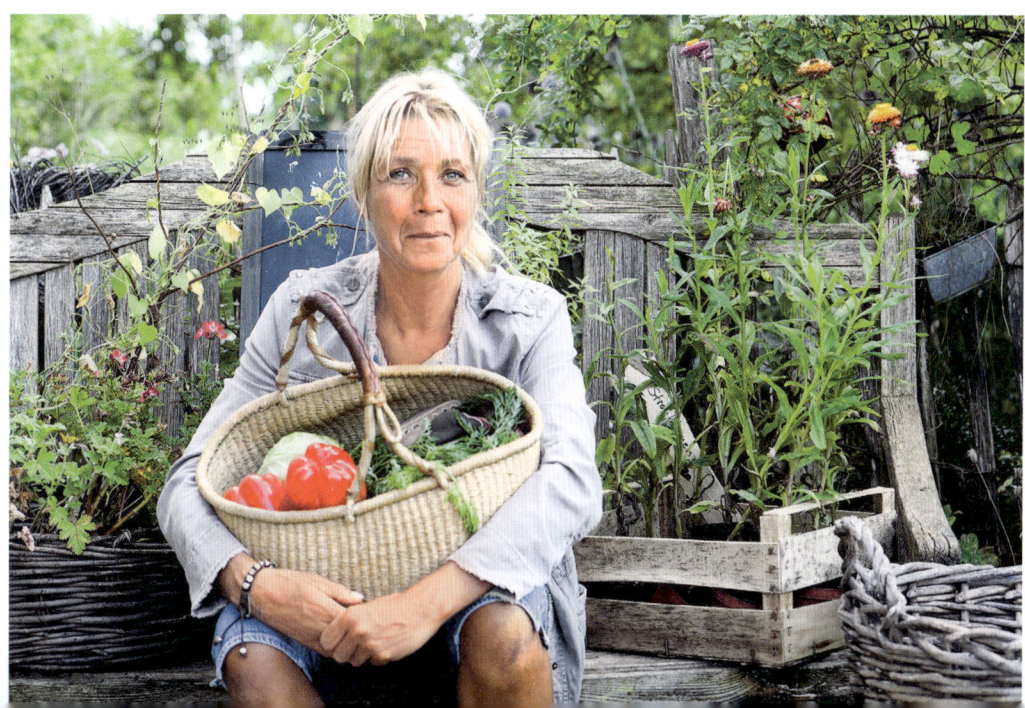

»PS: Ich verzichte hier auf's strenge Studienzitieren. Das macht das Lesen so schwer. Interessierte finden Studien auf meiner Homepage – oder im stets aktuellen GLYX-Letter.

THEORIE

Lust auf mehr gute Lebenszeit? Dann kümmern Sie sich um Ihren Körper! Denn der ist nun mal der Ort, den wir zum Leben haben. »Sei achtsam, beweg dich, sei faul … aber koch selbst!« Denn dann weiß man, was drin ist im Brot, in der Suppe. Medizin für den Darm, für den Kopf und für das Herz. Medizin gegen den Bauch, gegen die alt machenden »Karamellbonbons« in den Adern und gegen die bösen schwelenden Entzündungen. Und bitte nicht vergessen: Genießer leben länger!

Jungbrunnen Oma

Clever essen, länger leben, glücklich sein. Das Thema hat mich mein Leben lang begleitet. An erster Stelle meiner Stay-Young-Wissensvermittler steht meine Großmutter, die 1912 geborene Charlotte von La Rose, Enkeltochter des Malerfürsten Franz Lenbach. Sie erlebte zwei Weltkriege – und wurde 99,9 Jahre alt. Meine Oma ist für mich Liebe bis zum Jupiter und zurück. Und Weisheit pur.

OMAS SIND WEISE

Aus der Hundertjährigenforschung weiß man: Magere Zeiten fördern das lange Leben. Körperliche Arbeit auch. Genauso wie das Leben auf dem Land – und gesundes Essen, verheiratet zu sein, viele Freunde, ein aktives neugieriges Leben, an etwas zu glauben, und, das finde ich auch sehr, sehr wichtig: Gutes tun. Meine Oma überlebte die Not im Krieg. Sie lebte auf dem Land. Sie hielt Bauern Vorträge über Hühnerhaltung, arbeitete ihr Leben lang für den Kinderschutzbund und las Bücher von Rudolf Steiner. Sie ging im Reformhaus einkaufen, aß jeden Morgen Kräuterquark und trank abends ein Glas Rotwein. Sie besuchte (mit mir!) die Uffizien in Florenz, hörte Aida (mit mir!) in Verona. Und sie nahm immer einen Schluck Wasser in den Mund, wenn sich ein Streit anbahnte, der verweilte dort, bis sich die Wogen glätteten. Für mich ist meine Oma Weisheit pur – freilich hatte sie immer recht, sogar dann, wenn sie zum zehntausendsten Mal sagte: »Kind, zieh warme Unterhosen an.«

Mir gefiel, dass sie nachts, wenn sie nicht schlafen konnte, im Zimmer stand und boxte: »Tai-Chi beruhigt, das hab' ich im Fernsehen gesehen.« Mir gefiel auch, dass sie mir jedes Mal, wenn ich kam, einen neuen Akupressurpunkt zeigte, aus ihrem zerfledderten roten Buch: »Wenn ich das nicht hätte, würd' ich schon längst unter der Erde liegen.« Zugegeben, ein wenig geniert hab' ich mich schon, wenn sie im Bioladen mal wieder austestete, ob die Tomate wirklich ungespritzt ist. Das ging so: Tomate in die rechte Hand, linken Arm auf der Seite ganz lang ausstrecken und dabei den Nächststehenden boxen, um dann auch noch die Bitte nachzuschieben, er möge doch mal versuchen, ihr den Arm runterzudrücken.

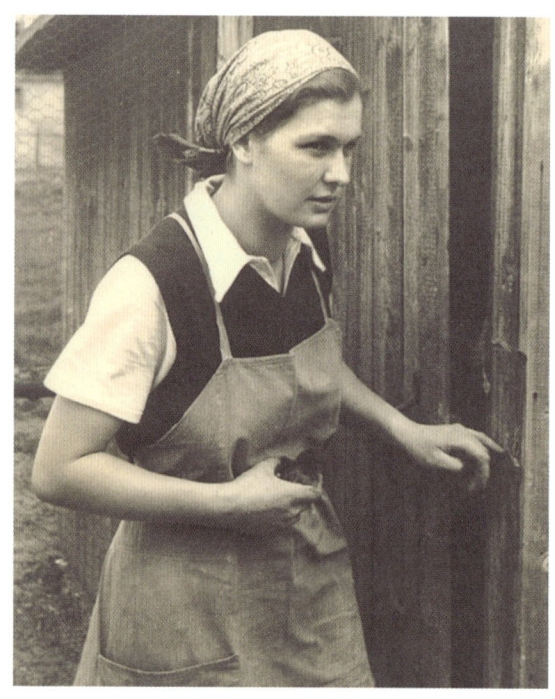

O-Ton: »Geht das ganz leicht, dann ist das Gemüse gespritzt. Das macht man so in der Kinesiologie!« Und mir gefiel natürlich, dass sie im Laufe ihres Lebens lauter kleine Weisheiten sammelte – und gegen alle Widrigkeiten ein Mittelchen kannte. Den Honig auf der Wunde, die Zwiebel auf dem Insektenstich. Salz in den Rachen: »Wer täglich mit Salz gurgelt, kriegt keine Erkältung.« Die Brennnessel für das lange Leben. Siehe Omas Bleib-einfach-jung-Tipps Seite 17.

OMAS LIEBEN BEDINGUNGSLOS

Ich denke, allein die Tatsache, eine liebende Oma zu sein, erhöht schon unser Mindesthaltbarkeitsdatum. Omas lieben bis zum Jupiter und zurück und bedingungslos. Und das bekommen sie retour. Wenn ich an meine Oma denke, wird mein Herz immer noch ganz, ganz weit. Sie kochte einen riesigen Pott Hühnersuppe und rieb mir den Rücken mit Kräutersalbe ein, wenn ich krank war. Jeden Morgen stand sie wartend am Tor, der Wind zerzauste ihr die Haare, und gab mir mein Pausenbrot mit auf den Schulweg Nüsse, Äpfel, Fruchtschnitten – »Gehirnnahrung«. Sie lernte mir Benimm am Tisch. Sie erzählte mir von Steiner. Sie war es, die mir Ursalz, Brühe, Kräuter und Bio nahebrachte. Und die Freude am leckeren gesunden Essen. Sie war immer für mich da, hat mich in ihre einzigartige Omaliebe gepackt, mir Vertrauen und Selbstvertrauen gelehrt. Und mir all das mit auf den Weg gegeben, was einen jung hält. Von Haferbrei bis Leinsamen, von Kräuter anbauen über Beeren einmachen bis Essigwasser trinken. Von Mozart hören über B-Vitamine nehmen bis an Homöopathie glauben. Von Liebe spüren bis dankbar sein. Diese beiden Gefühle sind nämlich Kräfte in uns, die unsere Nächsten, die Welt, das ganze Universum stark machen, wenn wir sie fühlen. Und die Nächsten, die Welt, das Universum machen uns dann wieder stark. Und Starksein ist Jungsein. So einfach ist das. Darum gibt es in diesem Buch auch eine kleine Schutzengelmeditation (s. S. 84) – und für alle, die keine Zeit haben, eben den Lovetuner (s. S. 43, Gebot 24).

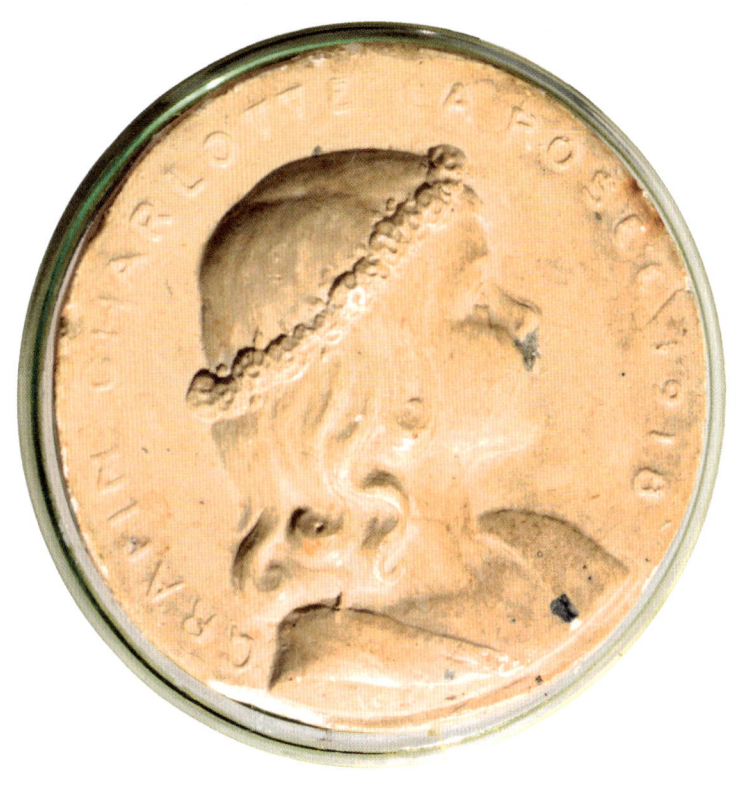

»Eines der wichtigsten Motti in meinem Leben lautet: Gesundheitsrezepte müssen einfach sein. Sie müssen sich ins Leben schmiegen. Nur dann haben sie die Kraft zu wirken. Uns jung zu halten. Gesund zu halten. Glücklich zu machen.«

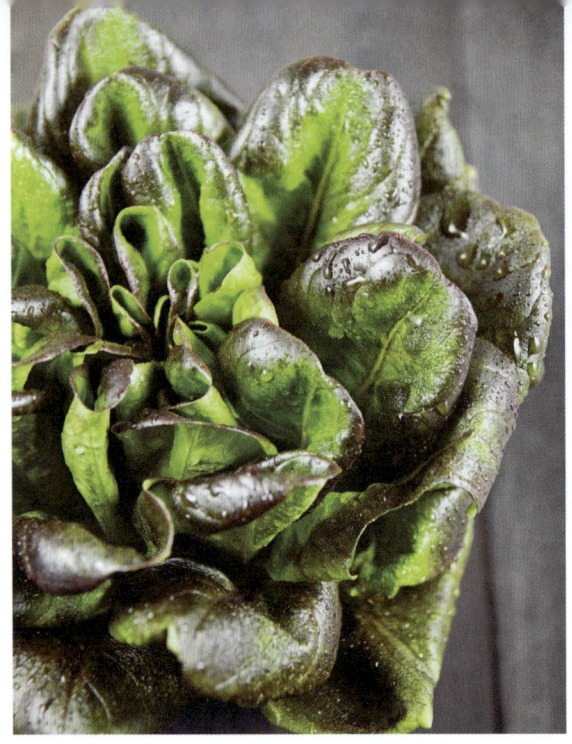

»Danke, liebes Salatblatt!«
Einfach dankbar und achtsam sein

OMAS LEHREN DANKBARKEIT

Frau Kovacek hatte wieder mal die leckeren Marzipanbratäpfel für mich gemacht. »Sag schön Danke«, sagte Oma. Artig strahlte ich die herzliche Ungarin an – und mein größtes Danke galt dem Bratapfel selbst. Eine Liebe, die sich ein Leben lang hielt. Noch heute bin ich zutiefst dankbar für einen Bratapfel mit Marzipan. Für eine Birne vom Baum, einen selbst gebackenen Schokokuchen, für ein Butterbrot mit Schnittlauch. Wer sagt denn heute noch »Danke!« zum Essen? Das Tischgebet ist ein seltenes Relikt. Früher ließ es die Verdauungssäfte fließen, die Runde ruhig werden. Abschalten. Achtsam werden für das, was da Leckeres kommt. Heute? Fällt man über die Teller her, isst zwischendurch, nebenbei, unbewusst, schnell … und dann liest man im Streiflicht in der Süddeutschen Zeitung, wenn man unser Essen betreffend achtsam wäre, gäbe es keine dicken Menschen mehr und viel weniger Zivilisationskrankheiten. Und natürlich: ein längeres Leben. Man möge sich einfach Zeit lassen. Beispielsweise auch zum Kauen. Das Messer, die Gabel zwischendrin ablegen … tja. Damit lässt sich keine müde Mark verdienen. Da ist eine Spange, die die Kaufläche auf ein Viertel reduziert, damit das Essen länger im Mund verweilt, eher lukrativ. Da wird grad dran geforscht, hat mir stolz ein Schulmediziner erzählt. Das wird dann »Genuss-Training« genannt. Ist das nicht traurig? Ich möchte nicht mit so einer Spange sabbernd und schmauend (= unendlich langsam kauend) am Tisch sitzen und so tun, als ob ich das auch noch

genieße. Ich leg lieber mal die Gabel beiseite und denke »Danke, liebes Salatblatt!« Einfach dankbar sein, das Essen wertschätzen, das gehört zu einer cleveren, gesunden Lebensweise. Einer Lebensweise, die uns jung und glücklich hält. Dankbarkeit und Achtsamkeit. Bitte merken!

Omas O-Ton-Tipps für Schönheit und ewige Jugend

Meine Entdeckungsfreude jenseits der Gartenzäune bremste meine Großmutter, indem sie mir die Schuhe wegnahm: »Barfußlaufen ist gesund«. Sie wusste damals nicht, dass sich ein halbes Jahrhundert später eine regelrechte Barfußbewegung etablieren würde. Schuhe aus heißt: 30 000 Nervenenden, 26 Fußknochen, 33 Gelenke, 20 Muskeln und 114 Bänder aus den toten, steifen Tierhäuten zu befreien. Morgens über den Morgentau laufen oder über Waldboden und Kieswege. Nicht wundern, wenn sich der Nacken entspannt, das Bauchweh verschwindet, Fröhlichkeit hochsteigt, die Energie wächst. Auf den Fußsohlen liegt eine Landkarte unserer Organe. Jedes Organ hat seine eigene Zone, und wenn man sie massiert, belebt man die Zonen, normalisiert und stärkt man die Organfunktionen – und entspannt den Menschen, verjüngt ihn von Fuß bis Kopf. Dieses Denken, dass man beispielsweise eben über die Füße auch die Seele behandeln kann, nennt man »ganzheitlich« – genauso wie …

» … alle Tipps meiner Oma

» Schlaf auf einem Dinkelkissen, dann guckst Du nicht so verspannt aus der Wäsche.

» Red' mit deinem Wasser. Sag was Nettes wie: Du erfrischst mich, hältst mich wach, bist gesund … und so was halt. Dann brauchst du kein teures Wasserfilterglump. Hat ein Japaner entdeckt, ein Doktor, Masaru Emoto heißt der.

» Wie schauen denn Deine Nägel aus? Nimmst Du nicht Calcium phosphoricum morgens und Calcium carbonicum abends? Dann wachsen sie doppelt so schnell. Und brechen nicht. Nicht verwechseln: Phosphoricum macht wach. Carbonicum beruhigt.

» Morgens 1 EL Leinsamen im Müsli macht schöne Haare. Das geben doch sogar die Hundezüchter ihren Hunden vor einer Ausstellung. Die sind gescheit!

» Ich spül' mir die Haare seit 90 Jahren mit Essig aus oder mit Bier, damit sie schön glänzen. Ich brauch keine Chemie, die auch noch viel Geld kostet.

» Gemüse hält jung. Aber nur ungespritztes. Bevor man es einkauft, unbedingt den kinesiologischen Muskeltest machen.

» Wenn Dir die Gelenke wehtun, brauchst du keine Pille. Nimm Vitamin E und Haushaltsgelatine. Das lindert die Entzündung.

» Wer hundert werden will, muss halt jedes Frühjahr eine Brennnesseltee-Kur machen. Entwässert. Spült alles raus. Bärlauch wirkt auch Wunder. Schmeckt aber greislich.

Heute würde meine Oma noch sagen:
» Schmiere Dir Deine trockenen Füße jeden Tag mit Kokosöl ein. Das ist auch gut gegen Risse in den Händen.«

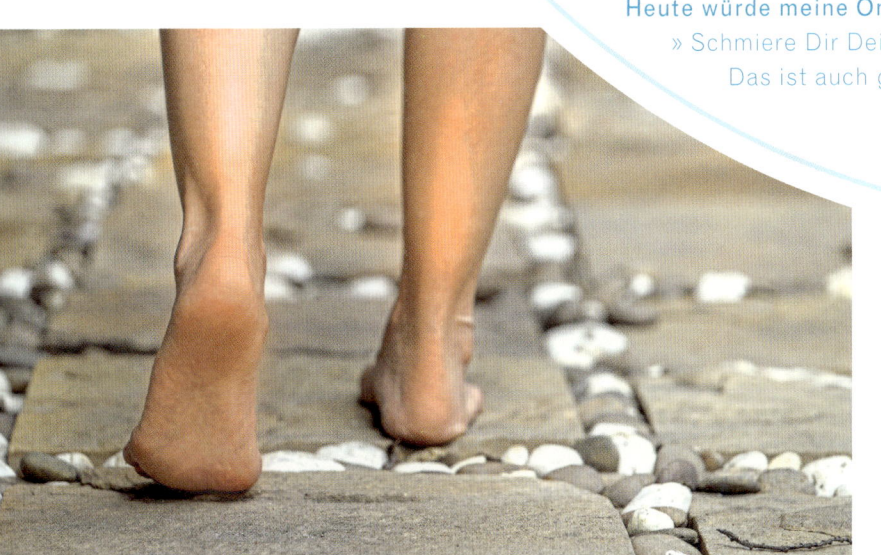

… und selbstverständlich tue ich auch das.

Einfach jung bleiben

Jeder möchte länger leben. Tun wir ja auch. Die Forscher sagen, heute geboren kann man sogar
142 Jahre alt werden (Oma von oben: »Miiiir gangst!«). Das macht halt leider nicht immer Spaß. Drum ist die
wahre Herausforderung, besser zu leben. Und dafür habe ich zeit meines Lebens Rezepte gesammelt.

»Durch Sport kann man laufend an Speck verlieren, aber an Hirnschmalz gewinnen«, gut, weil: »Ein Mensch ist so jung wie seine Herzgefäße und so alt wie seine Hirngefäße«, so der bekannte Aphoristiker und Immunologe Prof. Gerhard Uhlenbruck. Dahinter steckt viermal praktisch angewandtes »Länger-Leben«. Abnehmen. Immunsystem stärken. Gehirn trainieren. Humor. Schlicht: Mensch ärgere dich nicht. Lach lieber. Und das Wichtigste: Mensch, beweg dich. Mit 30 begann auch ich dann endlich aktiv biologisch jünger zu werden, weil mir Dr. Ulrich Strunz begegnet ist. Der Fitness-Papst, bekannt für sein »Forever-Young-Programm«, brachte mich zum »Langsam-locker-lächelnd-Laufen« – und dazu, ganz genau über das Thema »Jungbleiben« nachzudenken. Und auch was zu tun. Denn es lohnt sich, auch noch mit 30 zu beginnen.

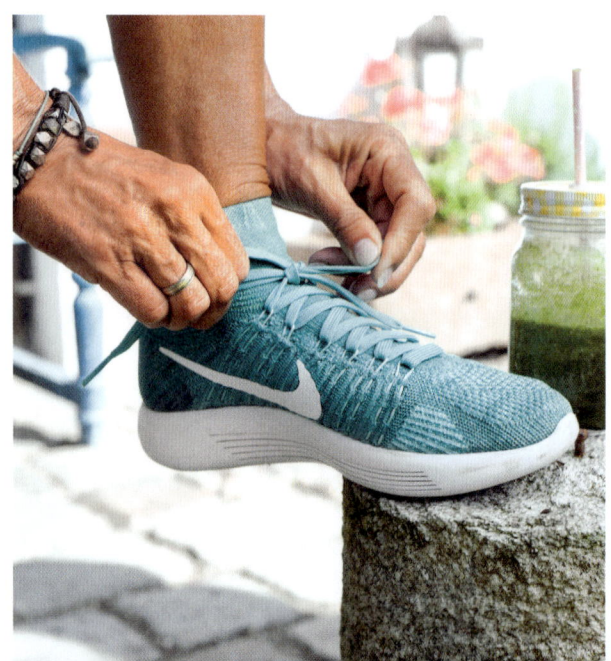

BEWEG DICH!

Heute weiß ich: Bewegung ist die einzige Medizin, die es wirklich schafft, unsere Uhr auch noch zurückzudrehen. Bewegung verlängert die Zündschnüre des Lebens, die Schutzkappen unserer Erbsubstanz, die sogenannten Telomere. Aus Bettruhe-Studien weiß man: Nach zwei Monaten ohne Bewegung ist man blutarm, die Muskeln schrumpfen um ein Viertel (auch das Herz), die Knochen verlieren vier Prozent an Dichte, Muskeln, Sehnen, Bänder verkürzen, man kann allein nicht mehr aufstehen, braucht einen Rollstuhl – und ein neues Hirn. Inaktivität macht auch den Kopf träge. Das beginnt alles mit dem ersten unbewegten Tag – und zeigt im Zeitraffer, was ein träger Lebensstil über ein paar Jahre hinweg in jedem Körper früh auslöst: Verfettung und Vergreisung.

Bewegung putzt die Gefäße und regt den Stoffwechsel an, senkt das Risiko für Diabetes, Herzinfarkt und sogar Krebs, kann Depressionen lindern, Schmerzen unterdrücken. Laufend verschwindet Arterienverkalkung und es bilden sich natürliche Bypässe im Herzen. Klar ist, dass Sport die geistige Leistung verbessert, Demenz vorbeugt – und neue Gehirnzellen wachsen lässt. Im Mäuseversuch heilt das Laufrad sogar Schäden im Gehirn. Laufend schüttet man den Wachstumsfaktor VEGF (Vascular Endothelial Growth Factor) aus, der den Hirnstoffwechsel positiv beeinflusst. Wer jung bleiben möchte, sollte sich täglich 30 Minuten ausdauernd bewegen ... dauerlaufen. Das steht in unseren Genen. Man kann auch tanzen, »minitrampolinieren« (das Alleridealste, weil wetterunabhängig!), radeln, walken. Und dazu – das ist nicht weniger wichtig: beugen, bücken, strecken, dehnen, drehen, klettern, räkeln. Heißt auf Neudeutsch:

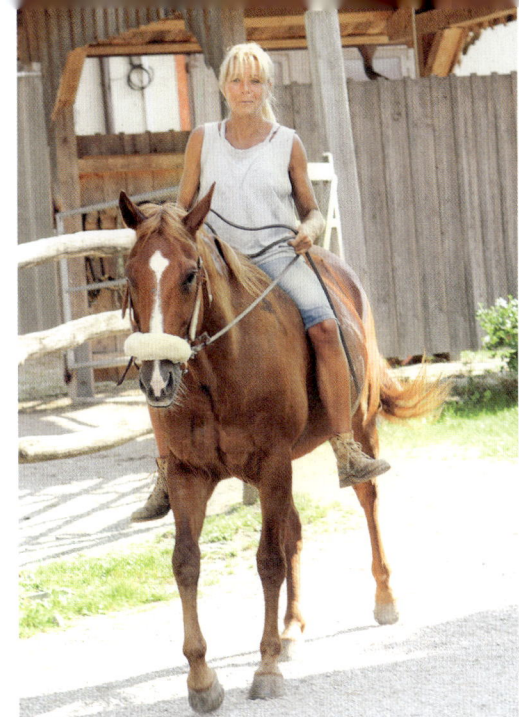
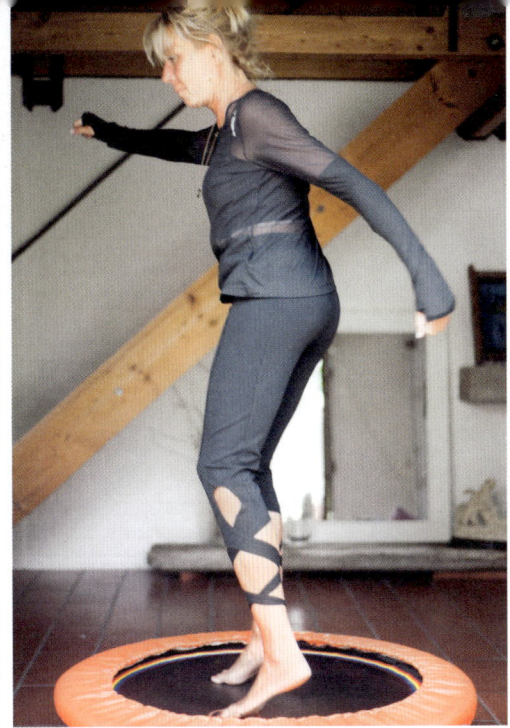

»Viermal Länger-Leben«:
Abnehmen. Immunsystem stärken. Gehirn trainieren. Humor.
Schlicht: Mensch ärgere dich nicht. Lach lieber.
Und das Wichtigste: Mensch, beweg dich.

Ideomotion. Neben dem ausdauernden Training (= Lokomotion) tut man was für das Jungbleiben der Muskeln, der Faszien und Gelenke. Und damit für den Knochen. Ein fester Knochen braucht einen lebenslang aktiven Muskel. Sonst schwindet er und das nennt sich dann Osteoporose.

STRECK DICH!

Ich war schon über 50, als Thomas meinen Weg kreuzte. Mich Krieger, Kobra, Hund und endlich mal richtiges Atmen lehrte. Und seit diesem Tag darf ich wirklich Jahr für Jahr rückwärts zählen. Yoga macht im Herzen jung. Schenkt einen flexiblen Geist in einem flexiblen Körper. Yoga trainiert beide Gehirnhälften. Hält Muskeln, Sehnen und Gelenke geschmeidig. Stärkt jeden Muskel im Körper. Und: Nichts ist effektiver für unsere Faszien, die uns von Kopf bis Fuß jung halten. Yoga verhilft zu Körperwahrnehmung, zu Beweglichkeit und

Balance. Die braucht man, je älter man wird. Nun muss ich ein bisschen angeben: Ich bin beweglicher als so manche 20-Jährige. Und jünger. Jupp. Ich fühl mich jünger. Manchmal wie 13 ☺. Und neueste Studien (University College London) zeigen: Sich jünger zu fühlen reicht, um das Leben zu verlängern. Darum sollte man auch täglich etwas tun, was das Kind in einem weckt: durch Pfützen springen, auf dem Trampolin hüpfen, Sandkuchen backen – und diesen mit ernstem Gesicht verschenken ...

Yoga spendet inneren Frieden. Verhilft dazu, dass man sich über kleine Dinge freut. Und das Wichtigste: Man steckt plötzlich so richtig gerne in seinem Körper. Fühlt sich frisch, kraftvoll, lebendig. Kann man mit Yoga mit über 50 noch starten? Aber freilich! Jungen Menschen tut Yoga gut. An älteren bewirkt es Wunder. Binnen zwölf Wochen verschwinden

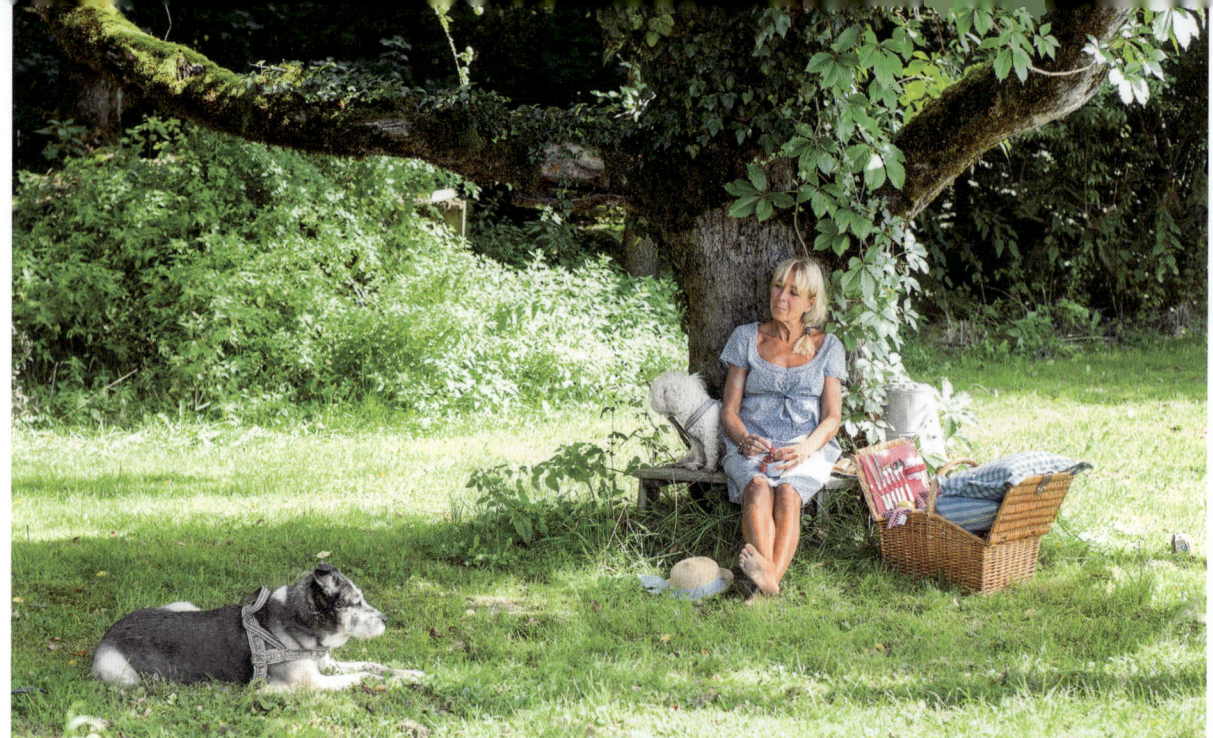

Rückenschmerzen, Depressionen verziehen sich, Muskeln wachsen, Knochen verdichten sich, eine wundervolle Leichtigkeit zieht ein. Kann das jeder? Noch mal: Freilich. In jedem Alter. Man arbeitet mit dem eigenen Körper. Und verschiebt die Grenzen gaaaaaanz, gaaaanz langsam und vorsichtig. Initialzündung nötig? Zwischen diesen Buchdeckeln findet man kleine Übungen mit großer Wirkung, die man ganz nebenbei ins Leben einbauen kann. Ich nutze das Mini-Trampolin, um Fettzellen zu ärgern, um die Hirnzellen zu erfreuen, das Springseil und die schwarze Rolle oder Bälle, um verklebte Faszien zu lösen. Alles, was man für die Faszien tut, tut man auch für den Stoffwechsel, für die Entgiftung, gegen Verspannung, gegen Schmerzen. Die kleine schwarze Rolle rollt etwa meine Schulterschmerzen weg.

SEI ACHTSAM

Ist die U-Bahn zu voll? Der Nachbar unfreundlich? Ist der Job anstrengend, das Wetter zu nieselig? Sieht man nicht mehr die Sterne in den Kinderaugen, die vom Balkon tropfenden Petunienblüten, das schiefe Lächeln der Dackelhündin … na, dann ist es Zeit für einen kleinen Ausflug ins Hier und Jetzt. Anfänger brauchen einen kleinen Platz, den man täglich häufig kreuzt. Meine Achtsamkeitsbank am Teich erinnert mich daran, dass es auch noch andere Dinge gibt als blinkende Postfächer, vibrierende Handys, Newsletter, Tastaturen, Terminwünsche, rebellische Computer … nämlich hungrige Goldfische. Und: Augenblicke, die zu berühren es sich lohnt. Bewusst und mit allen Sinnen. »Wer rennt und hetzt, kann nicht achtsam sein. Spürt nicht, dass er atmet, spürt nicht, dass seine Füße den Boden berühren, spürt nicht, dass er lebt«, sagt Thich Nhat Hanh, vietnamesischer Mönch und Zen-Meister. Natürlich habe ich nicht nur diese Bank. Ein anderer Achtsamkeitsplatz ist mein Radl auf dem Weg durch die Lande, da kann man keine E-Mails lesen, keine WhatsApps beantworten. Oder: Vor meiner Pavoni, der alten italienischen Kaffeemaschine. Hier wird der (verjüngende!) Cappuccino zum Ritual. Einen weiteren Platz habe ich auf dem Rücken meines Pferdes, noch einen zwei Schritte neben meinem Computer. Da liegt ein Meditationskissen. Und ein ganz wichtiger ist in Österreich das Hotel »Goldenen Berg« in Oberlech. Da geh' ich in Wanderschuhen ein paar Tage offline ins Hier und Jetzt. Wir alle brauchen Plätze, die uns daran erinnern, dass es unter dem ständig denkenden Kopf einen fühlenden Körper gibt. Plätze, die uns innehalten lassen, die uns zur Besinnung kommen lassen – während sich die Welt hektisch weiterdreht. Und irgendwann nimmt man die Achtsamkeit mit ins Leben – auch das verjüngt.

Man tut das, was geht, mit mehr Achtsamkeit. Wenn man achtsam ist, sieht man mehr. Man füllt Erinnerungsschubladen. Verknüpft mehr. Das sind die Vernetzungen in unserem Gehirn. Und diese neuronalen Vernetzungen stehen für

»Wer rennt und hetzt, kann nicht achtsam sein. Spürt nicht, dass er atmet, spürt nicht, dass seine Füße den Boden berühren, spürt nicht, dass er lebt«, sagt Thich Nhat Hanh.

Wissen, Erfahrung, Fühlen ... für Jugend. Womit wir bei der schon beschriebenen Neugierde wären. Die Basis für Begeisterung. Und Begeisterung ist dann der Dünger für das jung bleibende Gehirn. Wie weckt man Neugierde? Indem man täglich etwas Neues tut. Mit allen Sinnen. Dann ist man im Augenblick, dann fühlt man: Das tut gut. Dann bleibt man dran. Am Entdecken. Mit Begeisterung. Was wird das Leben plötzlich lebendig, jugendlich und reich!

SEI FAUL ...

Faulpelze leben länger. Müßiggang schenkt Lebenszeit. Ist das nicht wunderbar? Dafür gibt es ein schönes Bild: Wir bekommen eine bestimmte Menge Lebensenergie, einen Sack Kalorien mit auf unseren Weg gegeben – und ist der verbraucht, ist es vorbei mit dem Leben. Wir haben ungefähr 42 Millionen Kalorien in unserem Energiesack, genug für 120 Jahre. Sind die verprasst, Schluss, Ende, aus. Ein stets zu hoch schlagendes, gestresstes Herz verprasst viel! Nicht zu verprassen heißt: in Ruhe alt zu werden. Genug schlafen (ja, schon so acht Stunden!), Müßiggang einbauen. Mit regelmäßigem Sport sich einen niedrigen Ruhepuls zulegen. Stress meiden. Mit Vitamin D die Telomere schützen. Esspausen einhalten. Nein, sein Lebenskaloriensäckchen kann man nicht mit Torten, Braten, Pommes füllen. Im Gegenteil. Essen ist Stress für den Körper. Oxidativer Stress. Vor allem, wenn man zu viel vom Falschen isst. Jede Mahlzeit führt messbar zu kleinen Entzündungsreaktionen im Körper. Vor allem, wenn man zu süß, zu fett isst. Darum hält Kaloriensparen jung. Solange einen das nicht stresst. Von der clevereren Alternative, dem Teilzeitfasten, erzähle ich später.

... ABER KOCH SELBST

Selbst kochen. Das ist das allerwirkungsvollste Long-Living-Rezept. Forscher der John Hopkins University in Baltimore fanden heraus, dass sich Menschen, die für sich selbst kochen, gesünder ernähren – und das ist nun mal die Grundlage für ein längeres Leben. Man kann das auch übersetzen: Iss nichts, in dem was drin ist, das du nicht verstehst, wie z. B. Adipinsäure oder Polyvinylpolypyrrolidon. Und schon gewinnt man mindestens zehn Jahre. Skeptisch? Na dann eben doch noch eine Studie: Ein Forscherteam aus Taiwan und Australien untersuchte 2 000 ältere Taiwaner. Von den Teilnehmern, die nie am Herd standen, waren nach zehn Jahren 46 Prozent gestorben. Von denen, die selbst kochten, starben nur 26 Prozent. Das könnte doch darauf hindeuten, dass Selberkochen im besten Fall zehn Jahre mehr Lebenszeit schenkt. Oder nicht? Und wer nicht selbst kochen möchte, lässt eben kochen – von einem lieben Menschen, der das gerne tut. Hauptsache frisch, Hauptsache gesund, Hauptsache self-made. Und die Rezepte, die dem Ganzen noch die Long-Life-Krone aufsetzen? Jupp, die stehen in diesem Buch. Blättern Sie sich durch, ab Seite 46 geht's los.

75 x Lust auf mehr gute Lebenszeit

Es sind ganz simple Dinge, die wenig Zeit kosten – und viel bewirken. Ehrlich gesagt, machen die richtig viel Spaß, weil sie so guttun. Und sie verbannen genau das aus unserem Leben, was wir so lapidar mit »ich werde halt älter« kommentieren: Müdigkeit, Schlafstörungen, depressive Verstimmung, Konzentrationsstörungen, mehr Kilos, weniger Energie, Gelenkschmerzen, Verspannungen, Kopfweh, Reizdarm … und vieles mehr!

1 täglich drei Walnusskerne essen

2 20-mal Seilspringen für die Knochen

3 30 Minuten Sonne tanken oder über das Superhormon Vitamin D mit dem Apotheker reden

4 täglich einen Freund oder Verwandten anrufen

5 Weichmacher meiden, nix in Plastik einkaufen

6 1 TL Kokosöl in den Kaffee tun

7 täglich etwas Neues essen (durch die 155 Rezepte in diesem Buch testen)

8 Zahnseide zu verwenden schützt das Herz

9 10 000 Schritte am Tag absolvieren

10 Lavendelsäckchen unters Kopfkissen: für acht lebensverlängernde Stunden Schlaf

11 ab und zu Neuropeptid-Dusche tanken: Füße hüftbreit hinstellen. Brust raus, Arme ausbreiten und hochheben. Mundwinkel hoch. Kinn hoch. Tief atmen.

12 mindestens dreimal die Woche liebevoller Sex

13 ölziehend entgiften: 5 Minuten Kokosöl durch die Zähne ziehen

14 täglich 30 Minuten in die Natur

15 Alu-Deo meiden

16 1 Apfel pro Tag essen – ganz, mit Kernen, bis auf den Stiel

17 AEIOU und noch mehr Gesichts-Yoga machen

18 morgens 1 grünen Smoothie trinken

19 Softdrinks reduzieren, auf einen pro Jahr

20 Melatonin-Killer Handy und Computer ab 22 Uhr aussperren

21 1 gute Vitalstoffpille nehmen

22 1 Minute barfuß auf den Fersen laufen für die Faszien (entspannt Muskeln bis in den Nacken)

23 80/20-Prinzip: 80 Prozent vom Tischlein-deck-dich der Natur essen, dann verträgt man auch 20 Prozent Genussmittel der Industrie

24 etwas Bitteres

25 Gewürzmischung mit Kurkuma ins Leben

26 schlechtes Gewissen an der Esszimmertür

27 3 Minuten aufs Trampolin für die Entgiftung über

28 statt der nächsten Tasse Kaffee mal das Mehr-

29 täglich 1 Glas

30 1 Minute Mundwinkel hochziehen glaubt das Hirn:

31 noch besser:

32 täglich etwas andersherum tun

33 sobald Stress aufkommt, tief ausatmen (ideal in die

34 Jungbrunnen anzapfen: siertem Wasser (s. S. 78) in der

35 alle 30 Minuten kurz aufstehen,

36 sich 1 Stück

37 Schaukeln – sich jung zu fühlen schenkt

38 immer 1 Stück frischen

39 60 Sekunden im Drehsitz

40 täglich 1 Handvoll

41 ein Haustier knuddeln
(oder Youtube-Video gucken)

42 immer, wenn es geht, den grünen Daumen regen

43 frische Basilikumblätter kauen vertreibt Stress

44 oft die Hände hinter dem Nacken verschränken, das lockert alle Faszienstränge
durch den ganzen Körper

45 das, wovon man viel isst, sollte bio sein

46 Müllabfuhr namens Lymphfluss aktivieren: Sobald man rumsteht, 20-mal auf die
Zehenspitzen und zurück …

47 *homemade*: einmal die Woche einen Jungbrunnen aus diesem Buch einmachen

48 für den Darm jeden Tag 1 kleine Portion Gundruk (s. S. 64), Sauerkraut (s. S. 57)
oder Kimchi (s. S. 64) essen

49 einmal die Woche ein Detox-Salz-Bad mit Meersalz oder basischen Mineralien nehmen

50 täglich 1 EL Leinöl oder Chia-Samen

51 zweimal die Woche fetten Seefisch essen

52 einen Menschen umarmen

53 morgens die Zunge mit einem Löffelchen abschaben

54 viel grünen Tee/Matcha trinken

55 1 K pro Tag: Kino, Kunst oder Kultur

56 morgens 1 Minute barfuß über den Tau oder Schnee laufen

57 viel, viel, viel Gemüse essen

58 tagsüber mehrmals bewusst eine Zeit lang offline sein

59 einen Hocker in die Toilette stellen: Füße hoch verbessert die Sitzung

60 zu etwas, was einem guttut, danke sagen

61 täglich ein Ding entsorgen (als Erstes den Wecker, von selbst aufzuwachen ist gesünder)

62 Jungbrunnen von Kopf über Darm bis Fuß: täglich 1 Becher Knochenbrühe (s. S. 50)

63 Grübeln abstellen, auf ein Bein stellen

64 ein paar Achtsamkeits-Augenblicke in den Tag einbauen, mit allen fünf Sinnen auf etwas konzentrieren

65 ein Lied singen

66 DHR = Die Hälfte Roh

67 morgens zehnmal tief brummen

68 täglich 1 Kakaobohne kauen

69 vor dem Essen Posca trinken: Essig mit Wasser im Verhältnis 1 : 4

70 3 Minuten in die Umkehrstellung: hinlegen, Beine an einer Wand entlang nach oben strecken

71 täglich auf 5 L achten: lesen, lernen, lieben, lachen, laufen

72 immer mal wieder im Türrahmen die Brust dehnen

73 täglich 1 Glas Rotwein schenkt 2 Jahre

74 täglich einmal ausgiebig ratschen

75 zum Schluss die gute Tat täglich: macht
glücklich und lässt einen verjüngende
acht Stunden so richtig gut
schlafen

essen
einbauen
abliefern
die Lymphe
Energie-Mudra
(s. S. 119) machen
Golden Milk (s. S. 90)
irgendwann
»bin gut drauf«
richtig lachen
– etwa die Zähne mit
links putzen
Healing-Ton-Pfeife, s. S. 102)
Karaffen mit vitali-
Wohnung verteilen
bücken, strecken, räkeln
Bitterschoki gönnen
Lebensjahre
Ingwer parat haben
(s. S. 139) entgiften
Kräuter essen

Jungbrunnen-Wissenschaft

Allerorts auf der Welt ist man dran, Therapien gegen das Altern zu entwickeln. Nun, da kann man Bücher drüber lesen.
Oder hier einen Schnupperkurs besuchen in der kleinen Bleib-Jung-Studierstube. Mit Antworten auf die Fragen:
Was macht uns alt? Was können wir dagegen tun?

RENTNERZELLEN

Ab 40 schwächelt die Immunmüllabfuhr. Alte ausgediente, sogenannte seneszente Zellen liegen plötzlich rum. Sterben nicht ab, sondern machen Probleme. Die »Rentnerzellen« senden Signale an die umliegenden Zellen: »Komm, stell auch deine Arbeit ein!« Das Immunsystem wird schwächer, Bindegewebe erschlafft, Muskeln schwinden, Knochen werden brüchig, die Sehschärfe lässt nach. Und je mehr seneszente Zellen da sind, desto größer das Unheil: chronische Entzündungen, Arteriosklerose, Demenz, Arthritis, Infarkte, Krebs. Jüngst haben Forscher der Mayo Clinic in Rochester es geschafft, diese alten, seneszenten Zellen an transgenen Mäusen mit einer Chemotherapie gezielt zu entfernen. Und die Lebensspanne der Mäuse stieg um 25 Prozent an. Noch besser, wenn die Zelle den internen Müll einfach selbst wegschafft, sich ständig selbst heilt. Nennt man Autophagie. Das kann man wunderbar selbst beeinflussen. Mit Lifestyle-Medizin ... Gesund essen. Clever Bewegen. Richtig entspannen. Das schiebt das Rentner-Dasein der Zellen weit, weit hinaus. Gerade bekam übrigens der Japaner Yoshinori Ohsumi den Nobelpreis für seine Forschungen um die Autophagie.

Smart-Aging-Strategie

Man muss die Autophagie, den körpereigenen Zell-Selbst-Kannibalismus anregen. Die Zelle baut schadhafte Bestandteile ab, regeneriert sich, kommt zu Kräften. Bleibt jung. Wie funktioniert das denn? Tja, nicht häufiger als zweimal pro Tag etwas essen. Besser einmal. Finde ich nicht so prickelnd. Dann schon eher: Sport treiben und Spermidin. Die Substanz, die auch in Fermentiertem steckt, in vergorenen Sojabohnen, Weizenkeimen und Zitrusfrüchten, regt die Autophagie an. Genauso wie Kurkuma (Golden Milk, s. S. 90), Quercetin (in Zwiebeln, Grünkohl, Salat, Tee, Apfelschalen) und Resveratrol (in Traubenschale, Rotwein, Erdnusshaut, Kakaobohne).

*Autophagie beeinflussen
mit Lifestyle-Medizin.
Gesund essen. Clever bewegen.
Richtig entspannen*

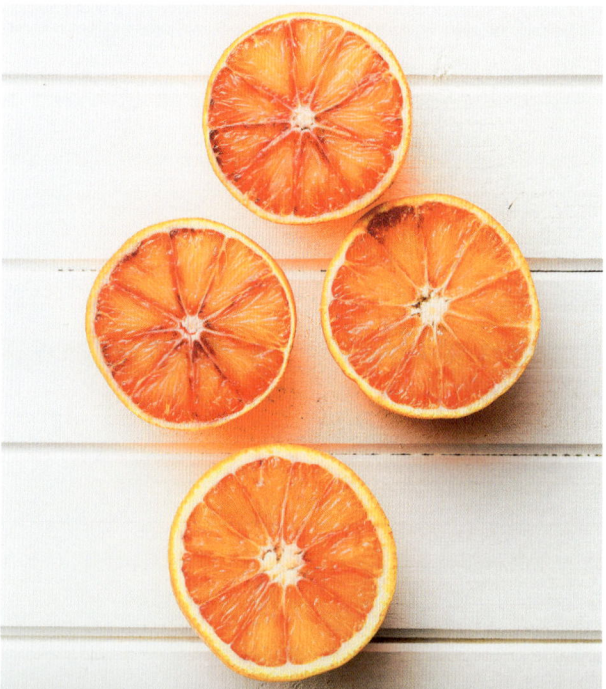

OXIDATIVER UND NITROSATIVER STRESS

Im Körper entstehen freie Radikale, wild gewordene Sauerstoffmoleküle, die das System nicht mehr abfangen kann. Sie zerstören Körperzellen, schädigen Erbsubstanz, inaktivieren Enzyme, lassen Haut und Organe altern, weil zu wenig Antioxidantien vorhanden sind. Der Körper altert, weil die freien Radikale die Reparatur- und Entgiftungsvorgänge drosseln, weil Gewebe Schaden nimmt: in den Augen, in den Gelenken, im Gehirn. Gefäße verstopfen (Plaques), Entzündungen entflammen. Zu diesem sogenannten oxidativen Stress gesellt sich nitrosativer Stress. Stickstoffmonoxid, NO, stellt die Blutgefäße weit. Senkt den Blutdruck. Schützt uns vor Herzinfarkt und Impotenz. Es sorgt für Entspannung und herrlichen Schlaf. Nur: Wird dieses wertvolle Molekül zu viel gebildet, durch Psychostress, Fehlernährung, Bewegungsmangel, Umweltgifte, Infekte, greift es unsere Mitochondrien an, macht alt. Führt zu Konzentrationsschwierigkeiten, Leistungsabfall, chronischer Erschöpfung, Burn-out, Depressionen, Panikattacken, Schlafstörungen, Fibromyalgie, Reizdarm, Allergien ... Oxidativer und nitrosativer Stress lassen in den kleinen Zell-Kraftwerken (Mitochondrien) das Calcium ansteigen, was Interleukine ans Werk schickt, die Entzündungen entfachen. Mehr dazu gleich.

Smart-Aging-Strategie

Rauchen aufhören, Stress reduzieren, locker bewegen, clever essen. Weniger Zucker (auch Fruchtzucker, der zerstört den Darm) und Mehl, keine Transfette aus Fertigprodukten, viele Antioxidantien. Die freien Radikale kann man nämlich ganz einfach verhaften. Mit Vitamin E (Nüsse, Samen), Selen (Kokosnuss), Vitamin C (Obst, fermentiertes Gemüse), Beta-Carotin (rote Früchte) und den Bio-Stoffen der Pflanzen. Sprich mit einem morgendlichen Smoothie, dem Fatburner-Cocktail (s. S. 87), dem Shaking Salad (s. S. 131), aber auch mit den Polyphenolen aus Kaffee und Tee. Und ab und an braucht es halt eine gute Vitalstoffpille vom Apotheker. Hat man genug Antioxidantien im Blut, muss man sich auch vor dem hohen Cholesterinspiegel nicht fürchten. Nur oxidiertes Cholesterin kann den Adern, dem Herz gefährlich werden. Ein dicker Bauch geht oft einher mit mangelnder anti-oxidativer Kapazität. Im Körper wüten also ungehindert freie Radikale, die fördern Entzündungsreaktionen. Fazit: Von diesem bösen Bauch sollte man sich möglichst schnell verabschieden.

Antioxidantien vom Teller

VITAMIN C	BETA-CAROTIN	SULFIDE	POLYPHENOLE	SELEN	VITAMIN E	COENZYM Q10
Zitrusfrüchte	Karotten	Schnittlauch	grüner Tee	grünes Gemüse	Mandeln	Walnusskerne
Beeren	Rucola	Zwiebeln	Kaffee	Vollkorngetreide	Nüsse	Pistazien
Kiwis	Fenchel	Knoblauch	Kakao	Forelle	Kerne	Sesamsamen
Paprika	Grünkohl		Rotwein	Thunfisch	Samen	dunkles Fleisch von
Acerolakirsche	Aprikose		Äpfel	Hülsenfrüchte	Kokos- &	Weidetieren
			Kirschen		Olivenöl	
			Rotkohl			

GLYKOSILIERUNG

Da bilden sich »Karamellbonbons« im Körper. Glukose (Zucker) reagiert mit Eiweiß, Gewebestrukturen verkleben. Dieses Verzuckern der Zellmembranen verhärtet Bindegewebe in den Blutgefäßen. Das trübt die Linsen im Auge, lässt Nerven untergehen, macht die Nieren kaputt. Diabetes Typ 2 (Alters-Diabetes) ist eine Fabrik interner »Karamellbonbons«. Die Gefahr dieses Altmachers lässt sich messen mit dem Blutzuckergedächtnis, dem HbA1c-Wert (der sollte tunlichst unter 6 Prozent liegen) oder dem Zuckerwassertrinken beim Doc, also dem oralen Glukosetoleranztest (OGTT).

Smart-Aging-Strategie
Clever essen (Blutzucker im Griff haben!), das tut man, indem man Stärke, Weißmehl und Industriezucker meidet. GLYX-niedrig isst (s. Tabelle S. 44), also, mit den Rezepten in diesem Buch. Anständig bewegen, viel trinken, auf das blutzuckerregulierende Spurenelement Chrom achten.

Chrom auf dem Teller

Paranusskerne

Datteln

Birnen

Schalentiere

grünes Gemüse

Produkte aus vollem Korn

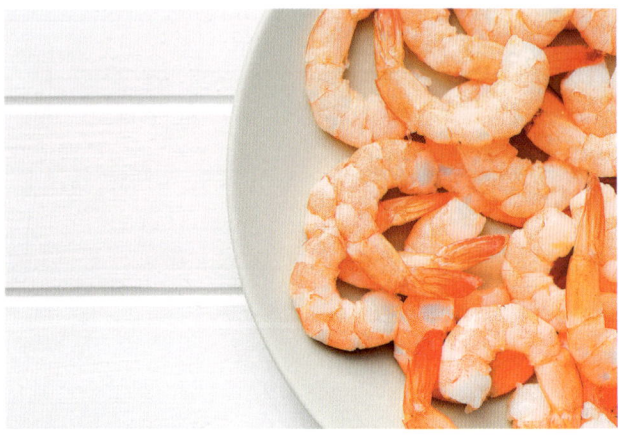

HORMONMANGEL

Mit zunehmendem Alter drosselt der Körper die Hormonproduktion. Die Kommunikation zwischen den Organen stockt, Regeneration und Aufbau in den Körperzellen stagnieren. Kraft, Ausdauer, Antrieb, Libido, Leistungs- und Denkfähigkeit lassen nach. Dazu gesellen sich brüchige Knochen, Stimmungsschwankungen, Infektanfälligkeit, Herz-Kreislauf-Erkrankungen. Die älteste Therapie gegen das Altern ist die mit Hormonen. Es handelt sich nicht um eine Wunderwaffe, aber durchaus um einen gangbaren Weg, Lebensqualität zu sichern, Alterskrankheiten vorzubeugen – Libido, Ausdauer, Elastizität und Straffheit ein Stück länger zu konservieren.

Smart-Aging-Strategie
Clever essen – zur Herstellung der Hormone braucht es nämlich Aminosäuren und Vitalstoffe, viel Bewegung, keinen Stress. Damit gewinnt man Jahre an Land! Und kommt man in die Jahre oder treten gar Beschwerden auf, sollten Sie ein Hormonprofil erstellen lassen, über die Therapie mit einem guten Arzt sprechen. Lange Zeit verteufelt, ändern die Fachgesellschaften ihre Empfehlungen zugunsten der Hormontherapie. Neue Studien z. B. aus Dänemark zeigen: Die Hormontherapie schützt dann, wenn sie gleich nach dem Ausbleiben der Regel, also früh begonnen wird. Östrogen, das über die Haut verabreicht wird, schützt Gefäße und das Herz, kombiniert mit natürlichem Progesteron erhöht sich das Brustkrebsrisiko nicht. Anti-Aging-Mediziner arbeiten auch mit den anderen Anti-Aging-Hormonen: Wachstumshormon, DHEA, Melatonin, Pregnenolon, Testosteron. Freilich muss »Hormontherapie ja oder nein« jeder für sich selbst entscheiden. Wichtig: gut beraten lassen, stets kontrollieren.

VERKÜRZUNG DER TELOMERE

Telomere sind die Schutzkappen an den Enden unserer Chromosomen. Diese Schutzkappen schwinden im Laufe der Jahre, mit jeder Zellteilung ein Stück. Sind sie weg, sind die Zelle und ihr Besitzer tot. Das verhindert ein Enzym namens Telomerase. Solange das aktiv ist, werden die Schutzkappen repariert, die Zelle stirbt nicht. Die Länge der Telomere ist natürlich auch verknüpft mit der Gesundheit. Je kürzer, desto häufiger tauchen Diabetes, Herzinfarkt, Demenz, Schlaganfall & Co. auf. Kann man übrigens messen, kostet in Speziallabors etwa 500 Euro. Günstiger: Wie weit komme ich im Stehen mit den Händen auf den Boden? Wie lange kann ich am Stück dauerlaufen? Je ausdauernder und je elastischer man ist, desto länger sind die Telomere.

Smart-Aging-Strategie

Schlank bleiben. Je höher das Übergewicht, desto kürzer die Telomere. Rauchen verkürzt die Telomere, genauso wie Stress. Wer meditiert und wer die höhere Ausdauer hat, hat auch die längeren Telomere. Pflanzliche Stoffe aktivieren die Telomerase. Biostoffe der Pflanzen wie EGCG, Resveratrol oder Tocotrienole, die zum Beispiel in grünem Tee, Trauben (Wein) oder Weizengras vorkommen, können helfen, die Telomerlänge zu erhalten und die Zellalterung zu verzögern. Genauso wie das Vitamin D. Versprochen: Unsere über 150 Rezepte werden dafür sorgen, dass die Telomere wachsen und wachsen und wachsen.

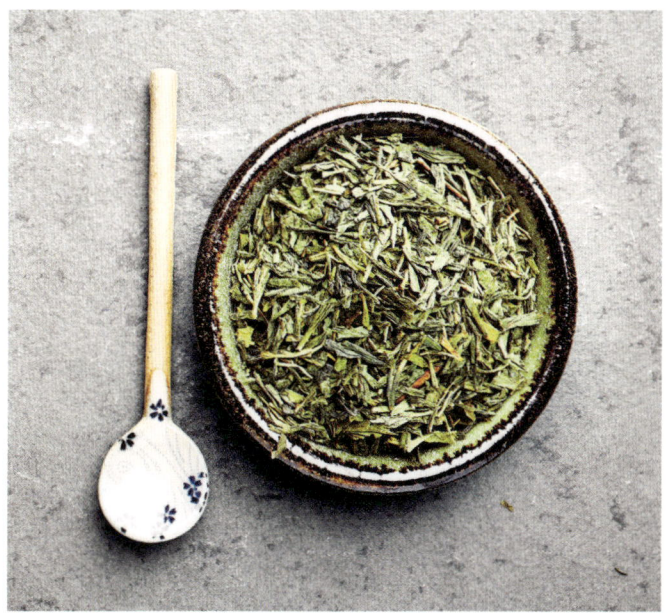

Moderate Bewegung baut Fett ab, schmiert die Gelenke, stärkt das Immunsystem und senkt Entzündungswerte

CHRONISCHE ENTZÜNDUNGEN

Die ersten Anzeichen chronischer Entzündungen nimmt man leider nur selten ernst – und verbucht sie oft auch unter »ich werde halt älter«: Müdigkeit, keine Energie, depressive Verstimmungen, Gelenkbeschwerden, Konzentrationsstörungen, Vergesslichkeit, Nahrungsmittelunverträglichkeiten oder Allergien, Ohrendruck und Ohrgeräusche, migräneartige Nacken-Kopf-Schmerzen, Schwindel, Schlaflosigkeit, Sehstörungen oder überhöhte Reizbarkeit. Muss alles auch mit 80 nicht sein! UV-Licht, Umweltgifte, unverträgliche Lebensmittel (Weizen, Gluten, Ei …), Stoffwechselendprodukte, die Sialinsäure Neu5Gc aus rotem Fleisch, Arachidonsäure oder Überanstrengung lösen im Körper eine Entzündungsreaktion aus. Je nachdem, in welchem Gewebe diese Immunreaktionen stattfinden, hat man Symptome. In den Gelenken? Das macht Rheuma. In der Schilddrüse Energiemangel, Gewichtszunahme, Hashimoto. In den Gefäßen Arteriosklerose, Bluthochdruck. Und was passiert im Darm? Entzündungsreaktionen zerstören die Schleimhaut, führen zu Reizdarm, aber auch zu Hautkrankheiten, Migräne, Herz-Kreislauf-Erkrankungen, Stoffwechselstörungen. Häufig sorgt so eine Entzündung für Insulinresistenz, das macht chronisch müde – und man nimmt zu. Schwelende Entzündungen im Körper machen dick, fördern Diabetes. Entzündungen machen auch unglücklich, schüren Depressionen. Entzündungen sind mitverantwortlich für Krankheiten wie Alzheimer, Arteriosklerose, Arthritis, Asthma, Demenz, Herzinfarkt, Krebs, Morbus Crohn, Multiple Sklerose, Neurodermitis, Parkinson, Schlaganfall und Schuppenflechte.

Ein hoher hs-CRP-Wert zeigt, dass kleine Entzündungsherde im Körper schwelen. Für einen hohen hs-CRP-Wert sorgt zu viel NO, zu viel oxidativer Stress, zu viel Steak, zu viel Bauchfett – und zu wenig Entspannung, Bewegung und Gemüse. Und: Jede einzelne Mahlzeit, weshalb viel snacken Tag für Tag schnell alt macht.

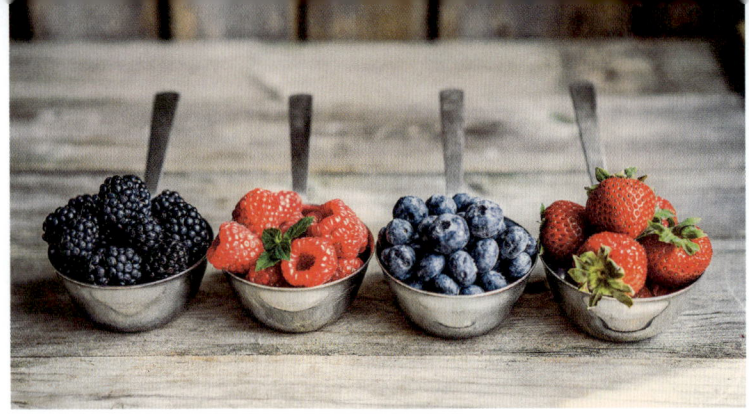

Smart-Aging-Strategie

Abnehmen. Fettgewebe fördert Entzündungen im Körper. Moderate Bewegung baut Fett ab, schmiert die Gelenke, stärkt das Immunsystem, senkt Entzündungswerte. Mund morgens mit Kokosöl ausspülen. Auf genügend Omega-3s achten (Seefisch, Leinöl, Chia-Samen). Weizen vier Wochen lang weglassen und ihn danach nur alle vier Tage essen. Weil moderner Weizen der Auslöser für ganz viele Unannehmlichkeiten ist wie Übergewicht, Heißhunger, Insulinresistenz, Rheuma, Migräne, Darmentzündungen, Hauterkrankungen … geht es so manchem Menschen unter Weizenabstinenz plötzlich gut. Einfacher kann Heilen nicht sein. Ebenfalls Entzündung auslösend: Transfettsäuren (gehärtete Fette in Fertigprodukten, Frittiertem, Paniertem). Und rotes Fleisch (Rind, Schwein, Lamm) mit hohen Mengen an der Sialinsäure Neu5Gc (N-Glykolylneuraminsäure). Die lagert sich im menschlichen Gewebe ein. Und sorgt über verschiedenste Wege für Entzündungen im Körper – und auch für Unverträglichkeiten gegen Urnahrungsmittel wie Pilze, Äpfel, Nüsse. Sie steckt auch viel in Kaviar und leider auch in Ziegenkäse. Den sollte man aber trotzdem gerne essen und genießen. Muss ja nicht dreimal täglich sein.

Um Entzündungen zu reduzieren, sollte man überhaupt seltener essen. Nicht häufiger als dreimal pro Tag wäre ideal. Weil jede Mahlzeit im Körper Entzündungsreaktionen aktiviert. Und man sollte ab und zu eine Teilzeitfastenphase einbauen (s. Smart-Aging-Strategie S. 29). Dann bleibt dem Körper auch genug insulinfreie Zeit, sein Fett abzubauen, den (Bier-)Bauch abzulegen. Ja, meine Herren, der produziert jede Menge entzündungsschürende Substanzen. Menschen, denen drei Mahlzeiten nicht reichen, sollten zwischendurch kohlenhydratfrei snacken. Einen Joghurt – ohne Früchte. Gemüse. Eine Handvoll Nüsse. Eine kleine Schüssel Hummus (s. S. 68). Wir wissen heute: Eine Mischung aus Kurkuma, Rotwein, Knoblauch, Beeren und Kohlgemüse kann effektiv alle Entzündungsreaktionen im Körper hemmen.

Entzündungshemmendes auf dem Teller

Eiweißlieferanten ohne Sialinsäure Fisch, Huhn, Pute, Truthahn, Fasan, Rebhuhn, Ente, Taube, Meeresfrüchte, Garnelen, Insekten. Und Sialinsäure-Gegenspieler: Algen, Pilze, Eier

Omega-3s aus Lachs, Makrele, Hering, Thunfisch und Sardine, aus Pflanzenölen wie Chia-, Hanf-, Lein- und Walnussöl. Tiere, die wild leben und grüne Pflanzen fressen, enthalten viel Omega-3s. Mit Getreide und Soja gemästete Rinder und Schweine enthalten nur noch die entzündungsfördernden Omega-6-Fettsäuren.

Flavonoide und Saponine aus Hülsenfrüchten, Hafer und Gemüse

Immunstärker und Entgifter Ananas, Bärlauch, Basilikum, Brombeeren, Buchweizen, Ingwer, Kamille, Kapuzinerkresse, Kirschen, Knoblauch, Koriander, Kümmel, Kurkuma, Lakritz, Meerrettich, Quitte, Rotwein, Thymian, Zimt, Zwiebeln und Quark

Tees und Extrakte mit Aronia, Efeu, Ginseng, Hagebutte, Holunder und Sanddorn

Sport treiben, Olivenöl tanken, in die Sonne gehen, kalt duschen, saunieren und ab und zu mal 'ne Ess-Pause einlegen

ZU VIELE KALORIEN

Damit wir nach einer Hungersnot die Chance haben, uns weiterhin fortzupflanzen, hat uns die Evolution wunderbar genetisch ausgestattet: Während wir hungern, altern wir weniger. Damit wir danach noch genug Zeit haben, unsere Gene zu verbreiten. Seit 1935 wissen wir, dass Kaloriensparen jung hält. Ratten der New Yorker Cornell-Universität, die auf Hungerdiät gesetzt wurden, lebten damals schon viel, viel länger als die mampfende Vergleichsgruppe. Weniger Kalorien schenkten künftig Fruchtfliegen ein längeres Leben, Fadenwürmern, Hefepilzen, Spinnen, Hunden und Rhesusaffen. Reduzierte man die Kalorien um 25 Prozent, lebten die Äffchen um 30 Prozent länger. Und besser! Was uns betrifft: Wir wissen, dass wir mit 25 Prozent weniger an Kalorien definitiv unser Herz schützen. Was auch ein längeres Leben bedeutet. Nun fragt sich noch, welche Kalorien man da einsparen sollte. Ganz einfach: die Zucker- und Weißmehl-Kalorien. Geht simpel, tut nicht weh. Im Gegenteil, hält schlank, schützt vor Diabetes, Herzinfarkt, Demenz und Depressionen. Je weniger Kalorien in Form von Zucker man aufnimmt, desto weniger Stoffwechselschadstoffe entstehen. Wichtig: Niemals unter den Grundumsatz gehen, also die Kalorien, die man in Ruhe braucht. Pi mal Daumen 24-mal das Körper(normal)gewicht. Wer drunter geht, stresst den Körper, reduziert die Fettverbrennung und erreicht das Gegenteil.

Smart-Aging-Strategie

Teilzeitfasten. Ständig Kalorien einzusparen, asketisch zu leben, um dieses dann doch etwas traurige Dasein zu verlängern, wäre auch nicht der Sinn der Sache. Es gibt einen anderen, einfachen Trick, und der geht auf eine 3 000 Jahre alte Weisheit der Chinesen zurück: »Das Abendessen überlasse deinem Feind«. Dreimal die Woche das Abendessen zu streichen, verjüngt. Klüger und fast genauso wirkungsvoll: nur die Kohlenhydrate weglassen. Den Zucker, das Bier, die Beilage. Den Fisch nur mit Gemüse, ohne Kartoffeln essen. Das ist wie Fasten für den Körper. Die Fastenphase sorgt dafür, dass sich alle Organe optimal regenerieren. Es wird mehr vom körpereigenen Jungbrunnen, dem Wachstumshormon,

ausgeschüttet, das Zellen repariert, Fett wegschmilzt, das Immunsystem stärkt, die Haut strafft, die Knochen festigt und Muskeln wachsen lässt. Nun gibt es Menschen, die frühstücken nicht gern. Meist sind es die nachtaktiven Eulen. Die machen halt »Breakfast-Cancelling«, um dem Stoffwechsel seine Faulphase zu gönnen. Die essen das Omelett ohne Brot. Praktisch wählt man aus unseren Rezepten die aus, die weniger als 10 Gramm Kohlenhydrate haben. Das ist No Carb. Das ist so gut wie Fasten.

PS: Rapamycin heißt ein weiterer Stein der Weisen der Gerontologen. Der lässt Mäuse um 20 Prozent länger leben. Dahinter steckt das Zelleiweiß mTOR, das Arterien verkalken und Fettpölsterchen wachsen lässt, Entzündungen, Diabetes und Osteoporose begünstigt, Zellen schneller altern lässt. Und mTOR kann man hemmen. Mit Rapamycin und seinen nicht so richtig erforschten Nebenwirkungen. Oder: wenn wir Kalorien sparen, Sport treiben, Olivenöl tanken, in die Sonne gehen, kalt duschen, saunieren und ab und zu mal 'ne Ess-Pause einlegen.

mTor-Hemmer auf dem Teller

Hydroxytyrosol aus Olivenöl, Resveratrol aus Trauben, dunkler Schokolade, grünem Tee und roten Beeren.

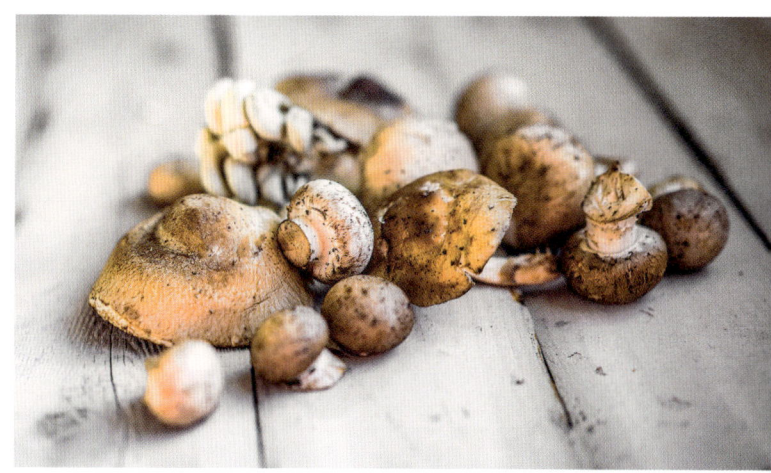

> Wer gesund alt werden möchte, muss nur vier Dinge beachten:
> nicht rauchen, nicht übergewichtig werden, sich täglich bewegen und
> »pure« essen. Wer nun noch sein Leben verlängern möchte, der sollte
> Stress reduzieren, gut schlafen, Umweltgifte meiden.

MITOCHONDRIOPATHIE

Wer jung ist, strotzt vor Energie. Wo wird unsere Energie denn hergestellt? Ganz einfach, in den Mitochondrien. Den kleinen Zellkraftwerken. Davon hat jede Zelle mehrere. Je mehr, desto jünger sind wir und desto mehr Dynamik haben wir. Je weniger, je angegriffener diese Energiekraftwerke sind, desto müder, desto freudloser, desto schlapper schleppen wir uns durch den Alltag. Sind die winzigen Energiekraftwerke kraftlos, verschlackt oder werden sie nicht mehr in ausreichender Zahl neu gebildet, kommt es zu Fehlfunktionen im Organismus. Es fehlt die Energie, um richtig zu funktionieren. Heißt Mitochondriopathie. Chronische Entzündungen, Störungen der Darmflora, Dauerstress, Giftstoffe, vitalstoffarme und zucker- sowie stärkereiche Ernährung lassen die Mitochondrien verkümmern. Mögliche Folgen: Übergewicht, Diabetes Typ 2, Arteriosklerose, Nahrungsmittelintoleranzen, Allergien, Depressionen, Burn-out, Leistungsschwäche bis hin zu CFS (chronisches Erschöpfungssyndrom).

Smart-Aging-Strategie

Wie kriegt man nun viele, frische, aktive Mitochondrien, die fit machen, Fett verbrennen und jung halten? Also einmal durch Bewegung. Ausdauerbewegung vermehrt die Mitochondrien. Weil wir mehr Sauerstoff in die Zellen schicken. Das kann man noch intensivieren durch Höhentraining, so wie das die Leistungssportler tun. Das funktioniert neuerdings übrigens auch im Sessel. Mit einer Atemmaske. Heißt Zellgymnastik. Man kann seine Mitochondrien schützen und aktiv halten durch mitochondriale Medizin. Und das sind schlicht und einfach Vitalstoffe. Etwa alle zwei Wochen erneuern sich die »Mitos«. Sobald sie wieder genug Vitalstoffe bekommen, teilen sie sich häufiger, blühen zu voller Leistungs-

fähigkeit auf. Dafür kann man Pillen schlucken. Reicht aber nicht. Sollte man schon mit dem Essen machen. Täglich ein frischer Smoothie (Rezepte s. S. 82) enthält neben Vitaminen, Mineralien, Spurenelementen auch die 60 000 Wirkstoffe der Pflanze, Substanzen wie ätherische Öle, Pflanzenfarben, hochwertige pflanzliche Eiweiße, Omega-3s und das Lebenselixier Chlorophyll. All das kriegt man nicht in eine Pille. Mit der kann man nur clever ergänzen.

DARMBAKTERIEN

Die Wiege der Gesundheit ist in unserem Darm. Heute wissen wir: Der menschliche Darm beherbergt mehr als 10^{14} Mikroorganismen. Und wir sind so jung, wie gut unsere Bakterienpopulation dort unten aufgestellt ist. Alt, dick, krank machen uns Entzündungen im Darm, Löcher in der Darmschleimhaut (Leaky-Gut-Syndrom), unter denen mittlerweile jeder Zweite leidet und die zu den unter den Entzündungen beschriebenen Krankheiten führen. Jung machen uns über die Darmpopulation gutes Essen, wenig Stress – und natürlich regelmäßige Bewegung.

Smart-Aging-Strategie

Löcher im *leaky gut* abdichten. Mikrobiom wiederherstellen. Meiden, was den Darm kaputt macht: Fruktose, modernen hochgezüchteten Weizen, zu viel Gluten, Saponine aus Nüssen und Hülsenfrüchten, rotes Fleisch, Chemie in Lebensmitteln – und natürlich Antibiotika (Massentierhaltung!). Um den Darm wieder so richtig in den Griff zu bekommen, sollte man den Anteil an lebendigem, basischem und enzymhaltigem Essen stark erhöhen. Er freut sich über Eiweiß, Gemüse, grüne Blätter, Probiotika und Präbiotika für den Aufbau eines guten Mikrobioms. Praktisch sieht das so aus:

Medizin für den Darm

Fermentiertes Gemüse: Sauerkraut, milchsauer vergorene(r) Rote Bete/Chinakohl/Radieschen, saure Gurken, Mixed Pickles

Fermentierte Eiweißlieferanten: Joghurt, Buttermilch, Kefir, Kokosmilch-Kefir, Mandelmilch-Kefir

Eiweiß: Geflügel, Wild, Meeresfisch, Meeresfrüchte und Schalentiere, Ei, Käse, Joghurt

Raw: Bio-Tatar, Rohmilch-Käse & Co., roher Fisch, rohes Ei

Living Food: Gekeimtes aus Kernen, Samen, Mandeln. Essenzielle pflanzliche Fette aus Avocado, Kokosnuss, Leinöl, Nussöl, Olivenöl, Hanföl

Sonstiges: Algen, Apfel, Avocado, Kurkuma, Eier, Fenchel, grünes Blattgemüse, Ingwer, Knoblauch, Nelken, Nüsse (auch Mandeln und Cashewkerne), Oregano, Papaya, Petersilie, Pilze, Spargel, Thymian, Wurzelgemüse

Extra: Bio-Gelatine-Pulver oder Knochenbrühe (s. S. 50), Avocado und rohes Ei im Morgen-Smoothie (für Vegetarier)

Bitterstoffe, Enzyme, Chlorophyll: Wildkräuter und grüne Blätter wie Rucola, Petersilie, Grünkohl, Feldsalat, Spinat, Portulak, Mangold, Brennnesseln, Wilde Melde, Löwenzahn, Giersch, Spitzwegerich, Gänseblümchen

SMART AGING – AB WANN DENN?

Mit dem Verjüngen lohnt es sich natürlich schon mit 18 zu beginnen. Denn dann beginnt das, was wir Altern nennen. Als Allererstes altert die Haut, als Letztes das Hirn (ab 70 tauchen die ersten Anzeichen auf). Altern ist keine Krankheit. Altern ist normal. Das tun wir alle. Die einen früher, die anderen später. Nur: Die einen fröhlich, weise, augenzwinkernd, Falten ehrend und gesund. Die anderen grantig, mit zuckrigem Blut und zwickenden Gliedern. Glauben Sie mir: Es wird nie eine Pille gegen das Altern geben. Jedenfalls nicht, bevor Sie und ich unseren 120. feiern. Denn Hunderte von Genen regulieren den Abschied von der Jugend. Aber es gibt jede Menge Dinge, die man tun kann, um diese Gene davon zu überzeugen, unser Mindesthaltbarkeitsdatum ein wenig hinauszuschieben – und dabei ein wenig ansehnlich, gut gelaunt und natürlich gesund zu bleiben, ohne exorbitant teure Gentests zu machen. Wer sein lebensverkürzendes Risiko um 75 Prozent reduzieren will, sprich, gesund alt werden möchte, muss nur vier Dinge beachten: nicht rauchen, nicht übergewichtig werden, sich täglich bewegen und »pure« essen – so natürlich wie möglich. Die »Regeln« stehen auf Seite 40. Wer nun noch sein Leben verlängern möchte, der sollte Stress reduzieren, gut schlafen, Umweltgifte meiden … mehr braucht das So-lange-jung-wie-möglich-Bleiben nicht.

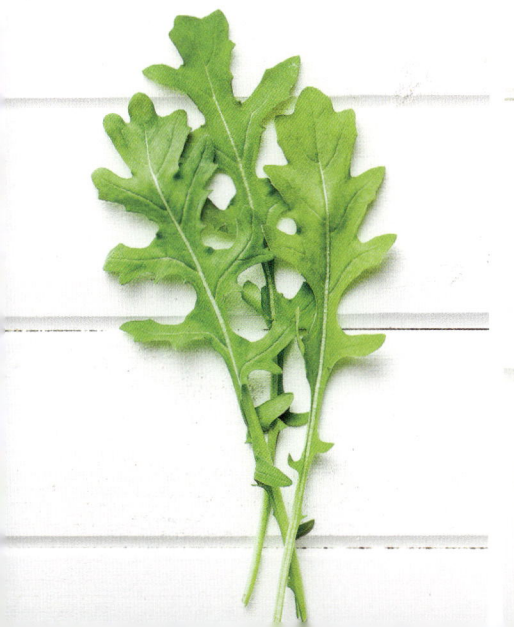
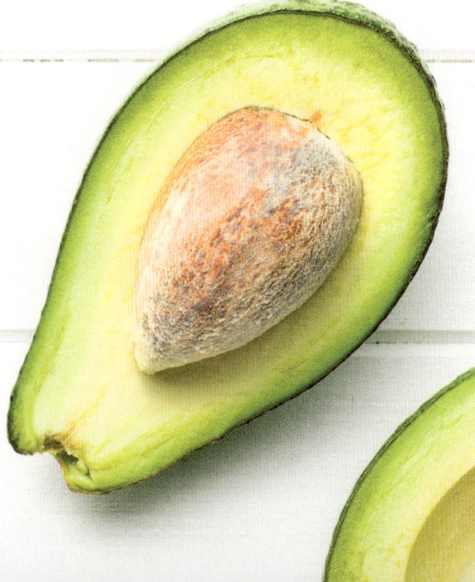
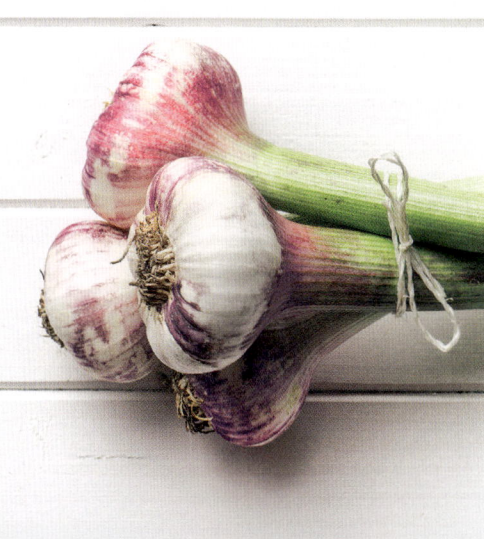

Jung von Kopf bis Fuß

Schon gewusst? Als erstes altert die Haut, dann die Muskeln, als letztes das Gehirn. Der Rest liegt irgendwo dazwischen. Das Altern kann schnell und es kann langsam gehen. Man kann zugucken oder was dagegen tun – mit Vitalstoffen, mit Lifestyle. Klar: Muskeln mögen Bewegung, das Hirn aber auch! Und Zucker macht nicht nur die Augen schnell alt …

ORGAN	WELCHE VITALSTOFFE HELFEN?	BIG SEVEN – WO STECKEN SIE DRIN?	WAS HILFT NOCH?
AUGEN Wir verlieren ab dem 40. Lebensjahr die Fähigkeit zur Nahsicht, ab dem 65. droht grauer Star.	Beta-Carotin (Nachtsehen), B2 (grauer Star), B12 (Ermüdung), Anthocyane und Antioxidantien* (Netzhautschutz)	Karotten, Joghurt, Fleisch, fermentiertes Gemüse, rote und blaue Beeren, Auberginen, grüne Smoothies	Rauchen aufhören, Zucker meiden, Sonnenbrille mit UV-Schutz tragen, Augen-gymnastik
MUSKELN Die Muskulatur schrumpft durch Nichtgebrauch schon ab dem 25. Geburtstag. Dafür wachsen uns Fettpolster.	L-Carnitin (Fettab- und Muskel-aufbau), BCAA = verzweigtketti-ge Aminosäuren (Muskelaufbau), L-Arginin (Durchblutung), Vita-min C (Belastbarkeit, oxidativer Stress)	Lamm, Geflügel, Tofu, Eier, Nüsse, Linsen, Grapefruit	Bewegung im Alltag, Ausdauer- und Kraftsport, Faszien- und Vibrationstraining
KNOCHEN Die Knochendichte verringert sich ab dem 35. Lebensjahr jähr-lich um ein Prozent.	Calcium, Vitamin D und K (spei-chern Kalzium im Knochen), Aminosäuren wie Prolin, Glycin, Glutamin und Alanin (Osteo-porose-Schutz)	Käse, grünes Gemüse, fett-reicher Seefisch, Steinpilze, Knochenbrühe, Linsen, Sauerkraut	Krafttraining, Seilspringen. Schon 20-mal hüpfen täglich steigert die Knochendichte signi-fikant. Sonnenlicht fördert die Vi-tamin-D-Produktion. Im Winter: Vitamin-D-Set-Up mit Vitamin K
GELENKE Verlieren ab 30 an Elastizität. Knorpel schwindet durch Mangel an Bewegung. Jeder Sechste über sechzig leidet unter Arthro-se, dem vollständigen Knorpelab-bau durch Arachidonsäure.	Omega-3-Fettsäuren, Vitamin E, Schwefel, Kollagen-Hydrolysat, Vitamin C, E, B12, Folsäure, Kup-fer, Mangan, Selen, Zink, Amino-säuren: Methionin, Arginin (sie alle bauen Knorpel auf, schützen vor Entzündung), Curcumin (Arthrose)	Makrele, Chia-Samen, Hanföl, Gans, Gundruk, Nüsse, Kurkuma	Wurst, rotes Fleisch, Innereien minimieren (wegen Sialinsäure, Arachidonsäure). Bewegung, Durchblutung anregen, Zucker und Weißmehl minimieren
LUNGE Ihre Vitalfunktionen nehmen ab dem 30. Lebensjahr um etwa ein Prozent pro Jahr ab.	Resveratrol (oxidativer Stress), Curcumin (Immunsystem, Krebs-prophylaxe), Cystein (Entgiftung und Schleimbildung)	Rotwein, Kakao, grüner Tee, Kurkuma, Cashewkerne, Tofu, Dinkel	Täglich Golden Milk trinken, Rauchen aufhören, Bewegung in freier Natur, Yoga, Atemübungen
HAUT Sie verliert bereits ab dem 18. Geburtstag an Spannkraft, da jährlich ein Prozent weniger Kollagen und Elastin produziert wird.	Beta-Carotin, Selen, Vitamin E (oxidativer Stress), Omega-3s (halten Zellen jung), Zink, Amino-säuren und Vitamin C (Kolla-genaufbau), Biotin (Stoffwech-sel, Zellregeneration)	Aprikose, Paranusskerne, Chia-Samen, Lachs, Meeresfrüchte, Geflügel, Hirse	Wohl dosiert: Sonnenschutz, Hormonstatus checken, nicht so oft duschen, milde Kosmetika verwenden, Knochenbrühe und viel Wasser trinken, Kokosöl im Bulletproof-Tee oder auf der Haut

ORGAN	WELCHE VITALSTOFFE HELFEN?	BIG SEVEN – WO STECKEN SIE DRIN?	WAS HILFT NOCH?
GEHIRN Unser langlebigstes Organ. Die Leistung lässt zwar schon ab 25 nach, wenn man faul ist. Spätestens ab 70 schwinden Logik, Merk- und Lernfähigkeit. Neue Verknüpfungen kann man aber noch mit 120 bilden.	Beta-Carotin (Nachtsehen), B-Vitamine (Leistungskraft), Omega-3s (jung haltender Baustoff), Resveratrol (oxidativer Stress), mittelkettige Fettsäuren (Alzheimerprophylaxe)	Walnusskerne, Leinöl, Hering, rote Trauben, Kakao, Grünkohl, Kokosöl	Wenig Zucker, Laufen, Neues lernen, Tanzen, Musizieren, soziale Kontakte, Reisen, Neuro-Fitness, Hormon-Ersatz-Therapie (z. B. Pregnenolon)
OHREN Die Hörfähigkeit lässt im Alter nach, jeder Dritte über 70 braucht ein Hörgerät.	B-Vitamine und L-Arginin (Durchblutung), Calcium, Zink, Mangan (Hörschäden-Prophylaxe), Antioxidantien*, Vitamin D (Hörkraft)	Sauerkraut, Mandeln, Rosenkohl, Weizenkeime, dunkle Beeren, Shiitake-Pilz, Leber(tran)	Laute Musik oder Lärm meiden, für gute Durchblutung (siehe Herz) sorgen durch cleveres Essen, viel Bewegung
HERZ UND KREISLAUF Der Alterungsprozess setzt hier bereits ab dem 30. Lebensjahr ein. Der Herzmuskel schrumpft, die Adern verkalken immer mehr.	Omega-3s (Gefäßschutz), Antioxidantien* (oxidativer Stress), Q10 (Leistungskraft), L-Carnitin, L-Arginin, Resveratrol, Magnesium, Kalium	Thunfisch, Leinöl, grüne Smoothies, Rinderbrühe, rote und blaue Beeren, dunkle Raw-Schokolade, Walnusskerne	Hormonstatus checken, Bewegung, insbesondere Ausdauertraining
NIEREN Sie verlangsamen ihre Filtertätigkeit ab dem 50. Lebensjahr.	Kalium (Wasserhaushalt), Taurin, Methionin und Magnesium (Nierensteinprophylaxe), Vitamin D (harmonisiert den Stoffwechsel)	Mineralwasser, Schnittlauch, Tomaten, Krabben, Spinat, Steinpilze, Hering	Ausreichend trinken, z.B. Golden Milk, entgiften mit grünen Smoothies, Öl ziehen, Kurkuma, Alkohol meiden
DARM Schon ab 30 treten Resorptionsstörungen, Verstopfung und Entzündungen auf	Probiotika und Präbiotika (verbessern die Darmflora), Antioxidantien* und Eiweiß (entzündungshemmend), Quellstoffe (pflegend), L-Glutamin (schließt Löcher im Darm)	Kefir oder Joghurt, Kimchi, Chicorée, Lauch, Leinsamen, Geflügel, Rinderkraftbrühe	Weizen meiden, nicht täglich das Gleiche essen, reichlich frisches Gemüse und Salat, täglich einen Becher Brühe trinken (oder Glutamin als NEM), Bewegung
LIBIDO Jeder zweite Mann über 40 klagt bereits über Potenzstörungen	Arginin (entspannt die Gefäße), L-Carnitin (steigert die Libido), Magnesium (Durchblutung), Zink (Testosteronbildung), Vitamin D_3 (erhöht Testosteronspiegel)	Haselnusskerne, Lamm, Rinderbrühe, Linsen, Hirse, Austern, Lebertran	Check auf Diabetes und Arteriosklerose beim Arzt machen, Stress abbauen, viel Bewegung, NEM mit Arginin und Carnitin

* Antioxidantien: Hierzu zählen z. B. Vitamin A (Beta-Carotin), E, C, Selen, Q10, Polyphenole, Resveratrol

Lang lebe die Vielfalt

Fett macht Fett? Carbs dick und dumm? Eiweiß alt und krank? Wer hat denn den Schmarrn erzählt?
Am längsten lebt, wer nix meidet. Jeder Nährstoff hat seinen Sinn im (langen) Leben – er muss nur in der richtigen
Form und Dosis auf dem Teller liegen. Eine Einladung, das Essen endlich wieder zu genießen.

DISKUSSIONSSTOFF EIWEISS

Da scheiden sich die Expertengeister. Die Paleo-Therapeuten wie Sarah Ballentyne verschreiben viel Fleisch – sogar Grillen aus der Zoohandlung. Anti-Aging-Experten wie Valter Longo vom USC Longevity Institut raten zu weniger Protein und das vor allem aus Gemüse und Fisch. Und essen sollte man nur einmal am Tag: Dinner. Mir ist das zu streng. Ich halte mich da eher an meine Großmutter. Und ich weiß: Lang leben Pescetarier, fischessende (v. a. auch rohen!!!) Vegetarier. Lang leben Genießer. Und die brauchen schon ein bisschen Flexibilität. Clever essen, länger leben heißt: Auf viele pflanzliche Proteine achten. Industriefleisch vom Speiseplan streichen. Die Hormone, die Antibiotika, die Omega-6s, die Sialinsäure da drin macht sicherlich nicht jung. Mal ein Steak vom Weiderind, mal ein Bio-Huhn, eine Keule vom Wild bringen Glück an den Gaumen, Abwechslung in den Proteinhaushalt. Zu wenig Eiweiß führt zum Abbau von Gewebe, zur Schwächung des Immunsystems und zum Nachlassen der Enzymaktivität. Und ohne Eiweiß keine Muskeln! Man sollte übrigens innerhalb der ersten halben Stunde nach dem Sport seinen Eiweiß-Shake trinken. Oder – wer das lieber mag – einen großen Becher Hüttenkäse essen. Da baut der Körper die Aminosäuren dreimal so schnell ein. Das gibt Muskeln! Eiweißpulver? Ja. Dann, wenn man viel wiegt, seltener kocht oder vegan lebt. Ein gutes Präparat aus heimischen Lieferanten wie Erbsen erleichtert auf smarte Art und Weise das Leben. Wer viel auf Reisen ist oder unter Allergien leidet, der nimmt die wichtigsten Aminosäuren einfach zu Tabletten gepresst ein.

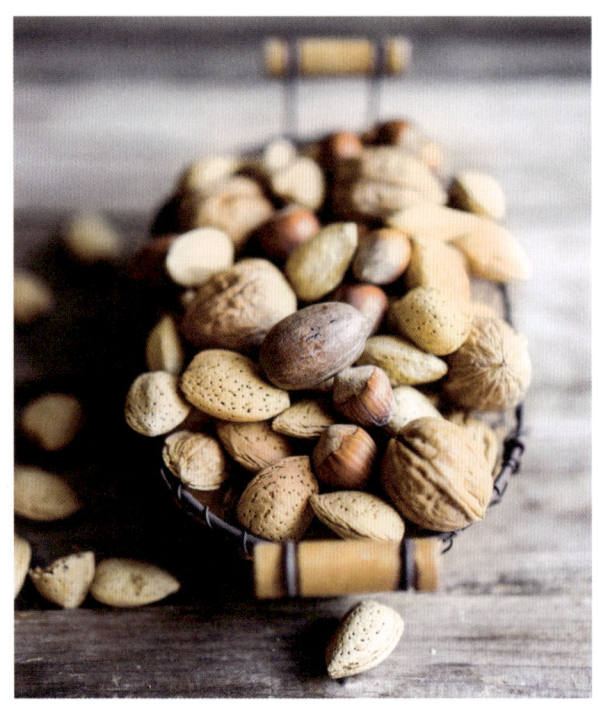

REHABILITIERTER BUHMANN: FETT

Olivenöl lockt »Ich-bin-satt-Hormone«. Den Schinkenrand darf man ruhig dranlassen. Die Avocado ist ein wunderbarer Snack gegen Heißhunger. Die Handvoll Nüsse hilft beim Abnehmen. Fett macht nicht fett. Wenn's Bio ist. Nur: Für die Wurst gilt das nicht. Auch wenn »light« draufsteht, ist Mist drin. Schon eine kleine Wurst (40 g) täglich erhöht das

»Sterberisiko«. Leider auch der fette Braten. Weshalb man die beiden halt eher seltener genießen sollte. Macht nix, denn es gibt ja Alternativen: Lang leben lassen Seefisch, Wild und Bio-Käse. Die Omega-3-Fettsäuren machen agil und fröhlich, halten jede Zelle jung, normalisieren unseren Stoffwechsel und hemmen Entzündungen. Lebenswichtige Fettsäuren halten jede Körperzelle jung. Das gilt für das Fett von Samen und deren Öle. Oliven, Hanf, Lein, Chia, Sesam halten jung. Das gilt auch für das Fett von der Nuss. Walnussöl ist super. Arganöl ist super. Sogar Kokosöl hilft, jung zu bleiben und den Appetit zu zügeln. Vorsicht mit Omega-6-Lieferanten aus den Industrieölen wie Distel-, Weizenkeim- und Sojaöl. Jung und schlank hält uns das Fett vom Fisch. Das Fett aus der Bio-Milch, dem Bio-Käse (mager braucht keiner!) und auch das Fett vom Fleisch muss man nicht fürchten, wenn es aus der Bio-Haltung kommt. Doch keiner braucht Fett aus der Fabrik, keine diese krebserregenden, Depressionen und Herzinfarkt auslösenden Transfettsäuren, die beim Härten von Fett entstehen. Die in der billigen Margarine stecken, im Fertigprodukt. Der Körper braucht auch kein Frittierfett oder raffiniertes Öl. Diese Fette machen die Zellen porös. Lösen Entzündungen aus.

Lang leben Genießer. Und die brauchen schon ein bisschen Flexibilität.

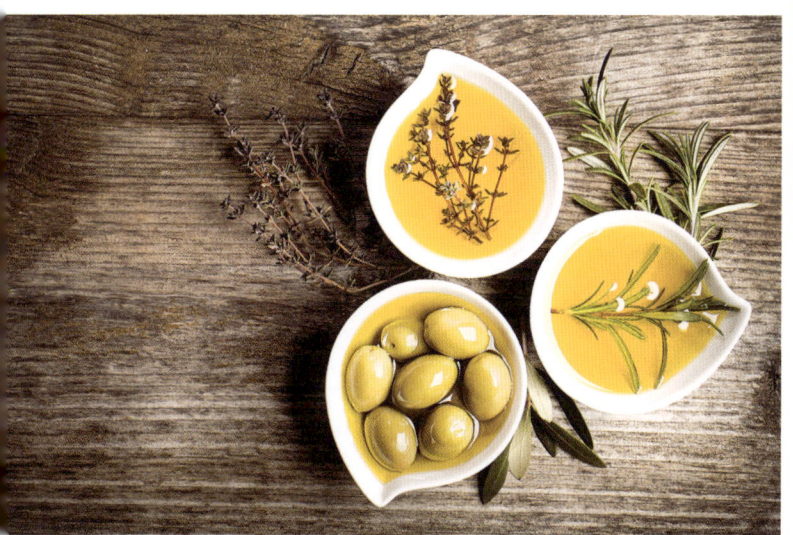

DERZEIT GEFÜRCHTET: KOHLENHYDRATE

Kohlenhydrate solle man streichen. Hört man überall. Auf dem Ohr bin ich taub. Ein Leben »ohne« mag ich mir nicht vorstellen. Hat die Natur auch nicht vorgesehen. Kohlenhydrate stecken im Joghurt, in der Tomate, in der Bohne, in der Himbeere, sogar in der Rehkeule. Also haben wir dafür freilich ein genetisches Programm. Das spotzt und röhrt und röchelt nur, wenn wir Natürliches industriell verarbeiten und den Körper den ganzen Tag mit Glukosemolekülen traktieren, heißt mit Gezuckertem, mit Weißmehl, mit Stärke. Süßes, Beilagen (Brot, Nudeln, Kartoffeln & Co.), Softdrinks, Stärke-haltiges und Fertigprodukte locken Insulin, das Blutzucker-hormon lässt den Blutzucker schnell sinken, das macht Heiß-hunger. Und Insulin stoppt die Fettverbrennung – das ist ein

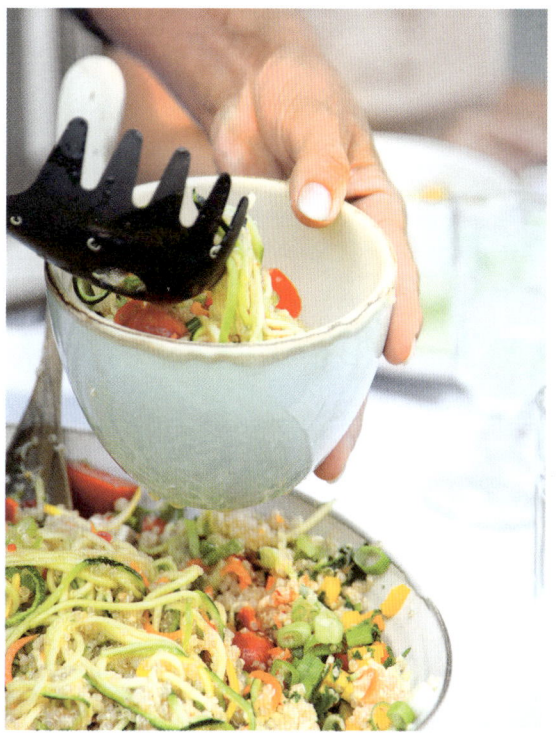

biochemisches Gesetz. Solange Insulin im Blut schwimmt, können die wichtigsten Anti-Aging-Hormone nicht wirken: weder das Wachstumshormon (baut Fett ab, Muskeln auf) noch das Testosteron (macht agil und dynamisch) noch das Noradrenalin (sorgt für Klarheit im Kopf). Und: Insulin, das ist ganz neu, blockiert SKN-1. Den Schalter, der die geneti-schen Mechanismen steuert, die oxidativen Stress abwehren und das Leben verlängern.

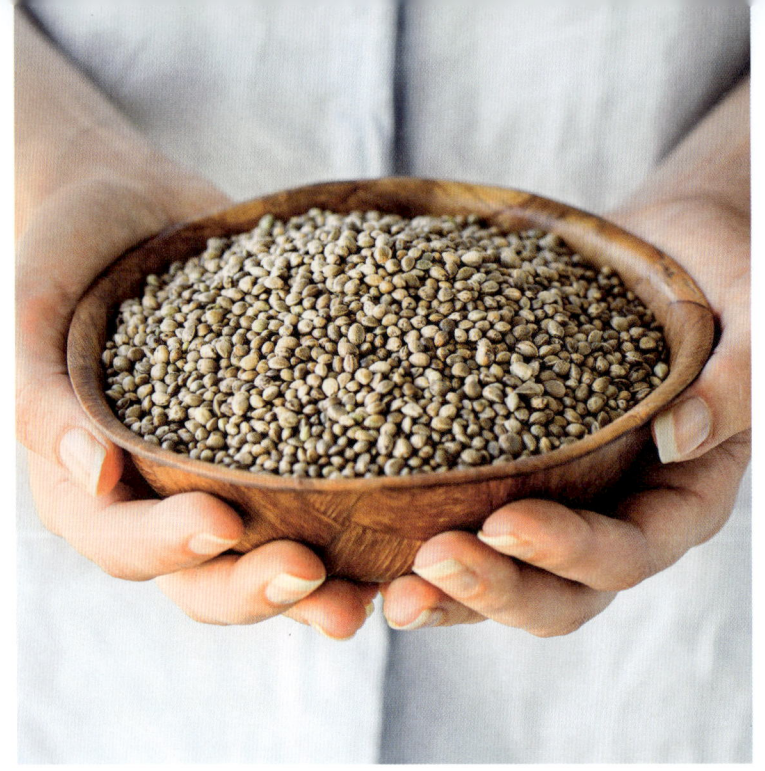

Superfood – heimisches oder exotisches – versorgt uns mit einer breiten Palette von Vitalstoffen.

Sprich: Jung bleibt, wer so wenig Insulin wie nötig lockt, indem er GLYX-niedrig (unter 55) isst (s. Tabelle S. 44). Insulin ist nämlich schon nötig. Ohne stirbt man (darum spritzt der Diabetiker Insulin). Insulin baut nämlich alles auf im Körper. Nicht nur Fett. Auch Muskeln, auch Gewebe, auch Blut. So wenig Insulin wie nötig lockt, wer industriell verarbeitete Kohlenhydrate meidet, Brot, Nudeln, Reis aus Vollkorn wählt und zur Nebensache macht. Obst in kleinen Portionen isst. Süßes Obst nur zum Süßen nimmt. Getreide in seiner Urform wählt, Dinkel statt Weizen. Und auch mal die Urgräser ins Leben einbaut: Quinoa, Kaniwa, Amaranth, Buchweizen ... Man bäckt sich sein Eiweißbrot am besten selbst. Und sogar Nudeln gibt's heute in kohlenhydratarmer Form aus Linsen, Bohnen, Erbsen oder Seetang (Kelp). Zudem sollten Sie auch insulinfreie Fastenphasen ins Leben einbauen. Nur dann können die Schlankhormone ihre Arbeit verrichten. Auch das Fett abbauende Enzym Lipase wird erst dann aktiv, wenn wir fasten, wenn wir keine Kohlenhydrate essen. Übrigens: Fruchtzucker macht die Leber fett. Jeder Dritte leidet unter einer Fettleber. Und: Fruchtzucker macht das Hirn nicht satt. Darum ist der freie Fruchtzucker in Softdrinks und Fertig produkten mitunter schlimmer als der Haushaltszucker. Vor Obst muss man sich nicht fürchten, denn das liefert des Zuckers Gegengift gleich mit: Ballaststoffe.

ANTI-AGING-GARANTEN: VITALSTOFFE

Wie kommt man gut ausgestattet über den Tag? Mit Gemüse. Gemüse. Gemüse. Täglich gerne fünf Portionen. Man startet mit dem Smoothie – und endet mit den Chips auf der Tatort-Platte (s. S. 125). Gemüse raw, gekocht – und fermentiert als Sauerkraut (s. S. 57), Kimchi oder Gundruk (beides s. S. 64). Eine Lebensversicherung! Täglich ein Becher Brühe (s. S. 50) versorgt mit basischen Mineralien, mit Aminosäuren, die die Gelenke schmieren, Knochen stärken, Falten glätten, Cellulite verabschieden, den Darm sanieren. Kein Märchen! Täglich eine Handvoll Samen und Nüsse (von Chia bis Walnuss) reichert unser Leben an mit Vitamin E, essenziellen Fett-säuren, mit Magnesium und B-Vitaminen. Die mittelkettigen Fettsäuren und das Selen der Kokosnuss machen schlank, gute Laune und beugen Alzheimer vor: 1 EL Kokosöl morgens im Bulletproof-Coffee (s. S. 81). Ein paar Kakaobohnen zu knab-bern, sorgt für Bitterstoffe und das Gehirn jung hal-tendes Resveratrol. Ein Glas Posca (Essigwasser) vor dem Essen liefert optimale Verdauungsmedizin. Man hat immer ein Stück frischen Ingwer in der Küche. Da kaut man ein Scheibchen oder kocht die Anti-Aging-Wurzel mit Wasser auf, um dieses dann zu trinken. Olivenöl zum Kochen, im Salat vor dem Hauptgericht hält schlank und das Herz gesund. Zu jeder Mahlzeit eine Portion Eiweiß – z. B. Geflügel, Fisch,

Joghurt, Käse, Nüsse, Samen, Hülsenfrüchte (auch Lupine, Soja), Sprossen, Kohl – liefert all die Aminosäuren, die pure Anti-Aging-Medizin sind: L-Arginin (weite Gefäße), L-Carinitin (verbesserte Fettverbrennung), Tryptophan (guter Schlaf), L-Glutamin (gesunder Darm), L-Lysin (junge Haut, elastische Faszien). Superfood – heimisches, exotisches – versorgt uns mit einer breiten Palette an Vitalstoffen, die wichtigsten heißen: Beeren (Heidelbeeren, Goji, Açai, Aronia), Greens (Alge, Moringa, Maca), Kakao, Kokos und Wildkräuter. Natürlich würzt man täglich mit frischen Kräutern und Gewürzen. Und selbstverständlich braucht man auch noch ein Lebenselixier – an das man hundertprozentig glaubt. Und das darf man dann ruhig auch mal wechseln. Eines ist das grüne Superfood-Powder (s. S. 87), ein weiteres die Ingwer-Paste (s. S. 62), ein anderes ein Koriander-Pesto (s. S. 62) oder die Golden Milk (s. S. 90). Zurzeit in China hoch gehandelt ist das Heilkraut der Unsterblichkeit: Jiaogulan. Wirkt wie Ginseng, nur stärker. Senkt Blutdruck und Cholesterin, beruhigt, verbessert die Herzleistung, stärkt das Immunsystem, beugt Krebs vor, lindert Wechseljahresbeschwerden. Wächst übrigens auch hier im Topf. Wie Unkraut. Und unser Wasser – das beste Stay-Young-Elixier – kann man wundervoll vitalisieren mit Kräutern, Gewürzen, Obst und Gemüse. Über 150 Bleib-Jung-Geheimnisse erfährt man mit den Rezepten ab Seite 46.

WICHTIGSTER JUNGBRUNNEN: TRINKEN

Der wichtigste Jungbrunnen, den wir kennen, heißt schlicht und einfach Wasser. Die Zelle ist nämlich prinzipiell unsterblich, solange sie in einer guten Flüssigkeit liegt. Und Altern ist ja im Grunde nix anderes als ein Dehydrationsprozess von 90 Prozent Wasser (Säugling) zu 50 Prozent Wasser (älterer Mensch). Dem kann man wassertrinkend vorbeugen. So simpel ist das. Ob man das jetzt mit Umkehrosmose-Wasser tut oder mit Ionenaustauscher-Wasser oder mit Kristallen im Krug mit Leitungswasser, das ist natürlich eine ernst zu nehmende Glaubensfrage. Ich finde: Ideal ist Wasser aus einer guten Quelle und Hauptsache ist, das Wasser ist sauber, frei von Keimen, Blei und Kupfer. Labors prüfen das für ein paar Euro. Natürlich kann man die Bleib-Jung-Wirksamkeit seines Wassers noch erhöhen mit guten Worten (siehe Omas Tipps!),

mit Blättern von grünem Tee, Brennnesseln, Ingwer- und Zitronenscheiben, Rosmarin und Koriander, mit Kurkuma, Minze und Limette, Gurke und Blaubeere – mit unseren Superdrink-Rezepten ab Seite 76. Ja, und sogar mit Kaffee. Warum, steht auf den nächsten Seiten. Übrigens: Neuerdings heißt es, einen stärkeren Anti-Aging-Effekt hat das Wassertrinken, wenn man nicht ständig nippt, sondern wartet, bis der Durst kommt – und ganz, ganz viel trinkt. Durst reguliert nämlich das Anti-Aging-Eiweiß mTOR. Aber ich finde, das sollte jeder machen, wie es ihm guttut. Auf den Körper hören.

Hitliste der Lebensretter

1. Olivenöl
2. Kurkuma
3. Sauerkraut
4. Kaffee
5. Heidelbeere
6. Hering
7. Kohl
8. Kokosnuss
9. Leinsamen
10. Walnusskerne
11. Kakaobohne
12. Wein(trauben)
13. Joghurt
14. Ingwer
15. Knoblauch
16. Zitrone
17. Koriander
18. Zimt
19. Honig
20. Quinoa
21. Apfel
22. Shiitake
23. Meeresfrüchte
24. Wild
25. Geflügel

Acht Super-Smart-Ager

Über 150 der gesündesten Rezepte der Welt stehen in diesem Buch.
Jedes ist leckere Medizin – und diese acht Goldstücke dürften wirklich täglich ins
»Ich-bleib-einfach-jung-Leben« einziehen.

Omas Brühe Die uralte Knochenbrühe (s. S. 50) steht für moderne Medizin. In den USA heißt es: Vergiss Botox, trink *bone broth*. Sie liefert Stoff fürs Kollagen. Glättet Falten. Gelatine beugt Osteoporose vor, lindert Gelenkschmerzen. Brühe lässt gut schlafen, beruhigt die Nerven, macht gute Laune. Warum? Sie liefert Schüßler-Salze in hoher Konzentration. Eine heiße Brühe weckt den inneren Doktor, dämpft den Hunger und versorgt mit L-Carnitin. Der Eiweißstoff hilft uns, Fett ab- und Muskeln aufzubauen. Auch gegen das *Leaky-Gut*-Syndrom hilft die gute alte Knochenbrühe – ihre Aminosäuren (L-Glutamin) flicken die Löcher im Darm.

Ghee-Obst mit Budwig-Quark (s. S. 96) Ein echtes Power-Rezept: die Kombination aus Budwig-Quark und Ghee-Obst. Ghee-Obst schenkt gute Laune, viel Kraft, füllt die Batterien. Kombiniert mit Budwig-Quark die reinste Energiemedizin. Die Apothekerin Johanna Budwig heilte viele mit ihrer »Öl-Eiweiß-Kost«: Quark liefert schwefelhaltige Aminosäuren und kalt gepresstes Leinöl versorgt uns mit wertvollen Omega-3-Fettsäuren. Indisches Ghee, geklärte Butter, wirkt entzündungshemmend, verjüngt die Haut, regt den Stoffwechsel an und verbessert die Verdauung.

Das Kein-Weizen-Brot (s. S. 53) Man tut sich schon schwer, heute beim Bäcker ein gutes Brot zu finden. Backhilfsmittel-chemie trifft auf Weizen. Der moderne Weizen ist gentechnisch so verändert, dass er vielen, vielen Menschen Bauchweh macht. Allergien auslöst, Entzündungen im Körper fördert, mehr Insulin lockt als der Haushaltszucker. Deswegen ist mir das *homemade*-Brot das Liebste, da weiß ich, was drin ist. Ein proteinreiches Kernebrot, weizenfrei, glutenfrei mit wenig Carbs – gänzlich frei von Chemie.

Koriander-Pesto (s. S. 62) Die idealste Smart-Aging-Verbindung: Kräuter, Nüsse, Olivenöl, Knoblauch. Pesto! Gegen Gifte im Körper ist ein spezielles Kraut gewachsen: Koriander in Kombination mit Knoblauch (oder Bärlauch) zeigt schädlichen Stoffen, wo es langgeht, nämlich raus aus dem Körper. Und natives Olivenöl extra bremst mTOR aus. Das Peptid, das für Wachstum und Zellteilung verantwortlich ist. Unerwünscht hohe Aktivität lässt schnell altern. Einmal täglich 1 EL Detox-Pesto essen. Wem's schmeckt, der kann das Pesto in seine Brühe rühren oder auf einem Stück Kohlrabi knabbern. Ein schöneres Geschenk als Lebensjahre in Pesto-Form gibt es nicht.

Fatburner-Cocktail (s. S. 87) Vor 15 Jahren gab's den Begriff Smoothie noch nicht. Da nannte ich den Beeren-Grapefruit-Leinöl-Hefeflocken-Joghurt-Drink »Fatburner-Cocktail«. So durfte er Karriere machen. Er wirbelt seither fröhlich durch Millionen von Mixern. Und ließ Billionen von Fettzellen vor Schreck schrumpfen. Erst kürzlich kürte ihn das Hochglanz-magazin Elle zum »wirksamsten Fatburner-Smoothie der Welt«. Ein Smoothie morgens – egal ob weiß, grün, schwarz – verändert das ganze Leben. Man braucht nur einen ziemlich leistungsstarken Mixer, der die Zellen von Obst und Gemüse aufschließt – und auch die Anti-Aging-Medizin aus den Kernen mitverarbeitet.

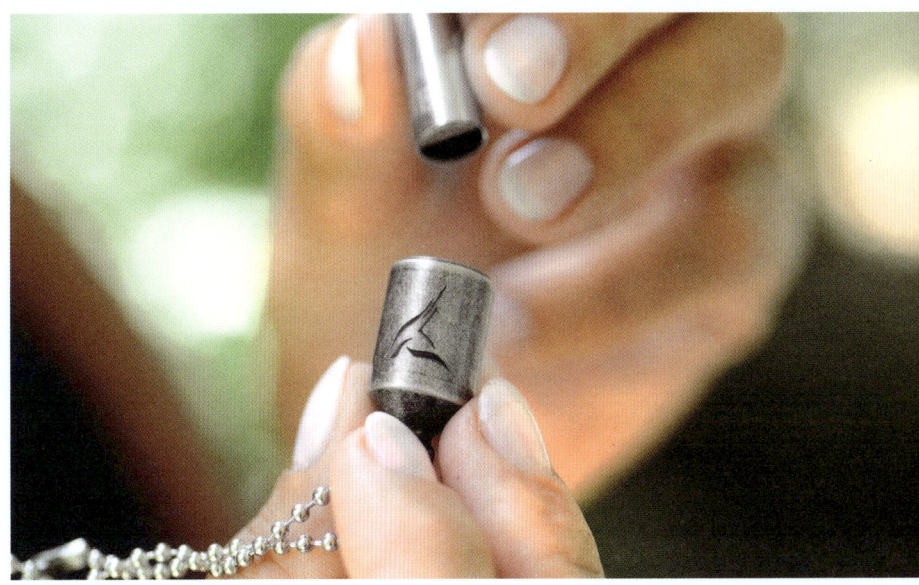

(s. S. 78) vitalisiert. Das erste Glas steht zimmerwarm auf dem Nachttisch. Trinken, Brummübung machen, auf den gastrocholischen Reflex warten. Man muss …

4. Softdrinks reduzieren: Auf einen im Jahr. Auch wenn sie nur süßstoffsüß sind, erhöhen sie das Risiko für Übergewicht und Diabetes. Die Ersatzdroge findet man unter unseren Superdrinks vom Stay-Young-Water über den Bulletproof-Tea, den Black Smoothie zum Fatburner-Cocktail ab Seite 76.

5. Brummübung: Man kann noch im Bett liegend über den Atem detoxen – und brummend Fröhlichkeit und Gesundheit tanken. Tief einatmen und locker ausbrummen, gaaaaanz lange. Am besten in der Healing-Ton-Frequenz von 528 Hertz (C). Die repariert, heißt es, sogar DNA-Schäden. Das macht man zehnmal. Wer die Healing-Ton-Flöte (Lovetuner) hat, kann seine verjüngende Atemübung auch mit der machen.

6. Täglich Öl ziehen: Fünf bis zehn Minuten Kokosöl (oder ein anderes) durch die Zähne ziehen per verjüngendem Muskeltraining für die Backen. Das entgiftet und bindet Keime und Bakterien, beugt Karies sowie Parodontose vor und macht weiße Zähne – und die machen jung. Und: Zahnseide (fürs Herz!) nicht vergessen!

7. Meersalz-Peeling: Junge Haut kriegt man durch bessere Durchblutung, regelmäßige Entgiftung (einmal die Woche ein Basenbad in einer Mischung aus basischen Mineralien) und ab und zu ein Peeling: 1 EL Olivenöl mit 4 EL Meersalz (grob- oder feinkörnig und am besten vom Toten Meer) vermischen.

Peeling auf den ganzen Körper mit feuchten Händen auftragen, vorsichtig einmassieren, für drei Minuten einwirken lassen, mit lauwarmem Wasser abspülen. Bei empfindlicher Haut kann man statt Meersalz auch Kaffeepulver, Kaffeesatz oder Mohn verwenden.

8. Bulletproof-Drink: Je 1 EL Kokosöl und Eiweiß im Kaffee oder Tee und die richtigen Gewürze machen satt, schenken unbändige Energie, schärfen die Konzentration, kurbeln die Fettverbrennung an, wappnen gegen Stress – und beugen auch noch Alzheimer vor. Super-Rezepte s. S. 81.

9. Smoothie mixen: Morgens vor der Bewegungsrunde einen Smoothie mixen. »Black« mit entgiftender Aktivkohle, »white« mit der Power von Ei und Aprikosenkernen oder »green« mit energetisierendem Blatt-Chlorophyll. Alle eine Lebensversicherung für den Tag – mit einer Basisversorgung an Vitalstoffen. Dient auch als gefühlter Schalter der Vernunft: »Jetzt hab' ich mir schon so viel Gutes getan, da kommt mittags keine Haxn drauf.«

10. Lust auf Süßes ernst nehmen: Denn die vergeht nicht einfach so. Ein Stück Bitterschokolade hilft mit Anti-Aging-Wirkung und Genuss – ohne die Hüften zu belasten, genauso wie unsere Nussriegel (s. S. 114), Power-Kugeln (s. S. 116/117), Frozen-Joghurt-Bites (s. S. 122).

11. Teilzeitfasten: Ideal zwischen den Mahlzeiten. Vielen Menschen reichen drei Mahlzeiten aus. Je weniger, desto gesünder, desto weniger oxidativer Stress, der Entzündungen auslöst. Doch so mancher hält keine vier Stunden ohne Essen durch. Auch das stresst den Körper. Der gönnt sich etwas Kleines mit kaum Kohlenhydraten: Eine Handvoll Nüsse, einen Joghurt ohne Obst, eine halbe Avocado, ein Ei, ein Stück Hühnerbrust, ein Schüsselchen Hummus. Leckere Snacks warten ab Seite 112.

12. Intelligentes Teilzeit-Fasten: Carbs-Cancelling. Mal morgens, mal abends die Carbs (Zucker, Obst, Beilagen, Getränke) weglassen. Verlängert die insulinfreien Fastenphasen, verlängert das Leben. No Carb heißt: unter 10 g Kohlenhydrate. Das steht auch unter den Rezepten.

13. Ein Becher Knochenbrühe mit Stay-Young-Topping: Schickt Nicht-Frühstücker carbfrei mit Energie in den Tag – oder hievt auf gesunde Art und Weise über das Leistungstief, statt des Snacks. Gut für Knochen, Haut, Gelenke, Muskeln, Immunsystem …

14. Aperitif: Vor dem Essen einen Schluck Essig und/oder Olivenöl. Essig reguliert das Insulin runter, fördert die Fettverbrennung und beugt Diabetes vor. Olivenöl fördert die Produktion von Cholecystokinin und anderen Hormonen, die den Appetit regulieren.

15. Lieber das Ganze … Der Apfel ist besser als sein Saft, denn er enthält noch des Zuckers Gegengift, die Ballaststoffe. Darum sollte der Smoothie den Fruchtsaft ersetzen. Genauso wie Naturreis den weißen Reis, die Vollkornnudel die gewöhnliche Nudel. Das Kernebrot das Baguette.

16. Die Kraft der Anti-Aging-Gewürze: Kurkuma entgiftet, Zimt senkt den Insulinspiegel, Knoblauch senkt den Blutdruck, Ingwer hemmt Entzündungen, entgiftet, Chili fördert die Fettverbrennung, Wacholder hemmt Entzündungen und unterstützt Leber, Darm und Magen, Meerrettich stärkt das Immunsystem, Kümmel entbläht und entgiftet, reguliert den Blutzucker, Oregano hemmt Entzündungen, Gewürznelken stärken das Gehirn (Eugenol), sorgen für eine gesunde Mundflora, Muskatnuss stärkt die Nerven und das Gehirn, hellt die Stimmung auf, Pfeffer kräftigt das Immunsystem …

17. 50 Prozent Raw: Gekochtes und Rohes liefern jeweils eine andere Palette an Anti-Aging-Wirkstoffen. Gesund lebt, wer die Hälfte seines Essens nicht der Hitze aussetzt. Das gilt vor allem für Gemüse, aber auch nicht falsch ist, wenn man auch mal Fisch roh isst, Ei oder Tatar. Freilich nur von höchster Qualität.

18. GLYX-niedrig essen: Wer sich vor allem von Lebensmitteln mit einem GLYX unter 55 ernährt, lockt wenig Insulin, die Anti-Aging-Hormone können ihr Werk vollbringen. Siehe Tabelle Seite 44. Unsere Rezepte sind freilich GLYX-niedrig.

19. Gesund süßen: Akazienhonig, Agavendicksaft, Kokosblütenzucker, Birkenzucker haben einen niedrigeren GLYX. Und das Löffelchen Rohrohrzucker, Ahornsirup oder Bienenhonig bringt Abwechslung.

20. Auf Eiweiß achten: Wer jung bleiben will, braucht pro Kilogramm Körpergewicht 1,5 bis 2 Gramm Eiweiß pro Tag. Ausrechnen und zu jeder Mahlzeit 1 Portion von 30–40 Gramm vertilgen. Die Eiweißangaben unter unseren Rezepten beachten. Falls nötig, mit einem guten Pulver aufstocken (s. Nr. 22).

21. Milch in Maßen: Häufig ist die Laktoseallergie. Aber die merkt man schnell. Anders Casein, das löst Entzündungen aus, fördert Autoimmunkrankheiten. Milch von Weiderindern enthält weniger Casein. Da Milch auch noch viel Leucin enthält, das mTOR aktiviert, also uns schneller altern lässt und nicht nur den Muskelaufbau, sondern auch den Fettaufbau anregt, soll man Milch nicht als Grundnahrungsmittel, sondern als Genussmittel sehen. Und mit Milchalternativen aus Nüssen, Mandeln, Cashewkernen kombinieren.

22. Eiweiß aufstocken: Wer gesund essend nicht auf sein tägliches Soll kommt (schwierig bei starkem Übergewicht oder als Veganer), baut eine gute Nahrungsergänzung mit ein. Mit hoher biologischer Wertigkeit, aus einem heimischen Rohstoff ohne Kohlenhydrate, Süß- und Aromastoffen (Bezugsquelle s. S. 217). Zu wenig Eiweiß heißt nämlich: Der Körper reduziert den Stoffwechsel, baut Muskeln ab, drosselt die Fettverbrennung, schickt uns mit Hunger zum Kühlschrank.

23. 10 000 Schritte am Tag tun: Die kann man walkend, joggend oder auf dem Trampolin absolvieren oder in Tanzschritte verwandeln. Dann darf man ruhig auch ein bisschen mehr wiegen, um länger zu leben (BMI 25 bis 30). Ein Schrittzähler, ein Coach am Handgelenk oder eine gute App motivieren. Wer will, kann gleichzeitig ein paar Minuten Bewegungsmeditation einbauen; dem Schutzengel »Danke« zu sagen (s. S. 84), ist sicherlich ganz besonders lebensverlängernd.

24. Atemübung: Kommt Stress auf, sofort was tun! Den Atem hat man immer dabei. Drei Minuten lang nur viermal pro Minute atmen. Lange einatmen, noch länger ausatmen, Luft anhalten. Einatmen. Lange ausatmen. Luft anhalten … Das Einatmen ist das Geschenk des Ausatmens. Yogis machen das mit dem US-Trend-Flötchen: Lovetuner. Einfach zehnmal ganz lang pusten – und ganz nebenbei verlängert er die Ausatmung, aktiviert den Parasympathikus, beruhigt sofort. Mit der Healing-Ton-Frequenz von 528 Hertz. Den empfiehlt übrigens der berühmte Arzt und Philosoph Deepak Chopra.

25. High-Intensive-Training – für Zeitlose: Ins Ausdauertraining 20 Sekunden starke Anstrengung einbauen (schnell Rennen, auf dem Trampolin die Beine hochziehen, Turbo-Radeln). Dann zwei Minuten normal trainieren. Viermal das Ganze, dreimal die Woche! Diese zehn Minuten hat jeder!

26. Kleine Zehn-Minuten-Yoga-Runde einlegen: Das würde ich tun. Jeder darf für sich sein Training finden, mit dem er seine Muskeln stärkt, damit sie ihn jung halten. Egal ob mit dem Gummiband auf dem Trampolin oder auf dem High-Tech-im-Zeitraffer-Trainer Galileo (Seitenvibration). Wichtig ist nur: zehn Minuten. Daraus werden meistens von selbst ein paar mehr. Ein kleines Programm steht auf Seite 138.

27. Das Gläschen Wein? Täglich 1 (Frauen) bis 2 (Männer) Gläser Wein verlängern das Leben, wenn man ein- bis zweimal pro Woche ganz auf Alkohol verzichtet.

28. Stressfrei einkaufen: Wer keinen Hofladen um die Ecke hat, nicht regelmäßig einen Bauernmarkt besuchen kann, der bestellt sich die Ökokiste. Die kommt mit all dem, was man gerne hat, was gerade Saison hat, vor die Haustüre.

29. Morgens schon *Primen*: *Priming* ist eine kleine Technik, mit der man sein Unterbewusstes einschwingt auf das, was da auf einen zukommt. Auf den Tag, auf das Leben. Ungewollt negativ – gewollt positiv. Und das wirkt! Lesen wir einen Text mit negativen Adjektiven drin, wie »alt«, »deprimiert«, »müde«, »schwer«, … dann laufen wir danach tatsächlich um 20 Prozent langsamer. Das macht uns schnell alt. Geht auch anders herum. *Primen* kann einen jung machen. Man schreibt sich ein fröhliches, leichtes, verjüngendes Lebensmotto auf einen Zettel, pinnt ihn an den Spiegel. Eines, das einen lächeln lässt. Morgens – und das wirkt dann auch den ganzen Tag. Ein kleines individuelles »Smart-living-Motto« à la carte, mit der »Bleib-jung-Botschaft« ans Unterbewusstsein.

»Huhu! Hallo Schutzengel! Kannst du mal kommen?« Seinen Schutzengel muss man schon rufen. Der sitzt irgendwo da oben auf der Wartebank. Und ist froh, wenn man ihn zwischendurch von seiner Langeweile befreit – und bestellt. Eine wunderbare Anleitung steht auf Seite 84.

Lebensmittel und deren Glyx-Werte

Der GLYX-Faktor beschreibt, wie schnell gewisse Kohlenhydrate den Blutzuckerspiegel ansteigen lassen. Der Körper baut Kohlenhydrate direkt zu einfachen Zuckern ab und bezieht daraus Energie. Lebensmittel mit einem hohen GLYX-Wert enthalten »schlechte« Kohlenhydrate, welche den Blutzuckerspiegel schnell ansteigen lassen.

LEBENSMITTEL MIT HOHEM GLYX (ÜBER 55)	GLYX-FAKTOR	LEBENSMITTEL MIT NIEDRIGEM GLYX (UNTER 55)	GLYX-FAKTOR
Traubenzucker (Glucose)	100	Öle, Nüsse, Samen, Fleisch, Geflügel, Fisch	0 – 15
Weißbrot	95	Shirataki-Nudeln, Kelp-Nudeln	0
Popcorn, süß	90	Stevia	0
Reiscracker	90	Goji-Beeren, ungezuckert	5
Cornflakes	85	Birkenzucker	7
Brezel	80	Zitrone	10
Fruchtgummi	80	stärkefreies Gemüse	15
Müsliriegel	75	trockener Wein	< 15
weißer Reis	75	Milchprodukte natur	20
Pommes frites	75	Schokolade mit über 70 % Kakaoanteil	20
Salzstangen	75	Fruchtaufstrich ohne Zucker	30
Kekse	75	Akazienhonig	30
Wassermelone	75	Kokosblütenzucker	35
Donut	75	Vollkornnudeln	35
Weizenbrot (Vollkorn)	70	frisches Obst (die meisten Sorten)	10–40
Croissant, Bagel	70	Hülsenfrüchte (die meisten Sorten)	35
Haushaltszucker (Saccharose)	70	grüner Smoothie (wenig Frucht)	< 40
Bier	> 70	Vollkornmüsli ohne Zucker	40
Fruchtsaftgetränke, Cola, Limonade	> 70	Sojaprodukte	40
Graubrot	65	Pasta al dente	45
Sushi mit Reis und Fisch	60	Obstsaftschorle (1 Teil Saft, 4 Teile Wasser)	< 30
Banane	60	Schrotbrot	50
Konfitüre	55	Roggensauerteigbrot	50
		Chufas	55

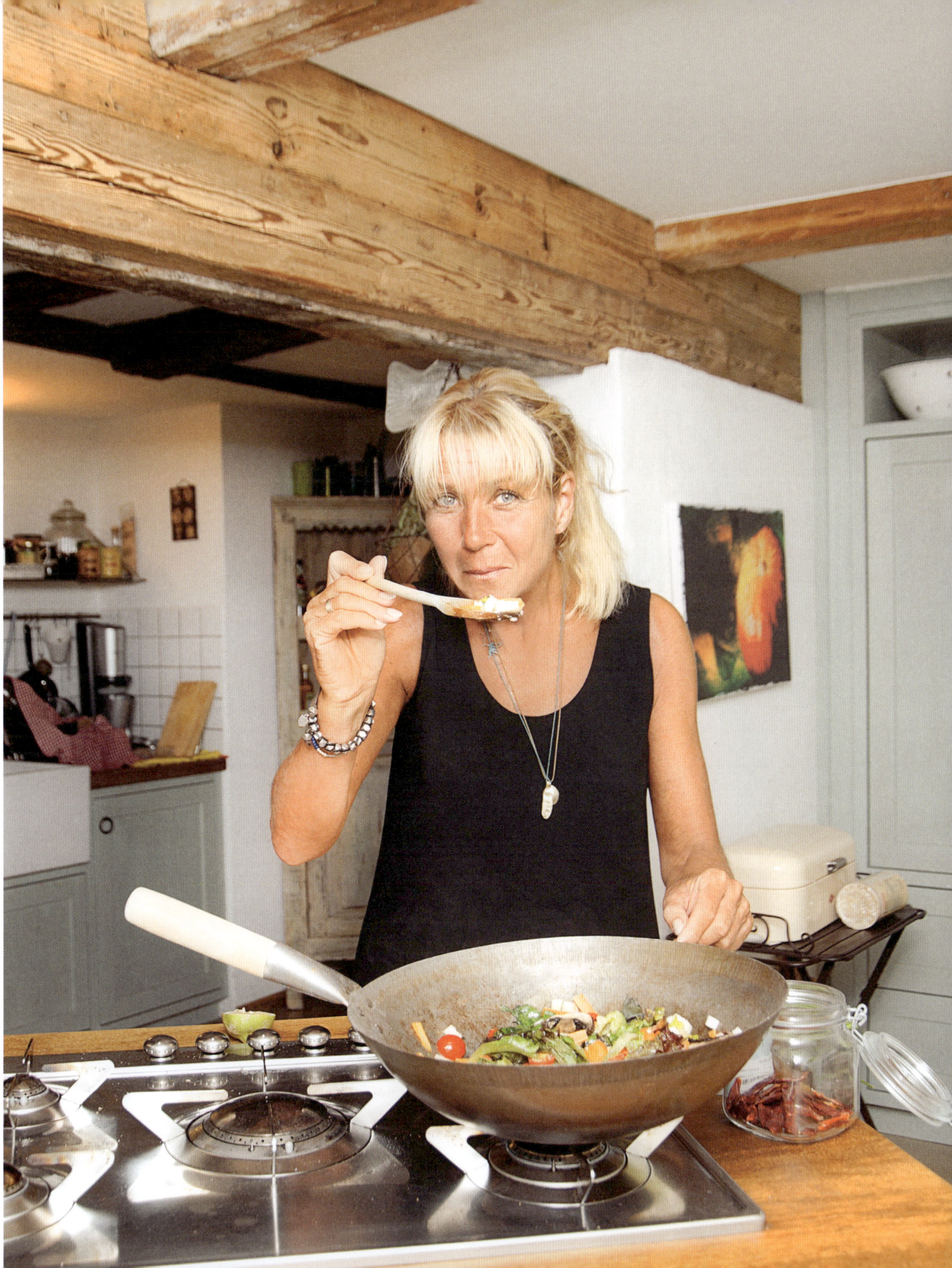

Diese Symbole werden bei den Rezepten verwendet:

 raw

 laktosefrei

 vegetarisch

 to go

 glutenfrei

 vegan

 blitzschnell

REZEPTE

Unsere Rezepte sind alle Smart-Aging-erprobt: Sie liefern Vitalstoffe satt, viel gutes Eiweiß, die lebenswichtigen Fettsäuren und wenn Kohlenhydrate, dann solche, in die die Natur das Gegengift zu Zucker gleich mit eingebaut hat: Ballaststoffe. Freilich werden auch Sonderwünsche bedient: no carb, glutenfrei, vegan, laktosefrei ... Für die Vielarbeiter haben wir uns Blitzschnelles ausgedacht – und selbstverständlich Leckeres für den Henkelmann 4.0: gesunde »To-Gos«.

BASICS

Es gibt Dinge, die sollte man immer zu Hause haben: Knochenbrühe – täglich ein Becherchen als Immunbooster, Darmpflaster und Anti-Faltenmittel. Oder einen Laib Protein-Samenbrot. Sauerkraut für die Darmbakterien. Tomatensugo für freundliche Überfälle. Lecker in Pasten oder Öl konservierten Chili für den Turbo-Fettstoffwechsel. Anti-Aging aus dem Töpfchen, wie unser Knoblauch-Zitronen-Mus oder »Homemade« Hummus – der ideale Protein-Snack.

Knochenbrühe

ERGIBT ETWA 2 L BRÜHE – 20 MIN. + 18 STD. KOCHEN

500 g Rinderbeinscheiben
3–4 Markknochen
1 große Zwiebel
1 Lorbeerblatt
1 TL schwarze Pfefferkörner,
  grob gestoßen
2 EL Zitronensaft oder Apfelessig
1–2 TL Meersalz

1. Die Beinscheiben und Knochen waschen und mit etwa 3,5 l kaltem Wasser in einen Kochtopf geben. Die Zwiebel waschen, mit Schale halbieren und samt Lorbeer und Pfeffer zu den Knochen geben. Bei mittlerer Temperatur zum Kochen bringen und etwa 2,5 Stunden köcheln lassen. Für eine klare Brühe den Schaum abschöpfen.

2. Anschließend das Fleisch von der Beinscheibe lösen und die Knochenreste wieder zur Brühe geben. Zitronensaft zufügen und mit 3 l Wasser auffüllen. Bei geringer Temperatur für weitere 16 Stunden köcheln lassen. Gegebenenfalls Wasser nachfüllen. Die Brühe abseihen und mit Salz abschmecken.

»TOPPINGS — FÜR JE 1 TASSE HEISSE KNOCHENBRÜHE – JEWEILS ETWA 5 MIN.

KURKUMA-BIO-EI
1 Bio-Ei mit 1 Prise Kurkuma verquirlen und in die heiße Brühe rühren.

SCHNITTLAUCH-TOMATEN-ÖL
1 getrocknetes, in Öl eingelegtes Tomatenfilet würfeln und mit 2 EL Schnittlauchröllchen und 1 TL Olivenöl zur heißen Brühe geben.

GEWÜRZ-KOKOS-PASTE
Je 1 Msp. Zimt, Kurkuma und zerstoßenen Szechuanpfeffer mit 1 TL Bio-Kokosöl zu einer Paste mischen und in die heiße Brühe geben.

LIMETTEN-INGWER-PASTE
1 TL geriebenen Ingwer mit ½ gehackten Knoblauchzehe, 1 Prise Meersalz, 1 TL Nussmus, Schale von ½ unbehandelten Limette, 1 EL Limettensaft und 1 EL Olivenöl im Mörser zu einer Paste verrühren. In die heiße Brühe geben.

THYMIAN-SESAM-MUS
1 EL Sesamsamen kurz in der Pfanne anrösten. Zusammen mit 1 TL Thymianblättchen, 1 Prise Meersalz und 1 TL Chili-Rosmarin-Öl (s. S. 59) im Mörser zu einem Mus zerreiben. In die heiße Brühe geben.

»Tipp Gemüsebrühe

Aus 1 Bund Suppengrün oder etwa 500 g Gemüseresten lässt sich im Handumdrehen eine wohligwärmende Gemüsebrühe herstellen. Mit 1 Zwiebel, 1 Lorbeerblatt, Meersalz und einigen Pfefferkörnern in etwa 3,5 l Wasser geben und 1,5 Stunden köcheln lassen. Abseihen und mit Toppings servieren.

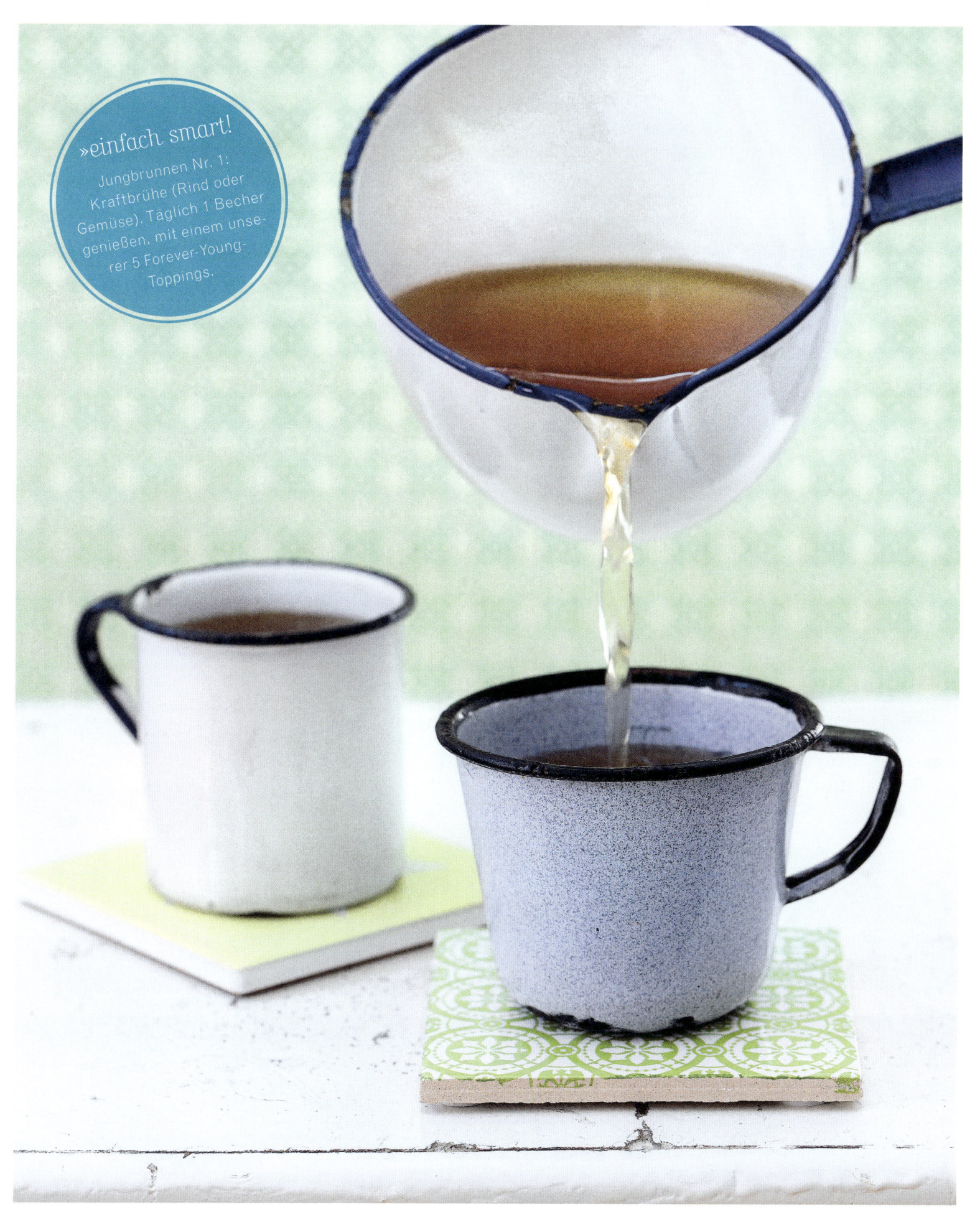

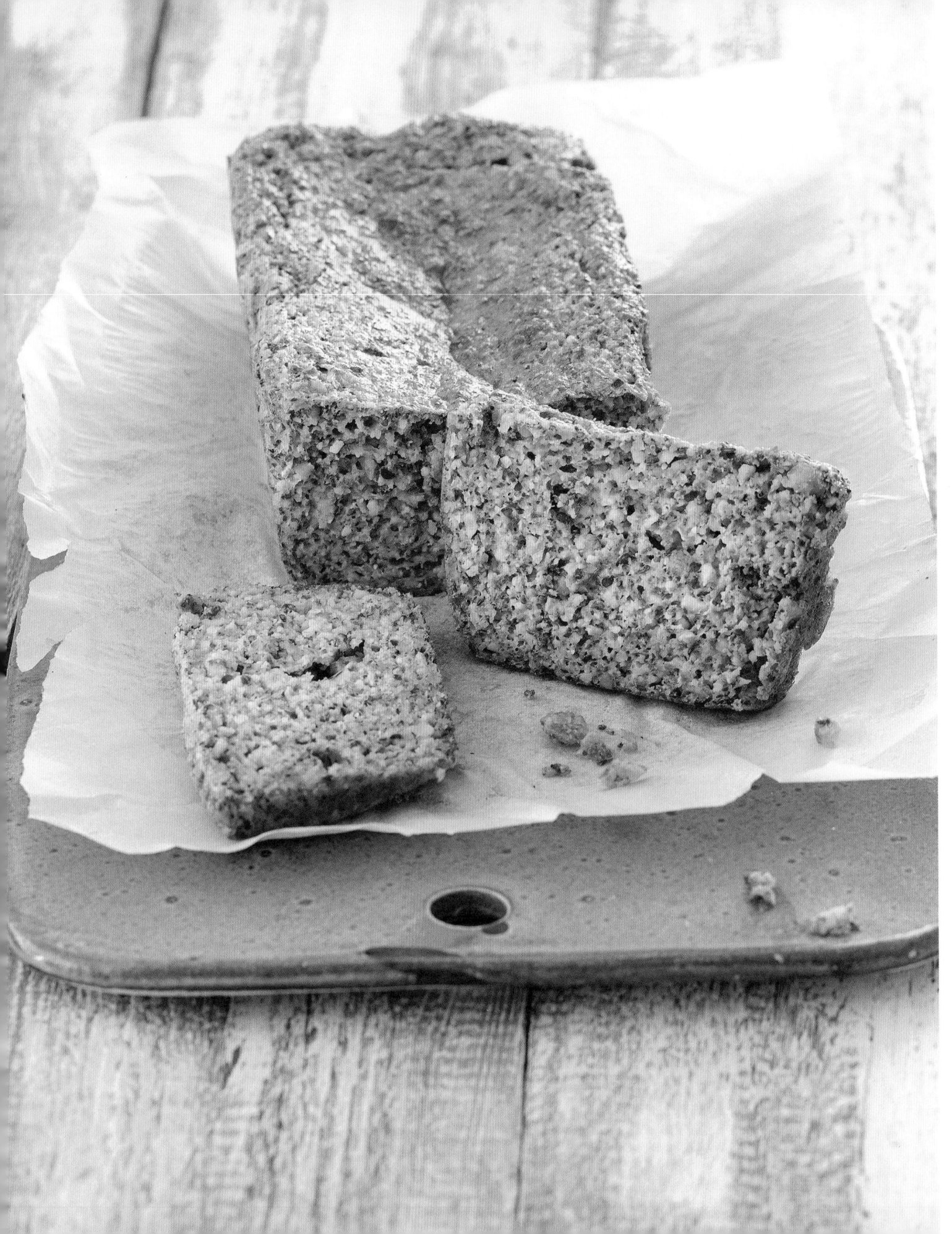

Protein-Kerne-Samen-Brot

Das einzig ehrliche Eiweißbrot bäckt nur im eigenen Ofen. Natürlich glutenfrei.
Ohne Weizen, dafür mit Kleie, Nüssen, Kernen und Samen – viel Heilstoff für den Darm.

FÜR 1 BROT À 700 G – 15 MIN. + 45 MIN. BACKEN

150 g gemischte Nüsse und Kerne
   (z.B. Walnusskerne, Cashewkerne
   oder Erdmandeln)
5 EL Haferkleie
4 EL Chia-Samen
3 EL geschroteter Leinsamen
1 TL Meersalz
1 Päckchen Weinstein-Backpulver
3 Bio-Eier
400 g Magerquark
50 ml Buttermilch

1. Den Backofen auf 160 °C Ober-/Unterhitze vorheizen. Die Nüsse in der Küchenmaschine grob hacken. Die Haferkleie mit Chia-Samen, Leinsamen, Meersalz, Weinstein-Backpulver und den gehackten Nüssen mischen.

2. Die Eier mit dem Magerquark und der Buttermilch verrühren. Die trockenen Zutaten zugeben und alles zu einem glatten, klebrigen Teig verrühren.

3. Eine Kastenform mit Backpapier auslegen und den Teig einfüllen. Auf dem zweiten Einschub von unten 45 Minuten backen. Herausnehmen, aus der Form stürzen und auf einem Gitter abkühlen lassen.

PRO SCHEIBE (À 50 G) 9 g EW, 8 g F, 6 g KH

»VARIANTEN

PROTEIN-FRUCHT-MOHN-BROT
Das Basis-Rezept wie beschrieben zubereiten. Dabei 150 g gemischte Nuss-kerne gegen **100 g klein gehackte getrocknete Früchte** und **50 g Mohnsamen** tauschen.

PROTEIN-GEWÜRZ-BROT
Das Basis-Rezept wie beschrieben zubereiten. Dabei 150 g gemischte Nuss-kerne durch **150 g grob gehackte Mandeln** ersetzen und den Teig zusätzlich mit je **1 TL Kurkuma, Zimt** und **½ TL Cayennepfeffer** verfeinern.

PROTEIN-HIRSE-BROT
100 g Hirse mit **200 ml Wasser** zum Kochen bringen. 15–20 Minuten bei niedrigster Temperatur ausquellen lassen. Abkühlen lassen und anstelle der Nussmischung in den Brotteig rühren.

»Tipp
Das Brot ist durch den hohen Quarkanteil sehr feucht. Zum Aufbewahren deshalb am besten nach dem Abkühlen in Scheiben schneiden und einfrieren. Nach Bedarf auftauen und sich's schmecken lassen.

Dinkel-Focaccia

Hier trifft der Olivenöl-Getreide-Fladen auf Dinkel und Mandeln statt Weizen. Zu Dinkel sagt der Darm »Dankel«, Mandeln senken Zucker- sowie Cholesterinspiegel und kümmern sich mit dem Olivenöl ums Herz. Die Hefe tut mit viel Biotin ein Übriges für Haut, Haare und Nägel. Typisch italienisch: belegt mit Anti-Aging-Zutaten wie Tomaten, Zwiebeln, Sardellen, Oliven.

FÜR 2 BROTE À 450 G – 20 MIN. + 2 STD. GEHEN + 35 MIN. BACKEN

½ Würfel frische Hefe (20 g)
1 TL Akazienhonig
80 g entsteinte, grüne Oliven
200 g fein gemahlene Mandeln
300 g Dinkelvollkornmehl
 + etwas zum Bestauben
einige Zweige Rosmarin
1 TL Meersalz
100 ml Olivenöl

1. Hefe und Akazienhonig in 250 ml lauwarmem Wasser auflösen und 5 Minuten ruhen lassen. Die Oliven in grobe Stücke hacken. Die Mandeln mit Dinkelvollkornmehl und Salz mischen.

2. In die Mehl-Mischung eine Kuhle formen und die Hefe-Mischung hineingießen. Mit etwas Mehl zu einem dünnflüssigen Brei verrühren und abgedeckt 15 Minuten an einem warmen Ort gehen lassen. Anschließend Olivenöl und Oliven zufügen und mindestens 5 Minuten zu einem glatten Teig verkneten. Mit etwas Dinkelvollkornmehl bestauben und abgedeckt an einem warmen Ort 1,5 Stunden gehen lassen.

3. Den Backofen auf 200 °C Ober-/Unterhitze vorheizen. Den Teig halbieren. Mit etwas Dinkelvollkornmehl bestauben und zu zwei ovalen Fladen formen. Auf ein mit Backpapier ausgelegtes Backblech geben und abgedeckt 10 Minuten ruhen lassen. Rosmarin waschen, trocken schütteln und hacken. Zusammen mit etwas Olivenöl und Meersalz auf den beiden Fladen verteilen.

4. Die Focaccias im vorgeheizten Backofen auf dem zweiten Einschub von unten etwa 30–35 Minuten backen.

PRO PORTION (À 50 G) 5 g EW, 12 g F, 11 g KH

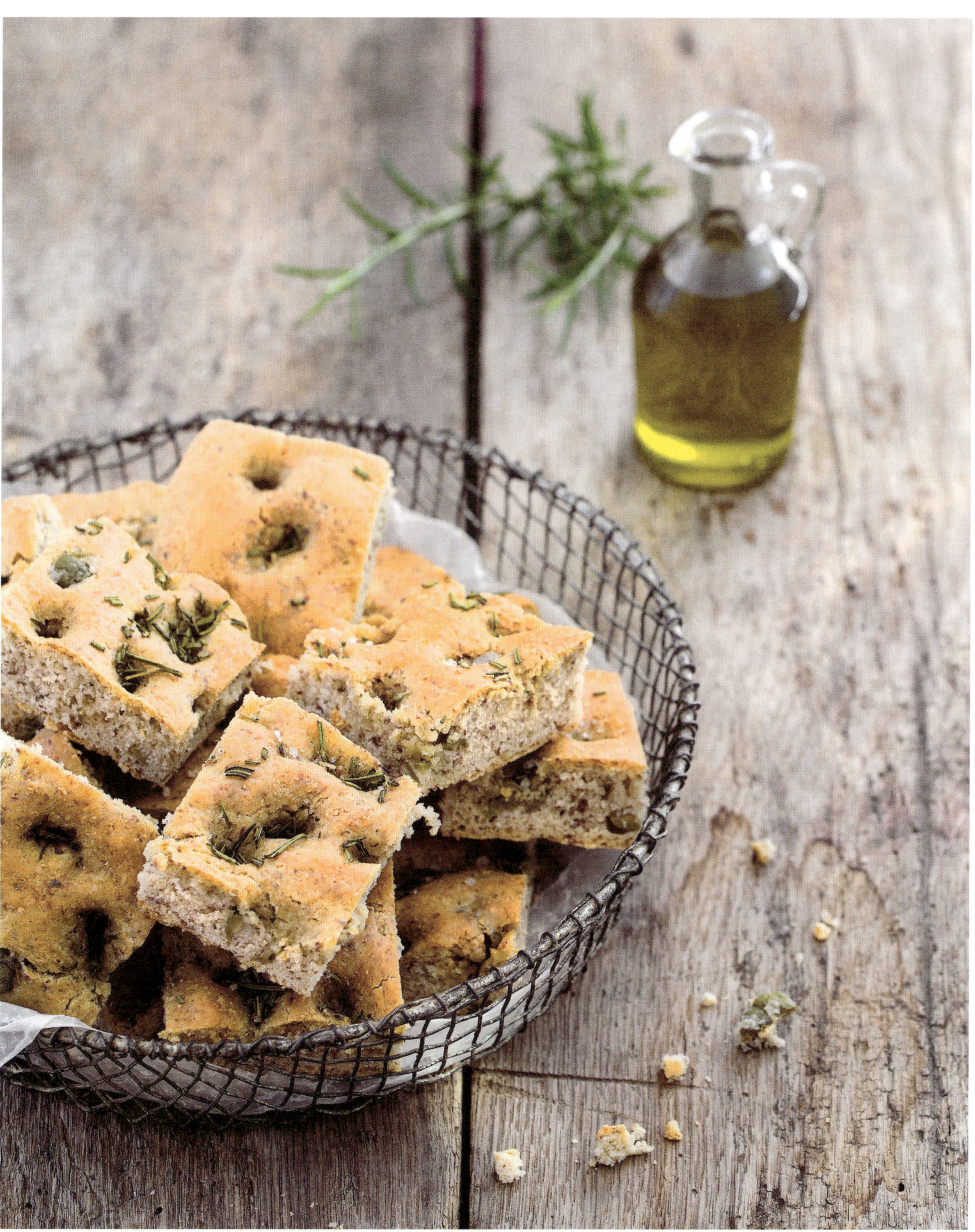

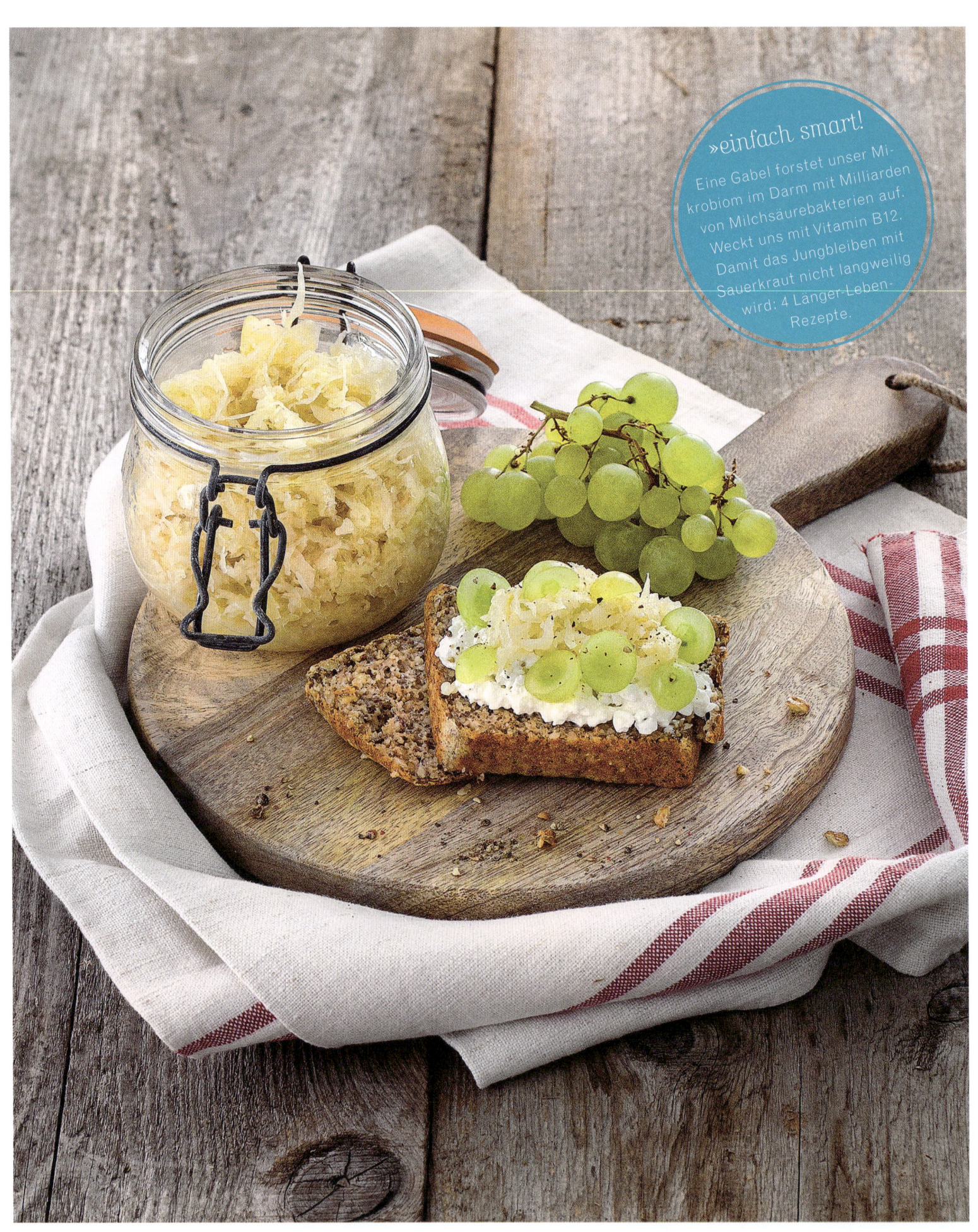

»Homemade« Sauerkraut

FÜR 2 GLÄSER À 750 ML – 45 MIN. + 4–6 WOCHEN GÄREN

1 kg Weißkohl
15 g feines Meersalz

1. Den Weißkohl von den äußeren Blättern befreien, halbieren und den Strunk entfernen. Fein hobeln und mit dem Salz vermengen. Kräftig kneten, bis sich reichlich Lake gebildet hat.

2. Den Weißkohl in zwei sterilisierte Gläser à 750 ml fest einstampfen. Nur bis etwa 5 cm unter den Rand einfüllen. Es sollte gut mit Lake bedeckt sein. Fehlende Lake mit abgekochtem und abgekühltem Wasser auffüllen.

3. Je einen Gefrierbeutel mit Wasser befüllen und zuknoten. Das Kraut mit dem Beutel beschweren, die Deckel auflegen und nur locker zuschrauben. Die Gläser auf Teller stellen.

4. Das Sauerkraut 4–6 Wochen bei Zimmertemperatur im Dunkeln gären lassen. Es ist fertig, wenn es säuerlich riecht und schmeckt. Nach 2–3 Tagen kurz die Deckel öffnen, damit entstandene Gase entweichen können. Das fertige Sauerkraut gut verschlossen und kühl aufbewahren.

PRO 100 G 2 g EW, 0,1 g F, 1 g KH

»BLITZREZEPTE — FÜR JE 2 PERSONEN – 5–10 MIN.

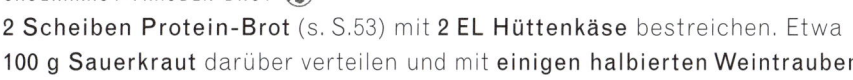

SAUERKRAUT-TRAUBEN-BROT
2 Scheiben Protein-Brot (s. S.53) mit **2 EL Hüttenkäse** bestreichen. Etwa **100 g Sauerkraut** darüber verteilen und mit **einigen halbierten Weintrauben** bestreuen.

PRO PORTION 15 g EW, 9 g F, 12 g KH

SAUERKRAUT-MANGO-SMOOTHIE
150 g Sauerkraut und **200 g Mangofruchtfleisch** mit **1 TL Walnussöl**, **1 TL Currypulver** und etwa **200 ml Wasser** in einen Mixer geben. Auf kleiner Stufe 1 Minute mixen, anschließend auf höchster Stufe cremig pürieren. **200 ml Wasser** zufügen und kurz aufmixen.

PRO PORTION 3 g EW, 3 g F, 14 g KH

SAUERKRAUTBRÜHE
600 ml Knochenbrühe (s. S. 50) mit **1 TL geriebenem Ingwer, 2 TL Bio-Tamari** (glutenfreie Sojasauce) und **200 g Sauerkraut** im Topf erhitzen. **Einige Würfel Räuchertofu** zugeben und mit **1 TL Sesamöl** verfeinern.

PRO PORTION 12 g EW, 8 g F, 5 g KH

Big Five Chilis

Nur einer Göttin wert! Tlatlauhquicihuatlichilzintli, die »ehrwürdige Herrin der kleinen roten Chilischote« wachte einst über die mexikanische Pflanze. Nun: Heute wache ich darüber. Ich liebe Chili. Denn Chili hemmt Entzündungen, stärkt das Immunsystem, regt den Stoffwechsel an (Fett verbrennt nebenbei) – und macht glücklich. Hier gleich fünfmal!

Feuer-Paste

ERGIBT ETWA 150 ML – 10 MIN.

2 EL getrocknete Chilischoten
　(z.B. Peperoncini)
½ TL Langer Pfeffer
½ TL Kubebenpfeffer
5 EL Bio-Kokosöl
5 EL Olivenöl
1 TL Meersalz

Die Chilischoten mit den beiden Pfeffersorten im Mörser fein zerstoßen. Kokosöl schmelzen, Olivenöl und Gewürze zugeben und 2–3 Minuten leise köcheln lassen. Salz zugeben und erkalten lassen. Während des Abkühlens immer wieder umrühren, damit sich die Gewürze gleichmäßig verteilen können. Dann in ein sterilisiertes Schraubglas füllen. Die Paste hält kühl gelagert etwa 3 Monate.

Aprikosen-Chili-Chutney

ERGIBT ETWA 200 G – 10 MIN. + ETWA 25 MIN. KOCHEN

200 g Aprikosen
1 Zwiebel
2 Knoblauchzehen
2 cm Ingwerwurzel
3 kleine rote Chilischoten
40 ml Apfelessig
2 EL Akazienhonig
Meersalz
frisch gemahlener schwarzer Pfeffer

Die Aprikosen waschen, entsteinen und würfeln. Zwiebel, Knoblauch und Ingwer schälen und klein hacken. Chili waschen und in dünne Ringe schneiden. Die vorbereiteten Zutaten mit dem Apfelessig und Akazienhonig in ei-nem Topf aufkochen. Salz und Pfeffer hinzufügen. Bei mittlerer Temperatur 20–25 Minuten dickflüssig einkochen. In ein sterilisiertes Glas füllen und verschließen. Im Kühlschrank etwa 4 Wochen haltbar.

Chili-Rosmarin-Öl

ERGIBT 250 ML — 10 MIN. + 2 TAGE ZIEHEN

5 frische rote Chilischoten
2 Zweige Rosmarin
250 ml Olivenöl

Die Chilischoten waschen, trocken tupfen und in 1 cm breite Ringe schneiden. Rosmarin waschen und trocken schütteln. Olivenöl lauwarm erhitzen. Chilis und Rosmarinzweige zugeben und abkühlen lassen. Alles zusammen in ein Schraubglas füllen und 2 Tage im Kühlschrank ziehen lassen. Abseihen und in eine sterilisierte Flasche füllen. Das Öl ist kühl und dunkel gelagert etwa 6 Monate haltbar.

Chilisalz

ERGIBT 100 G — 2 MIN.

5–6 getrocknete Chilischoten
100 g rosa Himalaya-Salz

Die Chilischoten im Mörser fein zerstoßen und mit dem Salz in einem Glas mischen. 1 Jahr haltbar.

Chili-Schokolade

ERGIBT 1 TAFEL À 100 G — 10 MIN. + ETWA 20 MIN. RUHEN

75 g Kakaobutter
60 g Rohkakaopulver
Mark von ½ Vanilleschote
1 Prise Meersalz
20–40 g Akazienhonig
  (nach Belieben)
½ getrocknete Chilischote
  zerstoßen

Die Kakaobutter in einem Topf schmelzen (max. 42 °C). Rohkakaopulver, Vanillemark, Salz, Akazienhonig und Chili in eine Schüssel geben. Die geschmolzene Kakaobutter zugeben und mit dem Schneebesen mindestens 1 Minute kräftig verrühren, bis eine glatte Schokoladenmasse entstanden ist. Die Schoko-Chili-Masse in eine flache Form oder in Pralinenförmchen gießen. Bei Zimmertemperatur festwerden lassen.

Küchentipps

Was hilft einem denn in der Küche so beim Herausschieben des Mindesthaltbarkeitsdatums?
Die selbst gemachte Gemüsebrühe, die gute alte gusseiserne Pfanne, das Aktivieren
der Walnusskerne und das Hochleistungsschreddern von Äpfeln ...

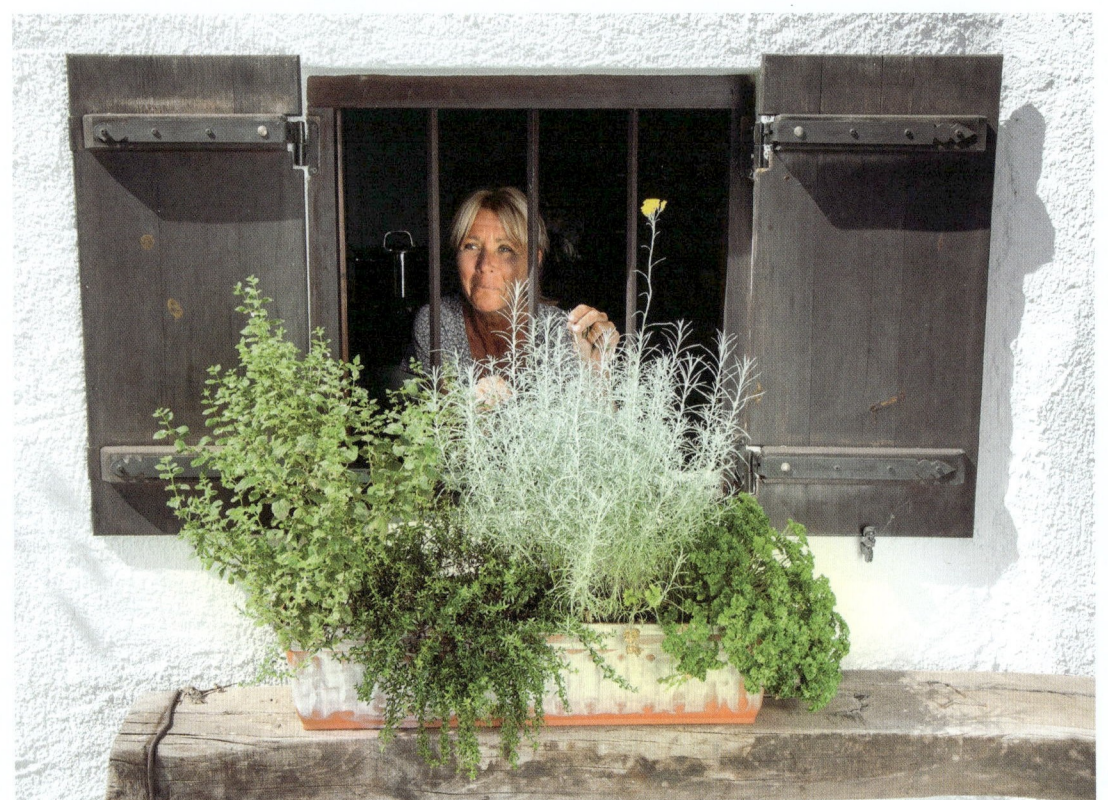

KÜCHEN- UND WILDKRÄUTER

Frisch aus dem Garten oder vom Fensterbrett verwenden. Kurz kalt waschen und nur trocken tupfen oder schütteln. Harte Stängel wandern in den Smoothie oder in die Suppe. Reste in feuchtes Küchenpapier einschlagen und im Kühlschrank lagern. Oder klein geschnitten in Eiswürfelbehälter füllen, etwas Wasser dazugeben und einfrieren. So hat man immer kleine, grüne Notrationen für Salate, Suppen, Smoothies.

NÜSSE AKTIVIEREN

Bevor man sie in Smoothies gibt, über den Salat streut oder Nussmilch daraus zaubert, sollte man Nüsse aktivieren. Das bedeutet: über Nacht bei Zimmertemperatur in Wasser einweichen. Die gesunden Vitalstoffbomben enthalten nämlich auch einen wenig gesunden Stoff, die Phytinsäure, die Mineralien bindet, dem Körper wegschnappt. Zudem blockiert Phytinsäure Enzyme, die wir zur Eiweißverdauung benötigen. Nach dem Einweichen sehr gut waschen – und dann genießen. Das regt übrigens auch den Keimprozess an, die Konzentration der wertvollen Inhaltsstoffe steigt stark an. Gebadete Nüsse und Samen schmecken aromatischer.

GUTER MIXER

Für perfekte, grüne, cremige Smoothies braucht man ein Gerät mit einer Leistung von 1 000 bis 2 000 Watt und 28 000 bis 40 000 Umdrehungen. Schließt die Zellwände von Apfel samt Kern, Spinat, Grünkohl und Beeren auf, macht die Bio-Stoffe sofort bioverfügbar. Ein Powermixer macht blitzschnell einen supersämigen Smoothie aus faserigen Zutaten wie Petersilie, Selleriestangen, Gerstengras, Ingwer & Co., pulverisiert sogar Avocadokerne, Nüsse und Samen.

MEINE PILZKISTE

Lang leben Selbstversorger! Pilze sind echte Anti-Aging-Helfer. Champignons oder Egerlinge lassen sich problemlos in der Wohnung ziehen. Einfach ein Pilzzucht-Set mit Erde und Samen im Internet ordern, und schon nach drei Wochen kann man in den eigenen vier Wänden Schwammerl suchen gehen. Und die Pilze sind so lecker, so aromatisch, so fest, so gesund!

BIOKISTE/ETEPETETE

Viele Öko-Bauern liefern ihre Ware frei Haus. Vorteile: frisch, regional, saisonal, Bio und kunterbunt. Und was zu klein, zu groß oder zu krumm gewachsen ist und daher aufgrund von EU-Normen nicht im Handel verkauft werden darf, wird deutschlandweit in Gemüseretterboxen versendet: www.etepetete-bio.de.

TÖPFE UND PFANNEN

Schadstofffrei ist Kochgeschirr aus Gusseisen, Glaskeramik und Edelstahl. Email ist sehr schön, sollte allerdings tunlichst nicht splittern und Kupfer zerstört Vitamin C. Gusseiserne Pfannen sind langlebig und versorgen uns mit dem wichtigen Spurenelement Eisen. Glaskeramik und Edelstahl lassen sich leicht reinigen.

GUT AUFBEWAHREN

Weichmacher aus Plastik, Mineralölrückstände aus behandelter Pappe oder Aluminium-Ionen aus Folie und Dosen meiden. Lebensmittel in Gläser füllen, Keramik oder Papier, BPA-freie Behälter verwenden. Wenn ein Alupäckchen mit Gemüse und Schafskäse auf den Grill kommt (liebe ich!) dann innen mit Backpapier auslegen.

TROCKNEN/DÖRREN

In einem Dörrapparat lassen sich Pilze, Obst und Gemüse in Rohkostqualität konservieren, sowie Brot und Kekse aus wertvollem, gekeimtem Getreide herstellen. Funktioniert auch im Backofen: Einfach Trockengut aufs Gitterrost legen und bei 40 °C vier bis zehn Stunden trocknen lassen. Kochlöffel in die Ofentür klemmen, damit die Feuchtigkeit entweichen kann.

SUPPENFONDS

Herzhafte Fonds kann man aus Gemüse, Fleischresten und Knochen sowie Fisch herstellen. Einfach anrösten, mit Wasser aufgießen, Gewürze zugeben und sechs bis acht Stunden köcheln lassen. Abseihen und in Eiswürfelbehältern einfrieren.

GEMÜSEBRÜHPULVER

Garantiert hefe- und glutamatfrei. Zu gleichen Teilen Karotten, Sellerieknolle, Lauch, Stangensellerie und Petersilienwurzel im Mixer grob pürieren. Mit Meersalz und Pfeffer abschmecken. Paste dünn auf ein mit Backpapier ausgelegtes Blech streichen und im Ofen fünf bis sechs Stunden bei 40 °C trocknen lassen. Dabei hin und wieder wenden.

SLOW-COOKER

Morgens den Topf mit Suppenzutaten füllen, abends die leckere Brühe ernten. Arbeitet im energiesparenden Schongang für Aromen und Vitamine.

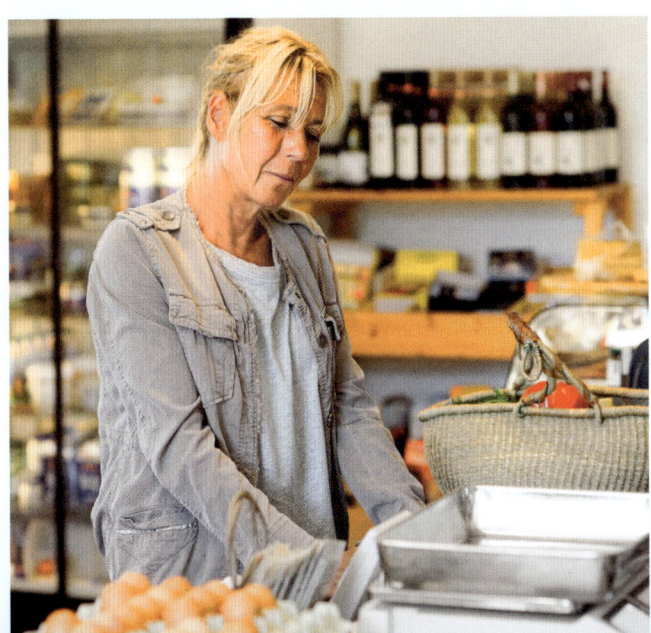

Jugend aus dem Töpfchen

Anti-Aging *homemade* pur! Das steckt in diesen vier Töpfchen. Koriander-Pesto: Täglich 1 TLfür die Entgiftung. Das Knoblauch-Zitronen-Mus, ein kaukasisches Geheimrezept, verjüngt jede Zelle. Die Schwarze-Bohnen-Paste vereint wichtige Gewürze zur geheimnisvollen Abnehmwaffe. Und die Ingwer-Paste fördert die Autophagie – verschiebt das Rentnerzellen-Dasein nach hinten.

Koriander-Pesto

ERGIBT ETWA 150 G – 20 MIN.

3 EL Cashewkerne
70 g frischer Koriander
2 Knoblauchzehen
Meersalz
etwa 80 ml mildes Olivenöl
4 EL frisch geriebener Parmesan
frisch gemahlener schwarzer Pfeffer

1. Die Cashewkerne in einer Pfanne ohne Fett anrösten, herausnehmen und abkühlen lassen. Den Koriander abbrausen und trocken tupfen. Den Knoblauch abziehen.

2. Cashewkerne, Koriander, Knoblauch, 2 Prisen Meersalz und die Hälfte des Olivenöls pürieren. Das restliche Olivenöl nach und nach einfließen lassen, bis ein cremiges Pesto entstanden ist. Den Parmesan unterrühren und mit Pfeffer würzen. In ein sterilisiertes Schraubglas füllen. Im Kühlschrank 2–3 Tage haltbar.

Ingwer-Paste

ERGIBT ETWA 120 G – 8 MIN.

150 g frischer Ingwer
2 TL gemahlene Kurkuma
1 EL Chlorella-Pulver
   (Mikroalge, erhältlich im
   Reformhaus oder Bio-Laden)
Saft von 1 Zitrone
1 TL Pfeffer, zerstoßen

Den Ingwer schälen und in Stücke schneiden. Ingwer, Kurkuma, Chlorella und Zitronensaft im Mixer zu einer feinen Paste verarbeiten. Mit Pfeffer würzen und in ein sterilisiertes Schraubglas füllen. Im Kühlschrank etwa 1 Woche haltbar.

Schwarze-Bohnen-Paste

ERGIBT ETWA 250 G – 20 MIN. + 12 STD. EINWEICHEN + 2 STD. KOCHEN

100 g getrocknete schwarze Bohnen
2 Knoblauchzehen
½ TL Chiliflocken
 (oder 1 kleine getrocknete
 Chilischote)
1 TL Kreuzkümmel, zerstoßen
1 TL Koriandersamen, zerstoßen
1 TL geröstetes Sesamöl
2 EL Bio-Tamari
 (glutenfreie Sojasauce)
½ TL Meersalz
frisch gemahlener schwarzer Pfeffer

1. Am Vortag die Bohnen in einem Sieb abspülen und mit reichlich Wasser bedeckt über Nacht einweichen. Am nächsten Tag abgießen, waschen und in reichlich kaltem Wasser zum Kochen bringen. Bei mittlerer Temperatur 1,5–2 Stunden weich kochen. Falls nötig, Wasser nachgießen, damit die Bohnen nicht anbrennen. Die weich gekochten Bohnen abgießen und abtropfen lassen.

2. Den Knoblauch abziehen. Die abgekühlten Bohnen mit dem Knoblauch und den restlichen Zutaten zu einer feinen Paste mixen. In ein sterilisiertes Schraubglas füllen. Im Kühlschrank etwa 4 Wochen haltbar.

Knoblauch-Zitronen-Mus

ERGIBT ETWA 100 ML – 10 MIN.

2 Knoblauchknollen
2 unbehandelte Zitronen
½ TL Meersalz
50 ml mildes Olivenöl

Den Knoblauch abziehen. Die Zitronen waschen und grob würfeln. Knoblauch und Zitronenstücke mit dem Salz in einem Hochleistungsmixer zu einer feinen Paste pürieren. In ein sterilisiertes Schraubglas füllen und mit dem Olivenöl bedecken. Im Kühlschrank etwa 1 Woche haltbar.

Gundruk

FÜR 1 GLAS À 1 L — 30 MIN. + 5–6 STD. RUHEN + 5–10 TAGE FERMENTIEREN

etwa 800 g grünes Gemüse
(z.B. Schwarzkohl, Grünkohl,
Stielmus, Mangold, Karottengrün,
Pak Choi oder Senfkohl)

1. Die Blätter gründlich waschen, trocken tupfen und in der Sonne 5–6 Stunden welken lassen.

2. Die Blätter auf einem Schneidbrett (mit Saftrinne) mit einem Nudelholz kräftig platt rollen, bis der Zellsaft der Blätter austritt. Die gerollten Blätter und den Saft in ein sterilisiertes Bügelverschlussglas schichten. Mit einem Holzstößel kräftig stampfen, bis das Gemüse mit dem grünen Saft bedeckt ist. Mit abgekochtem, abgekühltem Wasser auffüllen, falls nicht genügend Blattsaft entstanden ist.

3. Einen mit Wasser gefüllten Gefrierbeutel auf die Blätter legen, sodass alles Blattgrün gut bedeckt ist. Das Glas verschließen, mit einem Küchentuch abdecken und 5–10 Tage an einem war-men Ort stehen lassen. Nach 1–2 Tagen steigen kleine Bläschen am Kohl auf – der Beginn der Fermentation. Es bildet sich nach und nach Schaum auf der Oberfläche. Sobald keine Bläschen mehr aufsteigen und der Schaum an der Oberfläche verschwunden ist, ist die Fermentation abgeschlossen. Bei sommerlichen Temperaturen kann der Prozess schon nach etwa 5 Tagen abgeschlossen sein. Das Glas mit dem Gundruk anschließend im Kühlschrank aufbewahren. Nach und nach frisch genießen.

PRO 100 G 5 g EW, 0,9 g F, 2 g KH

»Tipp

Länger haltbar!! Zum Trocknen den Gundruk in ein Sieb gießen und abtropfen lassen. Auf einer großen Platte verteilen und in der Sonne 2–3 Tage trocknen lassen. Oder im vorgeheizten Backofen bei 40 °C Umluft etwa 1,5 Stunden trocknen. Abkühlen lassen und in einer verschließbaren Dose aufbewahren. Auch die abgetropfte Flüssigkeit weiterverwenden.

»KIMCHI — FÜR 1 GLAS À 1 L — 4–6 TAGE FERMENTIEREN

1 Kopf Spitzkohl (etwa 800 g) in 3 cm große Stücke schneiden. Mit kochendem Wasser überbrühen, abgießen. Mit **1 TL Chiliflocken, 2 EL Meersalz, 2 gehackten Knoblauchzehen** und **1 grob gehackten Bund Koriander** kräftig durchkneten. Den Spitzkohl samt Lake in ein sterilisiertes Glas schichten. Einen Gefrierbeutel mit Wasser füllen, zuknoten, auf den Kohl legen, sodass er vollständig mit der Lake bedeckt ist. Den Deckel locker zuschrauben. Glas auf einen Teller stellen. Bei Zimmertemperatur 4–6 Tage fermentieren lassen. Zum Aufbewahren den Gefrierbeutel entfernen, das Glas fest verschließen und im Kühlschrank lagern.

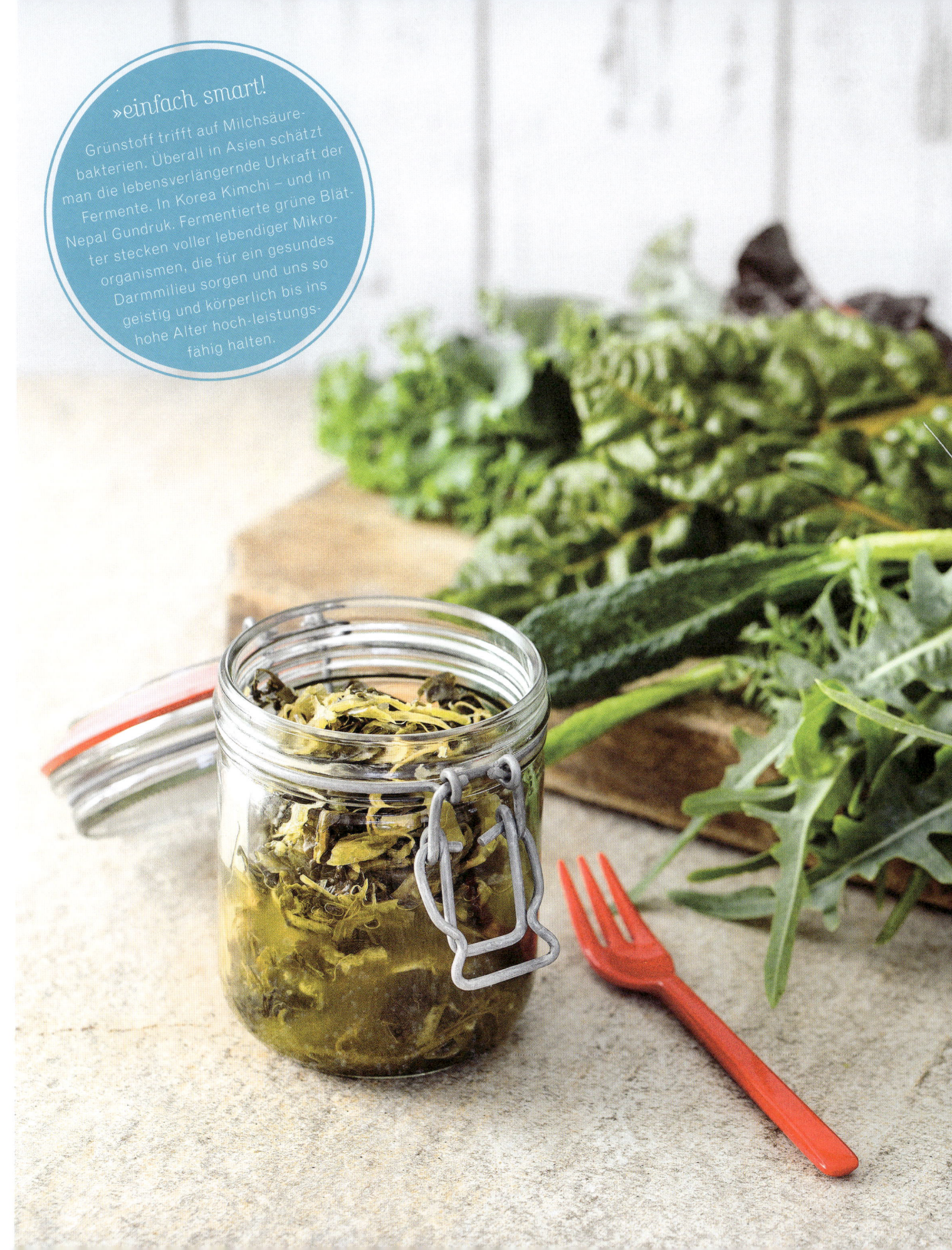

»einfach smart!

Grünstoff trifft auf Milchsäurebakterien. Überall in Asien schätzt
man die lebensverlängernde Urkraft der
Fermente. In Korea Kimchi – und in
Nepal Gundruk. Fermentierte grüne Blätter stecken voller lebendiger Mikroorganismen, die für ein gesundes
Darmmilieu sorgen und uns so
geistig und körperlich bis ins
hohe Alter hoch-leistungs-
fähig halten.

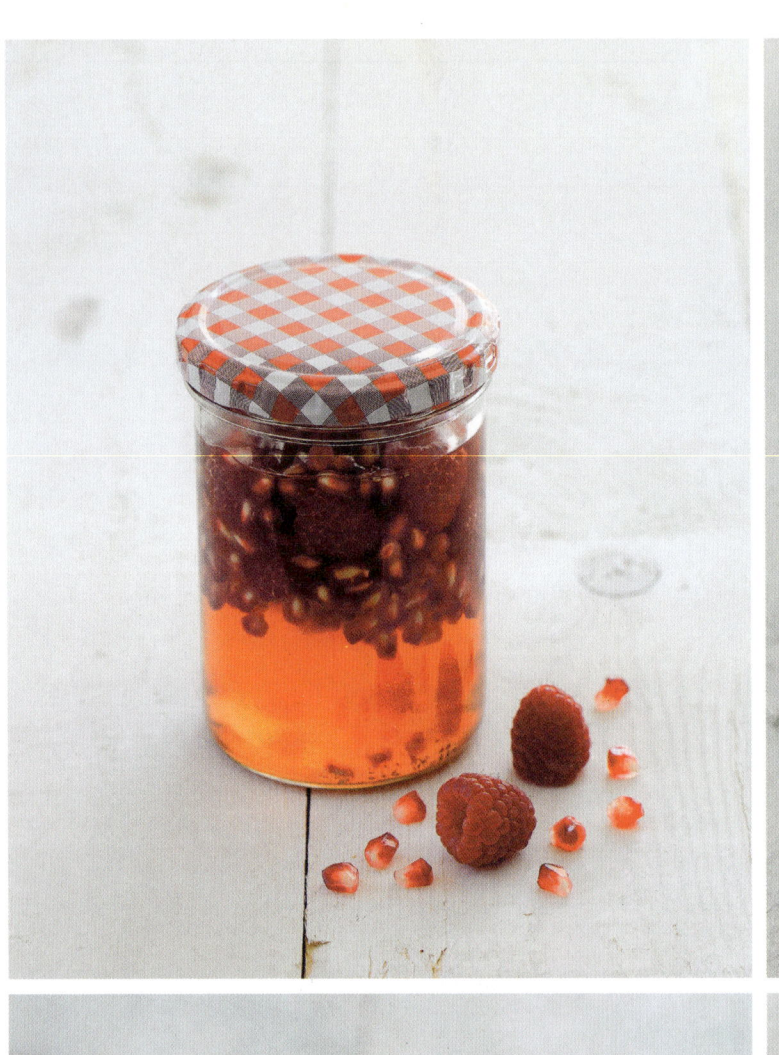

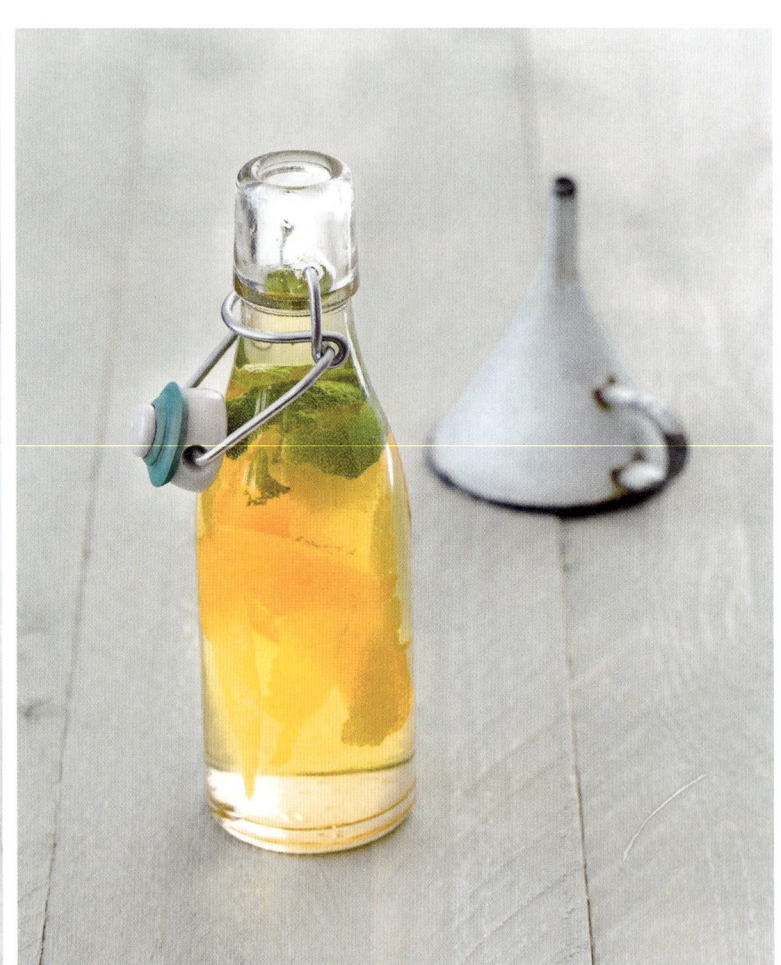

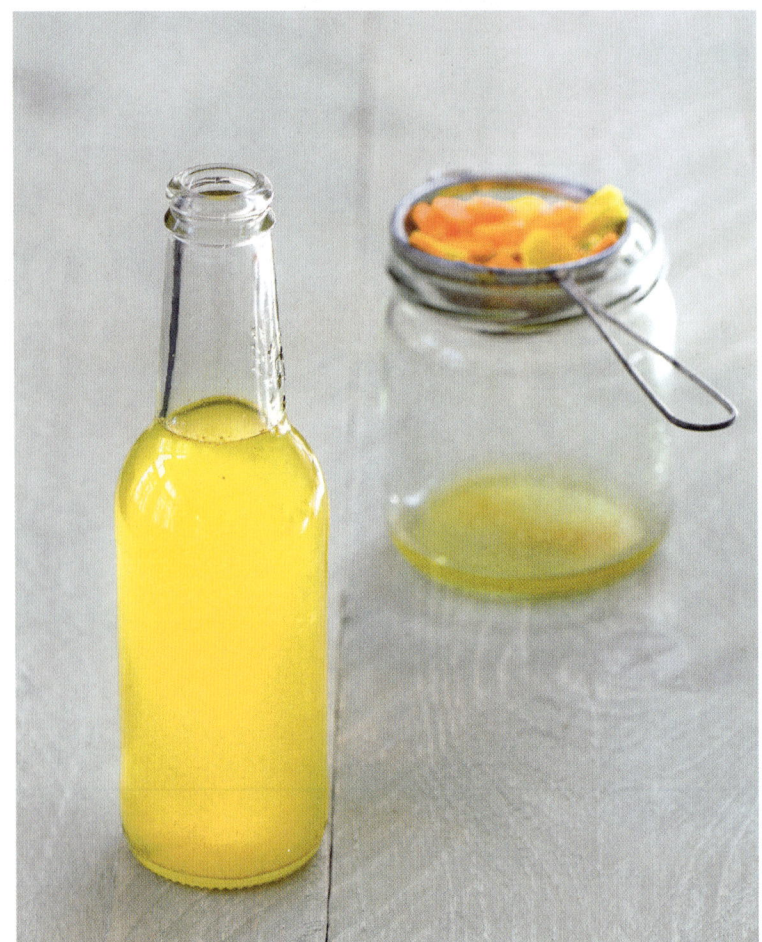

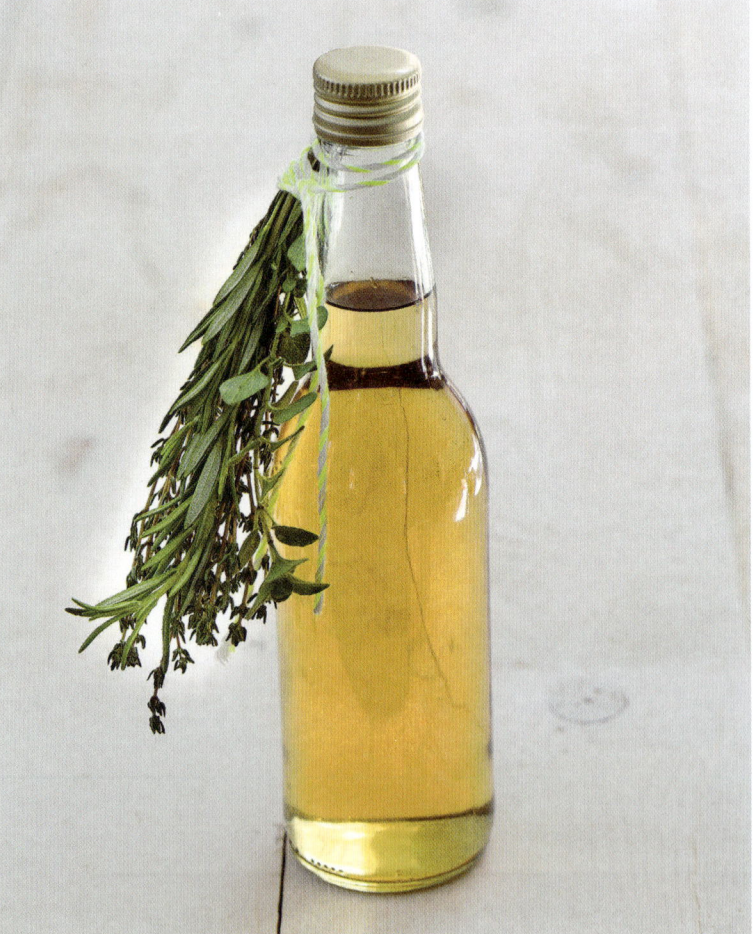

Weißweinessig

Fermentierte Medizin. Essigsäurebakterien stärken den Darm und das Immunsystem, regulieren den Insulinspiegel, kurbeln Stoffwechsel und Verdauung an. Essig wirkt basisch und antibakteriell, macht eine makellose Haut. Anti-Aging pur: Vor dem Essen ein Glas Posca trinken – das ist Wein- oder Apfelessig mit Wasser verdünnt im Verhältnis 1 : 4.

ERGIBT ETWA 500 ML — 10 MIN. + 1–2 WOCHEN REIFEN

1 l Bio-Weißwein
(etwa 10 Vol.-%, ungeschwefelt)
100 ml Essigmutter
(in Online-Shops verfügbar)

Weißwein und Essigmutter in eine sterilisierte bauchige Flasche mit 500 ml Fassungsvermögen einfüllen. Die Öffnung nur mit einem Wattestück verschließen, da die Essigsäurebakterien Sauerstoff benötigen. An einem warmen Ort (25–30 °C) 1–2 Wochen stehen lassen. Einmal täglich schwenken. Der Essig ist fertig, wenn er seine Weinnote verloren und eine fein-fruchtige, säuerliche Essignote hat. Nach Belieben durch einen Kaffeefilter gießen.

»BLITZREZEPTE — FÜR JE 250 ML — 5 MIN. + MEHRERE TAGE ZIEHEN

GRANATAPFEL-HIMBEER-ESSIG

250 ml Weißweinessig mit je **50 g Himbeeren** und **Granatapfelsamen** in ein Schraubglas füllen. Mindestens 1 Woche gut durchziehen lassen. Anschließend abseihen und in eine Flasche füllen. 6 Monate haltbar.

ZITRUSESSIG

Je 1 unbehandelte Zitrone, Orange und **Limette** heiß waschen, trocken tupfen und die Schale mit dem Sparschäler dünn abziehen. Zitrusschalen mit **250 ml Weißweinessig** in eine Flasche füllen. Fest verschlossen an einem dunklen Ort 1 Woche ziehen lassen, danach die Schalen entfernen. 6 Monate haltbar.

INGWER-KURKUMA-ESSIG

250 ml **Weißweinessig** mit je **20 g geschälte/r**, in dünne Scheiben geschnittener **Ingwer** und **Kurkuma** in ein Schraubglas füllen. 2–3 Tage gut durchziehen lassen. Anschließend abseihen und in eine Flasche füllen. 6 Monate haltbar.

KRÄUTERESSIG

250 ml **Weißweinessig** mit je **3–4 Stängeln Thymian, Rosmarin** und **Oregano** in eine Flasche füllen. Gut verschlossen 1 Woche ziehen lassen. Anschließend dunkel aufbewahren. 6 Monate haltbar.

»Tipp
Die Frucht- und Kräuteressige lassen sich auch schnell mit einem hochwertigen Bio-Weißweinessig herstellen.

»Homemade« Hummus

Millionen-Dollar-Baby nannte die New York Times die Kichererbse. Mit stetig wachsender
Beliebtheit explodierte der Konsum. Das »Fleisch der Veganer«, proteinreich und vielseitig.
Als Hummus, orientalischer Dip aus Kichererbsen, der ideale Snack. Randvoll mit Mineralien,
B-Vitaminen und Antioxidantien hält sie Haut, Herz und Gehirn jung, schützt den Darm.
Hier die Big-Five-Hummus-Snacks – zum Umfallen lecker.

ERGIBT ETWA 300 G — 15 MIN.

400 g Kichererbsen aus dem Glas
2 Knoblauchzehen
1 kleine rote Chilischote
Saft von 1 Limette
1 TL Meersalz
je 1 Msp. gemahlener Kreuzkümmel
  und Koriander
Olivenöl
4 EL Tahin
  (Sesampaste aus dem Glas)
etwa 50 ml Gemüsebrühe
  (s. S. 50 oder aus dem Glas)

1. Die Kichererbsen abgießen und abspülen. Die Knoblauchzehen abziehen
und halbieren. Die Chilischote waschen, halbieren und entkernen.

2. Kichererbsen mit Knoblauch, Chili, Limettensaft, Meersalz, Kreuzkümmel,
Koriander, 2 EL Olivenöl und Tahin zu einer glatten Masse pürieren. Nach
und nach die Gemüsebrühe zugeben, bis eine streichfähige Masse entstanden ist.

3. Das Hummus in ein sterilisiertes Glas füllen und mit Olivenöl bedecken.
Verschlossen im Kühlschrank 1–2 Tage haltbar.

»BLITZREZEPTE — JEWEILS 15–20 MIN.

DETOX-HUMMUS
Das **Hummus** mit **1 gehackten Bund frischem Koriander** und der **Schale von
1 unbehandelten Orange** mixen.

BÄRLAUCH-HUMMUS
Das **Hummus** mit **10–15 Bärlauchblättern, Saft von 1 Zitrone** (statt Limettensaft) und **1 EL geschroteten Leinsamen** mixen.

AVOCADO-HUMMUS
Das Fruchtfleisch einer **Hass-Avocado** und **2–3 getrocknete, in Öl eingelegte Tomatenfilets,** in Streifen geschnitten, mit dem **Hummus** mixen.

SÜSSES HUMMUS
Das **Hummus** ohne Knoblauch, Chili und Meersalz herstellen. Gemüsebrühe
durch **Nussmilch** (s. S. 197, mit allen Nüssen, Mandeln und Kernen möglich;
oder Fertigprodukt) ersetzen. Mit **je 2 EL Nussmus und Ahornsirup** und **je
¼ TL Zimt und gemahlenem Kardamom** mixen.

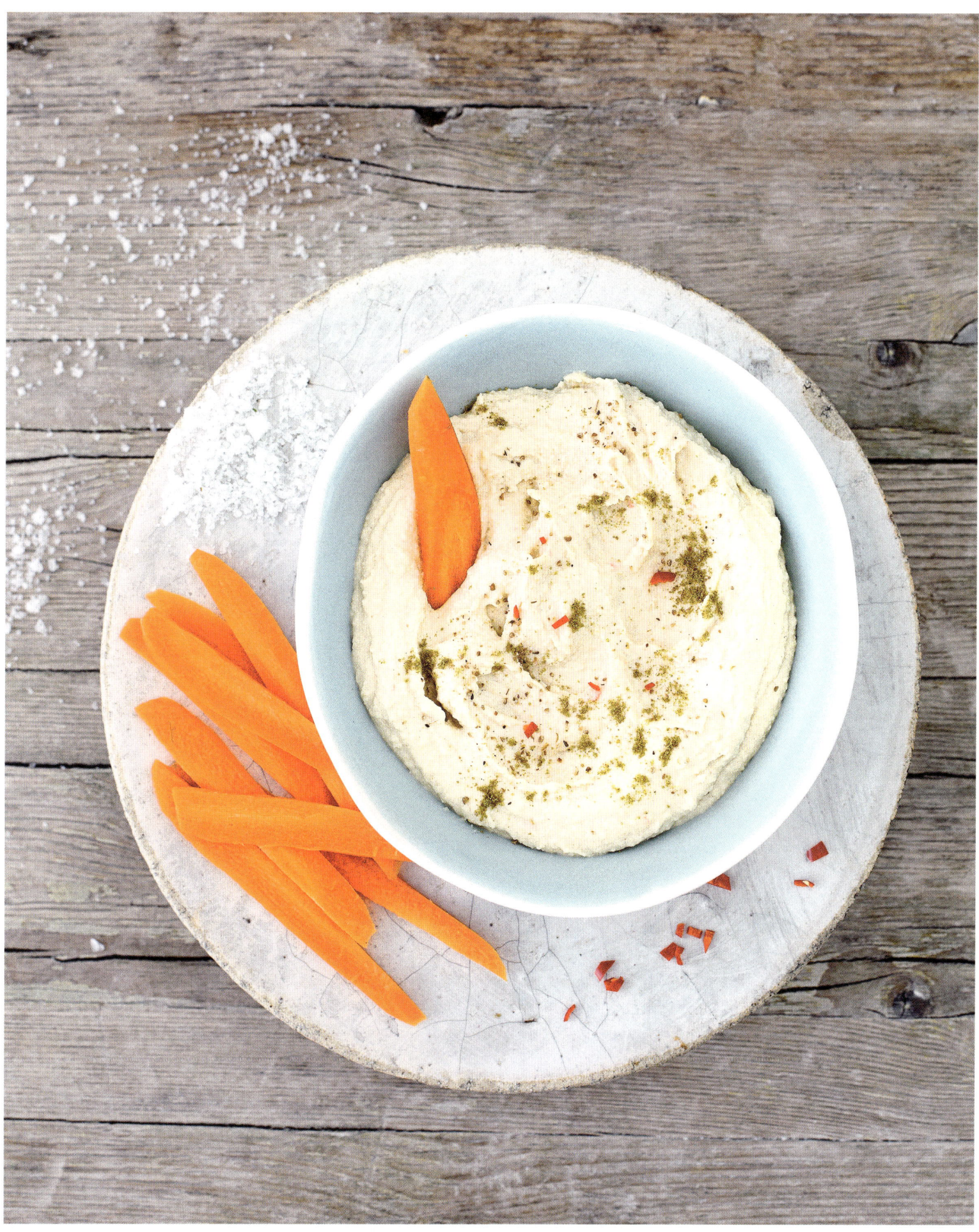

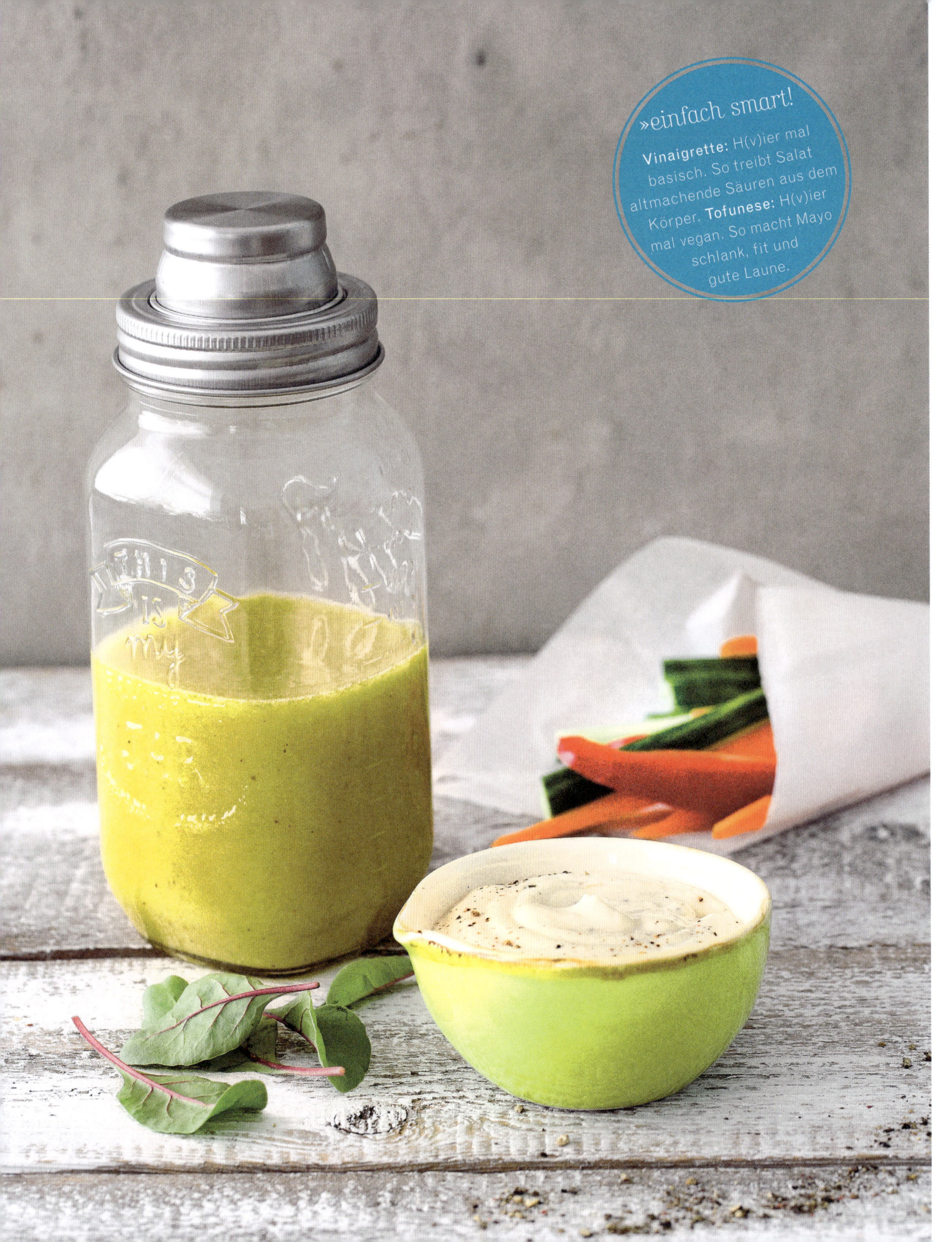

»einfach smart!

Vinaigrette: H(v)ier mal basisch. So treibt Salat altmachende Säuren aus dem Körper. **Tofunese:** H(v)ier mal vegan. So macht Mayo schlank, fit und gute Laune.

Smart-Aging-Vinaigrette

FÜR 1 GLAS À 300 ML – 5–8 MIN.

Saft von 2 Zitronen
  (etwa 100 ml)
2 TL mittelscharfer Senf
2 EL Akazienhonig
100 ml Walnussöl
100 ml Olivenöl
½ TL Meersalz
¼ TL frisch gemahlener schwarzer
Pfeffer

Zitronensaft, Senf und Honig in ein Schraubglas füllen. Beide Ölsorten, Meersalz und Pfeffer zugeben. Das Schraubglas verschließen und kräftig schütteln. Im Schraubglas im Kühlschrank etwa 2 Wochen haltbar.

»BLITZREZEPTE

NUSSIGE SMART-AGING-VINAIGRETTE
Das Basisrezept mit **2–3 EL gehackten Nüssen** und **Kernen (z.B. Walnuss-kerne, Cashewkerne, Kürbiskerne oder Mandeln)** verfeinern.

HOT SMART-AGING-VINAIGRETTE
1 fein gewürfelte rote Chilischote und **1–2 TL geriebenen Ingwer** unter das **Basisrezept** mischen.

GRÜNE SMART-AGING-VINAIGRETTE
Zum **Basisrezept 3 EL gehackte Kräuter (etwa Brennnessel, Petersilie oder Rosmarin)** geben.

Tofunese

ERGIBT ETWA 175 G – 10–15 MIN.

100 g Seidentofu
1 EL frisch gepresster Zitronensaft
1 TL Senf
¼ TL Meersalz
120 ml Sesamöl
frisch gemahlener schwarzer Pfeffer

Den Seidentofu in einem sauberen Küchentuch ausdrücken, bis fast keine Flüssigkeit mehr abtropft. Mit Zitronensaft, Senf und Salz mit dem Pürier-stab vermengen. Öl nach und nach zugießen und alles zu einer cremigen Tofunese mixen. Mit Pfeffer würzen. Im Kühlschrank 3–4 Tage haltbar.

»BLITZREZEPTE

KNOBLAUCH-TOFUNESE (AIOLI)
2 Knoblauchzehen abziehen, fein hacken und unter die **Tofunese** mixen.

ASIATISCHE TOFUNESE
1 entkernte, klein gehackte Chilischote, 2 TL frisch geriebenen Ingwer, 1 EL geröstete Sesamsamen und **1 EL Bio-Tamari (glutenfreie Sojasauce)** unter die fertige **Tofunese** mischen.

INDISCHE TOFUNESE
Je ½ TL Kurkuma, Koriander, Kreuzkümmel, Zimt und **fein abgeriebene Schale von 1 unbehandelten Zitrone** unter die **Tofunese** mischen.

Joghurts Schnelleinsatz

»HOMEMADE« JOGHURT

1 l Vollmilch in einem Topf kurz aufkochen, dann Milch auf 45 °C abkühlen lassen (Thermometer!), **150 g Vollmilchjoghurt** (ohne Zusätze) einrühren, bis er sich vollständig gelöst hat. Die Joghurtmischung auf Gläser verteilen, mit Deckeln verschließen und für 12 Stunden im Joghurtbereiter brüten. Den fertigen Joghurt im Kühlschrank über Nacht fest werden lassen. Im Kühlschrank hält der Joghurt etwa 1 Woche.

KOKOSJOGHURT

1 l Kokosmilch mit **1 EL Kokosblütenzucker** und **2 TL Johannisbrotkernmehl** in einem Topf verrühren. Die Mischung einmal aufkochen, anschließend auf 45 °C abkühlen lassen (Thermometer!). **½ TL Bio-Joghurt-Ferment** unterrühren und auf Gläser verteilen. Mit Deckeln verschließen und für 6–8 Stunden im Joghurtbereiter brüten. Den Kokosjoghurt anschließend 1–2 Stunden bei Zimmertemperatur abkühlen lassen. Über Nacht im Kühlschrank kaltstellen. Dort hält er etwa 1 Woche.

»BLITZREZEPTE — JEWEILS 15–20 MIN.

WILDKRÄUTER-DIP (150 G)
150 g Joghurt mit **2 EL Weißweinessig**, **1 TL Honig** und **1 EL Walnussöl** verrühren. **1 kleine Zwiebel** abziehen und klein würfeln. **1 Handvoll Wildkräuter** verlesen, abbrausen und trocken tupfen. Die Wildkräuter hacken und mit den Zwiebelwürfeln zum Joghurt geben. Mit **Salz** und **frisch gemahlenem schwarzem Pfeffer** abschmecken, dann alles gut verrühren.

CHIA-BLAUBEER-JOGHURT (FÜR 2 PERSONEN)
300 g Joghurt mit **3 EL Chia-Samen** und **100 ml Blaubeer-Sanddorn-Mark** (s. S. 88) mischen. In Schüsseln füllen und mit **2 EL gerösteten, gehackten Nüssen** bestreuen.

JOGHURT-BEEREN-EIS (FÜR 2 PERSONEN)
150 g Joghurt mit **250 g gefrorenen Beeren**, **1 EL Zitronensaft** und **1–2 EL Akazienhonig** kurz auf höchster Stufe mixen, bis eine glatte Eismasse entstanden ist. Sofort genießen.

»Tipp
Joghurt lässt sich auch ohne Joghurtbereiter zubereiten: Die Joghurtmischung wie beschrieben zubereiten und in sterilisierte Gläser füllen. Deckel nur auflegen. Den Backofen auf 50 °C vorheizen und wieder ausschalten. Die Gläser für 8–10 Stunden im ausgeschalteten Backofen stehen lassen. Zum Abkühlen und Festwerden im Kühlschrank aufbewahren.

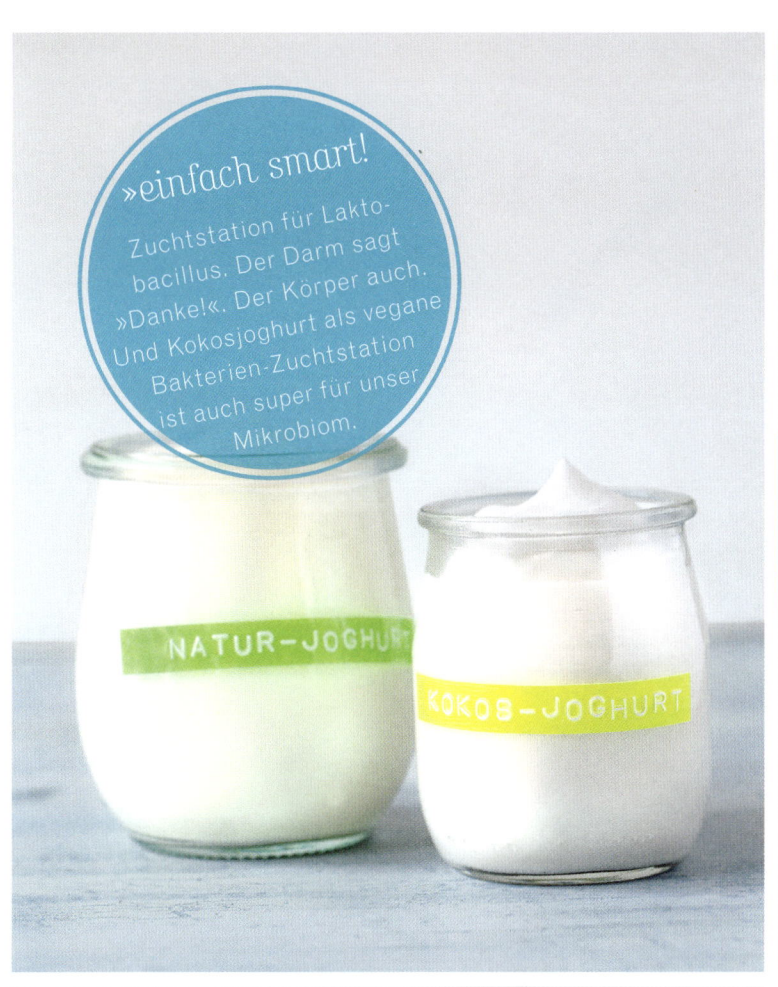

NATUR-JOGHURT

KOKOS-JOGHURT

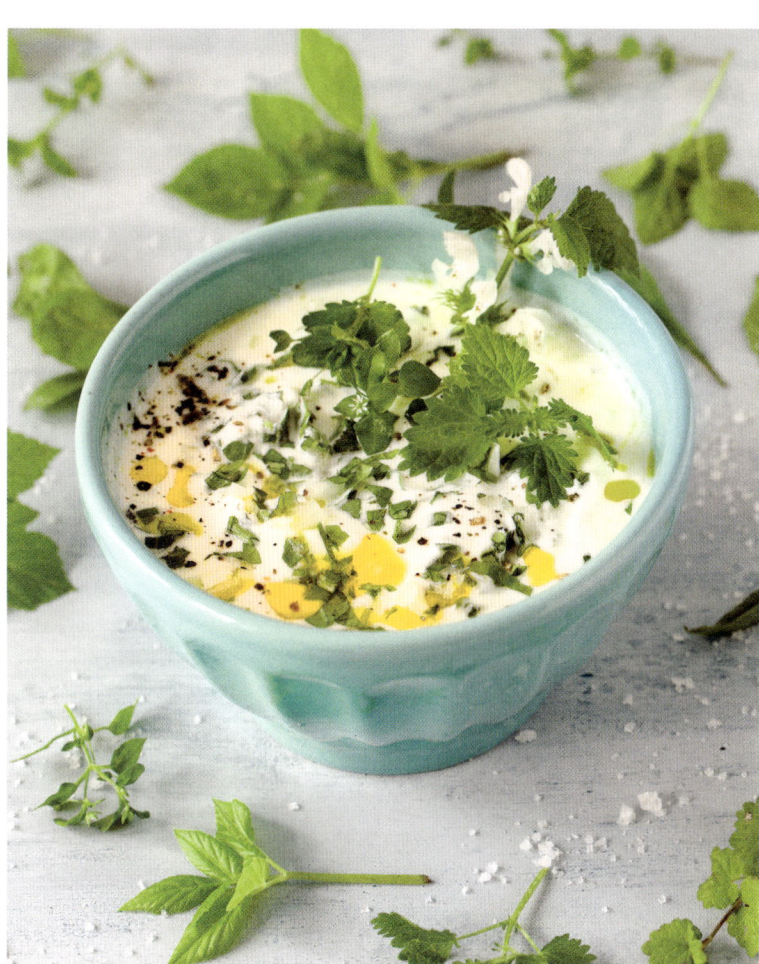

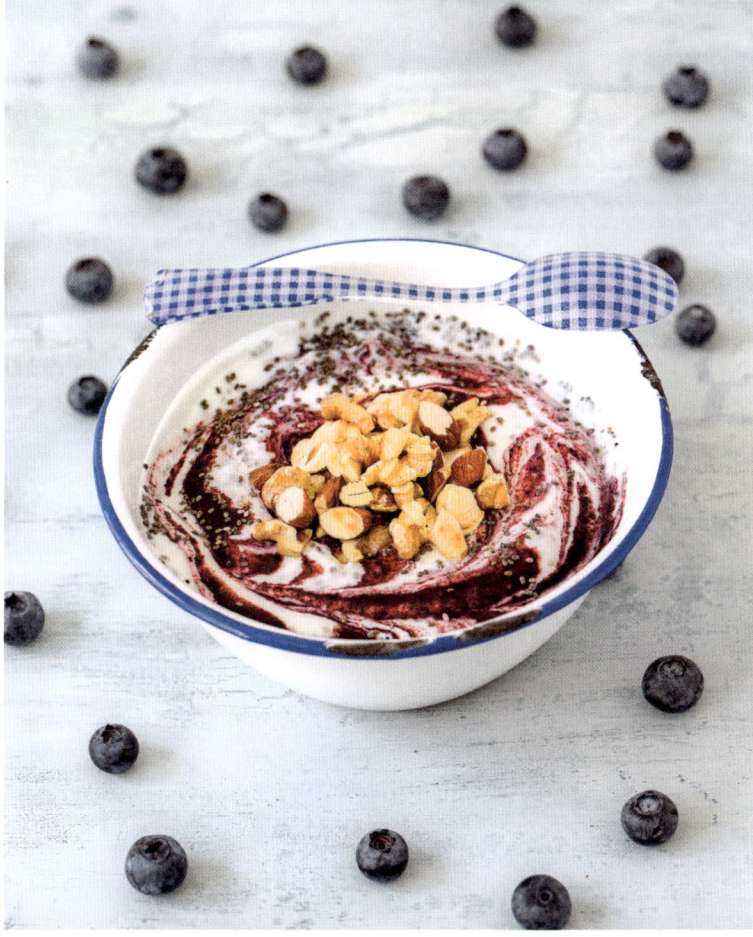

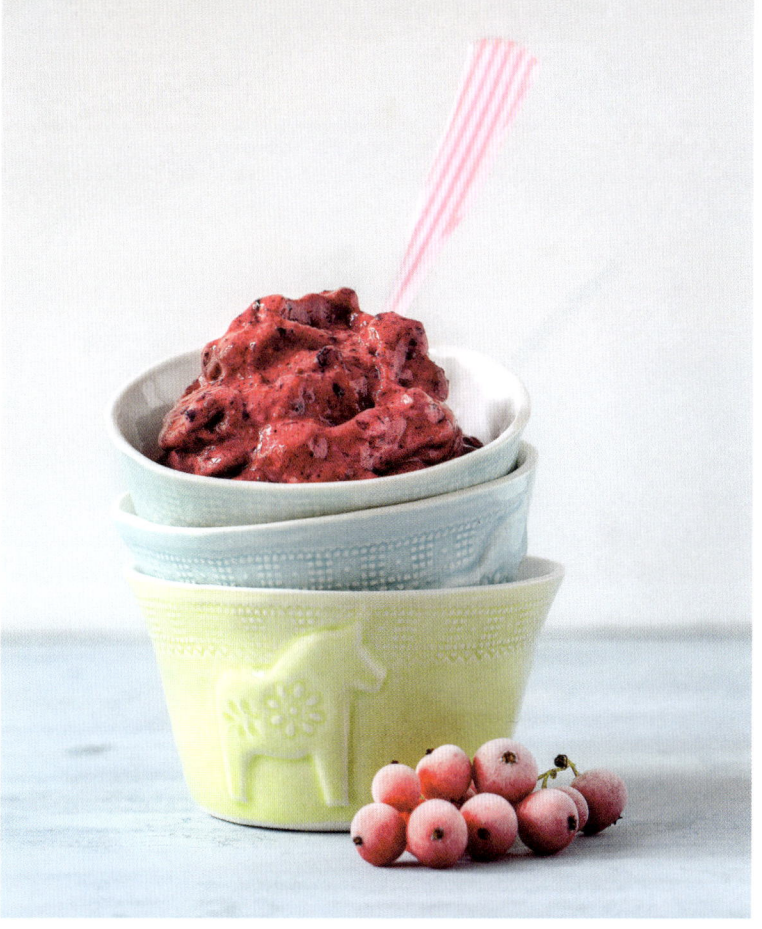

Tomatensugo

ERGIBT ETWA 4 GLÄSER À 500 ML — 30 MIN. + 2 STD. SCHMOREN

2,5 kg Strauchtomaten
2 Zwiebeln
3 Knoblauchzehen
3 Zweige Rosmarin
½ Bund Thymian
1 Lorbeerblatt
4 EL Olivenöl
2 TL grobes Meersalz
1 TL schwarzer Pfeffer, gestoßen

1. Den Backofen auf 180 °C Ober-/Unterhitze vorheizen. Strauchtomaten waschen, vom Stielansatz befreien und vierteln. Zwiebeln und Knoblauch abziehen und würfeln. Frische Kräuter waschen, trocken tupfen und grob zerzupfen.

2. Alle Zutaten in eine große Auflaufform geben. Im Backofen auf dem untersten Einschub 2 Stunden schmoren lassen. Zwischendurch die Tomaten zwei- bis dreimal wenden.

3. Den Lorbeer entfernen und den Tomatensugo fein pürieren. Nach Belieben durch ein Sieb oder eine flotte Lotte passieren. Schmeckt aber auch mit allen groben Bestandteilen. In sterilisierte Schraubgläser füllen. Für eine längere Haltbarkeit einkochen (s. Tipp unten).

PRO GLAS (À ETWA 500 G) 7 g EW, 11 g F, 18 g KH

»BLITZREZEPTE — JEWEILS 15–30 MIN.

TOMATENSAUCE ALL'ARRABBIATA
500 g Tomatensugo aufkochen, mit **1 klein gewürfelten, roten Chilischote** und **1 EL Ahornsirup** verfeinern. Zu **»al dente« gegarten Spaghetti** servieren.

TOMATENSUPPE (FÜR 2 PERSONEN)
400 g Tomatensugo mit **200 ml Gemüse- oder Knochenbrühe** (s. S. 50) mischen und aufkochen. Mit **Meersalz** und **frisch gemahlenem schwarzem Pfeffer** abschmecken. **Gezupftes Basilikum** und **gehobelten Parmesan** darüber streuen.

ROTER VEGGIE-AUFSTRICH (ERGIBT 250 G)
500 g Tomatensugo mit **1 TL gestoßenen Koriandersamen** und **1 TL fein geriebenem Ingwer** bei mittlerer Temperatur unter Rühren dickflüssig einkochen lassen. Mit **Akazienhonig, Salz, frisch gemahlenem schwarzem Pfeffer** abschmecken und in ein sterilisiertes Glas füllen. Im Kühlschrank aufbewahren.

»Tipp Einkochen

Den Backofen auf 200 °C Ober-/Unterhitze vorheizen. Die Fettpfanne des Backofens mit einem Geschirrtuch auslegen und auf der untersten Schiene in den Backofen schieben. Die Gläser mit Sugo mit Abstand darauf stellen und rundherum 3 cm hoch Wasser angießen. Sobald im Glas Bläschen zu sehen sind, die Temperatur auf 150 °C reduzieren. Den Tomatensugo etwa 1,5 Stunden im Ofen garen lassen. Anschließend die Gläser 30 Minuten im ausgeschalteten Ofen stehen lassen. Aus dem Ofen nehmen und auf einem Brett abkühlen lassen. Überprüfen, ob ein Vakuum entstanden ist. Lässt sich der Deckel nicht mehr nach unten drücken, sondern wölbt er sich von selbst sichtbar nach unten, ist das Glas richtig eingekocht.

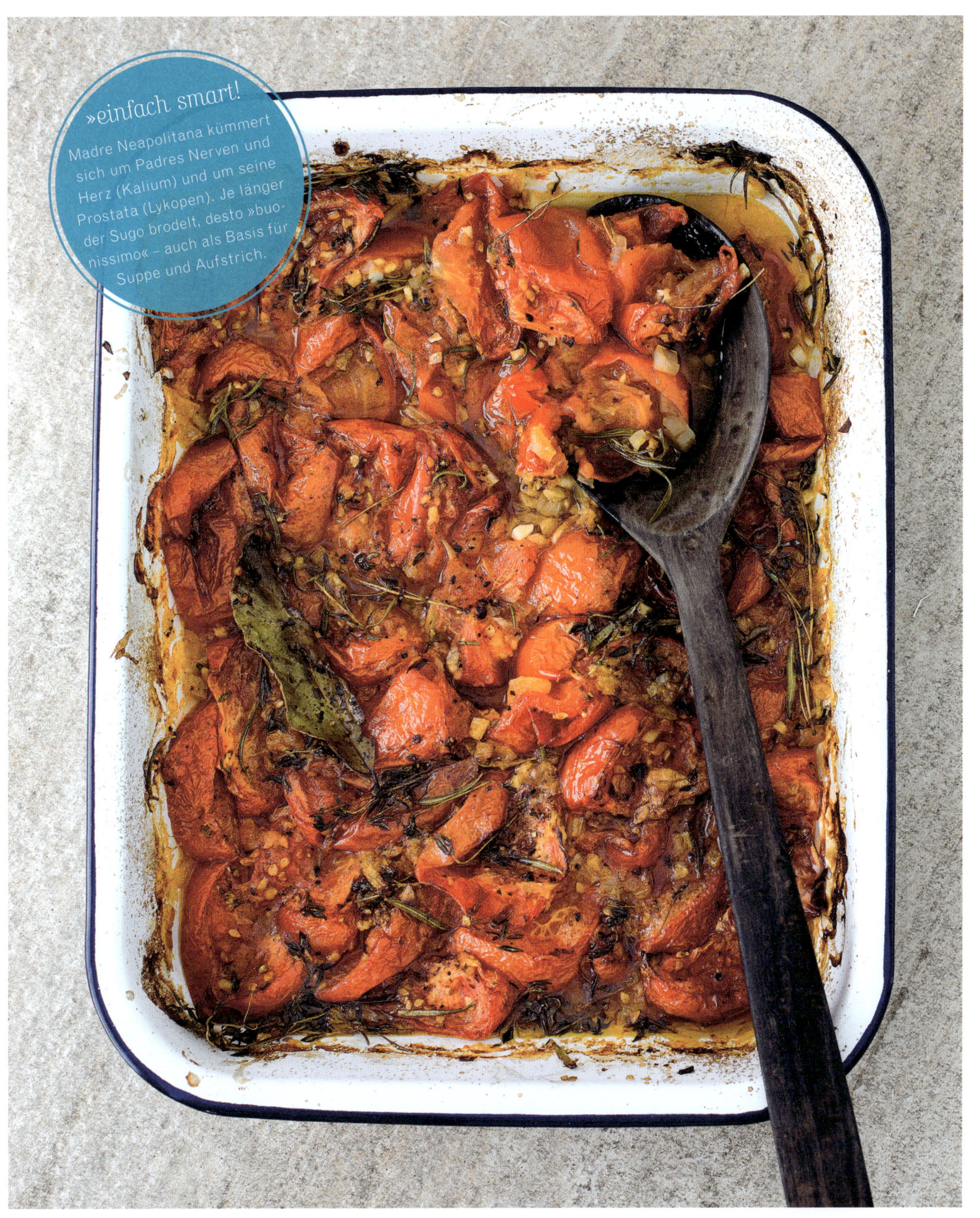

»einfach smart!

Madre Neapolitana kümmert sich um Padres Nerven und Herz (Kalium) und um seine Prostata (Lykopen). Je länger der Sugo brodelt, desto »buonissimo« – auch als Basis für Suppe und Aufstrich.

SUPERDRINKS

Was uns richtig alt macht, ist eigentlich, dass wir das Falsche trinken. Allem voran: Softdrinks. Und dass wir das Richtige nicht trinken: Smoothies (hier schwarz, weiß, grün), Fatburner-Cocktail, Chia fresca, Spicy Nut Milk und Stay-Young-Water – mit Beeren, Gemüse und Gewürzen »geimpftes«, kalorienfreies Wasser. »Bulletproof« heißt kugelsicher. Das macht uns der Kaffee oder Tee, wenn wir ihn anreichern mit Kokosöl, Eiweiß, Zimt, Kardamom …

Stay-Young-Water

Schon mal gehört: Infused Water? Vitalisiert und aromatisiert mit der Kraft unserer Beeren, Gewürze, Gemüse. Ohne Chemie. Ohne Zucker. Macht jung, fit, gesund! Wie das? Homöopathie wirkt ja auch. Wasser nimmt nicht nur das Aroma von Heidelbeere, Gurke und Ingwer auf, sondern auch die energetischen Botschaften. Man muss nur wirklich dran glauben!

ERGIBT JE 1L – JEWEILS 5 MIN.

ROSMARIN-HIMBEER-WASSER
2 Zweige Rosmarin und 50 g Himbeeren mit 1 l frischem kaltem Wasser auffüllen.

INGWER-ZITRONEN-WASSER
50 g geschälter Ingwer in Scheiben und 1 unbehandelte Zitrone in Scheiben mit 1 l frischem kaltem Wasser auffüllen.

ERDBEER-BLAUBEER-WASSER
Je 1 Handvoll Erdbeeren und Blaubeeren abbrausen, putzen und mit 1 l frischem kaltem Wasser auffüllen.

MINZE-LIMETTEN-WASSER
5 Stängel Minze und 1 unbehandelte Limette in Scheiben mit 1 l frischem kaltem Wasser aufgießen.

GURKEN-KORIANDER-WASSER
5–6 Stängel Koriander und ½ unbehandelte Salatgurke in Scheiben mit 1 l frischem kaltem Wasser auffüllen.

»Frische-Kick
Stay-Young-Water mit Eiswürfeln servieren.

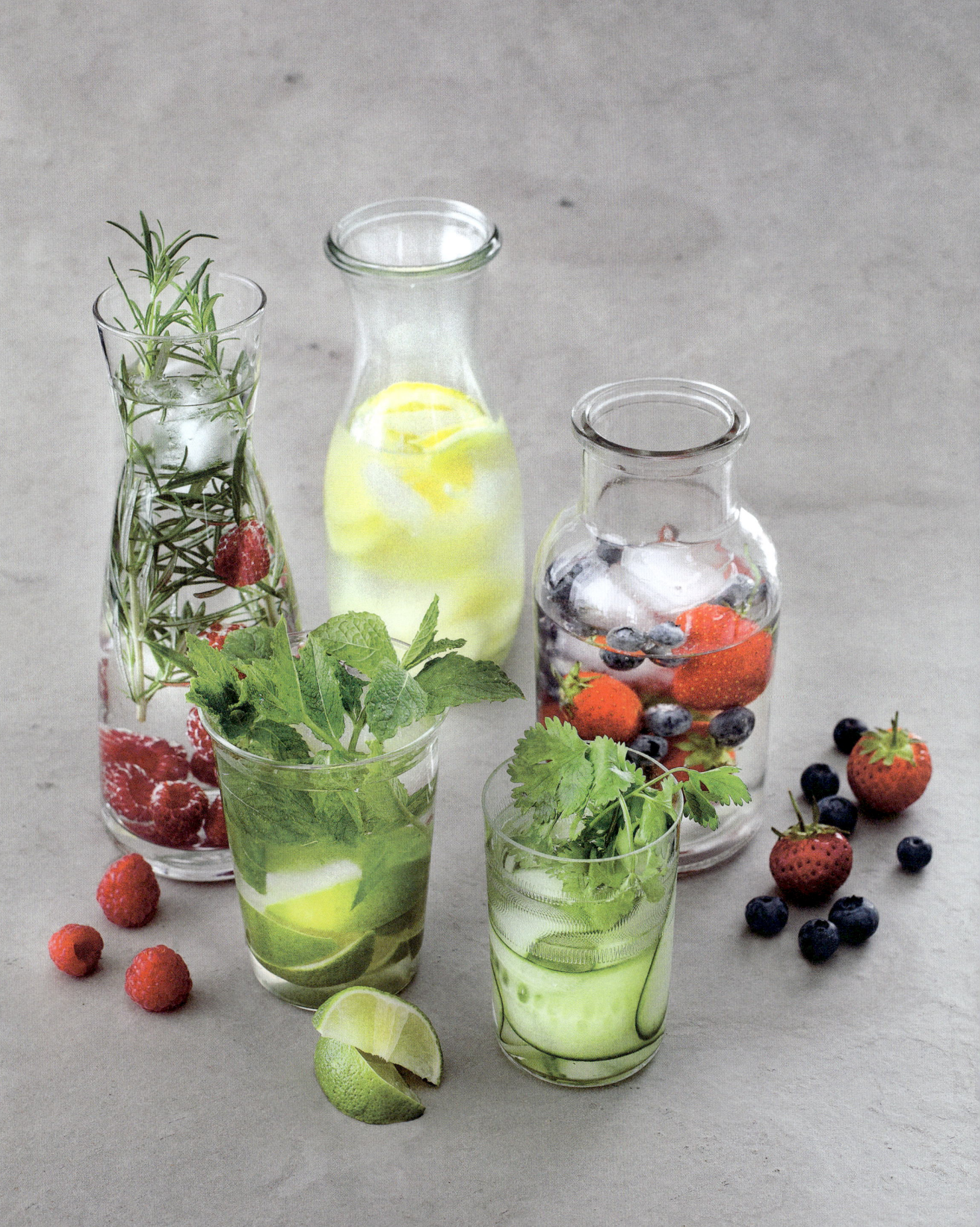

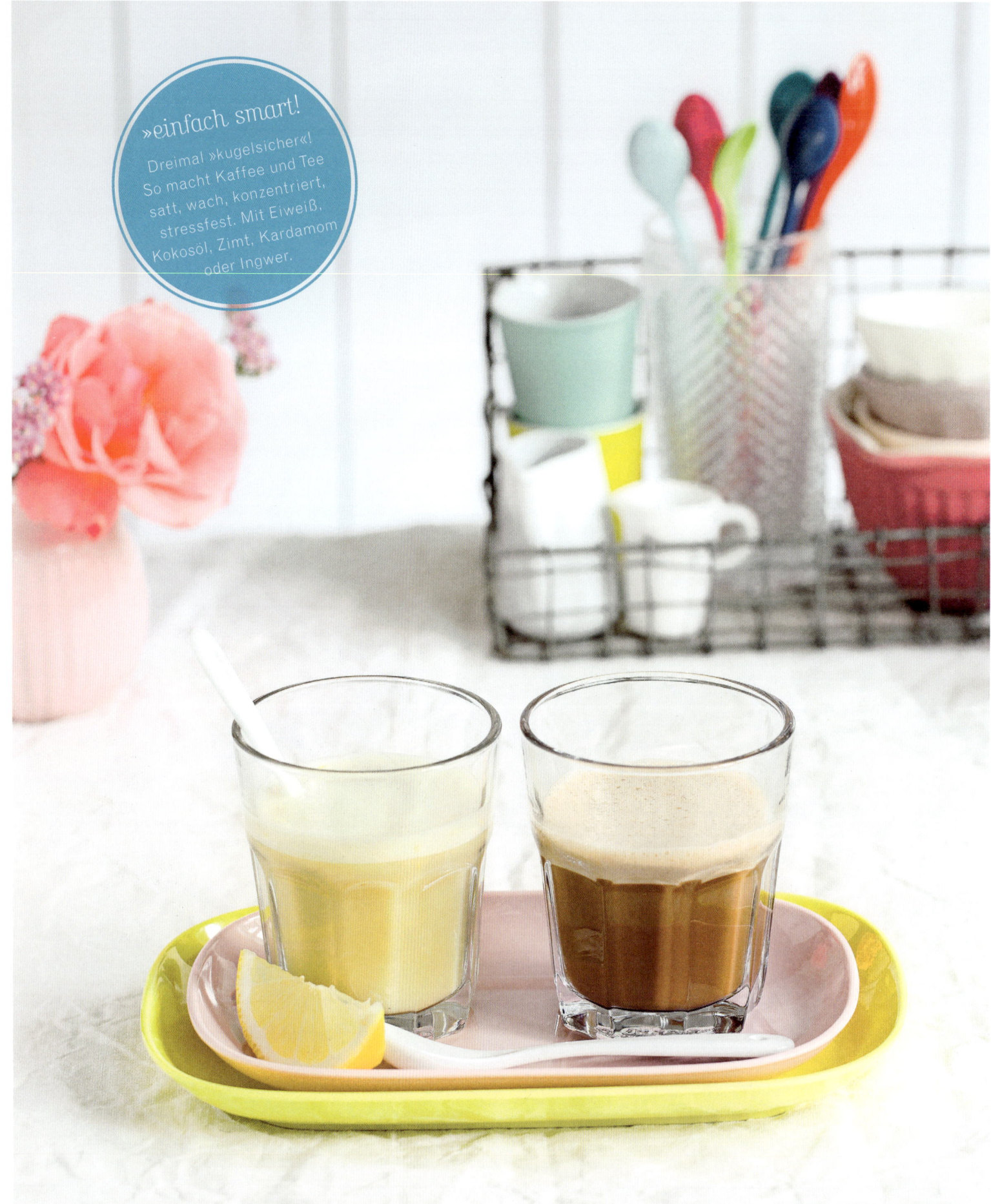

»einfach smart!

Dreimal »kugelsicher«!
So macht Kaffee und Tee
satt, wach, konzentriert,
stressfest. Mit Eiweiß,
Kokosöl, Zimt, Kardamom
oder Ingwer.

Bulletproof-Coffee

FÜR 1 GROSSE TASSE À 300 ML – 10 MIN.

200 ml frisch aufgebrühter Kaffee
1 TL gemahlene, ungeröstete
  Kakaobohnen
1 Prise gemahlener Zimt
1 EL Protein-Pulver
  (mit Tyrosin und Kreatin)
2 EL Bio-Kokosöl

Den frisch aufgebrühten Kaffee mit den restlichen Zutaten mischen.
Mit einem Milchaufschäumer oder Pürierstab 1 Minute aufschäumen.

PRO TASSE 9 g EW, 20 g F, 2 g KH

Bulletproof-Black-Tea

FÜR 1 GROSSE TASSE À 300 ML – 10 MIN.

200 ml frisch aufgebrühter
  schwarzer Tee
1 Msp. gemahlener Zimt
1 Msp. gemahlener Kardamom
1 Msp. gemahlene Nelken
1 EL Protein-Pulver
  (mit Tyrosin und Kreatin)
2 EL Bio-Kokosöl

Den frisch aufgebrühten Tee mit den restlichen Zutaten mischen.
Mit einem Milchaufschäumer oder Pürierstab 1 Minute aufschäumen.

PRO TASSE 9 g EW, 19 g F, 1 g KH

Bulletproof-Green-Tea

FÜR 1 GROSSE TASSE À 300 ML – 10 MIN.

200 ml frisch aufgebrühter
  grüner Tee
1 TL geriebener Ingwer
Schale von ½ unbehandelten Zitrone
1 EL Protein-Pulver
  (mit Tyrosin und Kreatin)
2 EL Bio-Kokosöl

Den frisch aufgebrühten Tee mit den restlichen Zutaten mischen.
Mit einem Milchaufschäumer oder Pürierstab 1 Minute aufschäumen.

PRO TASSE 9 g EW, 19 g F, 1 g KH

White Smoothie

FÜR 2 GLÄSER À 150 ML – 10 MIN. + 12 STD. EINWEICHEN

5 Erdmandeln
5 Aprikosenkerne
1 Apfel
2 frische Bio-Eier
Saft von 1 Limette
3 EL Bio-Kokosöl (Rohkostqualität)
2 TL Kokosblütenzucker

Die Erdmandeln und Aprikosenkerne über Nacht einweichen. Den Apfel waschen, vierteln und entkernen. Alle Zutaten in einen Standmixer geben, erst auf niedriger Stufe 1 Minute mischen, dann auf hoher Stufe 1–2 Minuten zu einem cremigen Smoothie mixen.

PRO GLAS 1 g EW, 15 g F, 9 g KH

Green Smoothie

FÜR 2 GLÄSER À 300 ML – 10 MIN.

120 g Grünkohl oder Schwarzkohl
je 3 Stängel Minze und Petersilie
1 Pfirsich
1 TL Matcha-Tee-Pulver
Saft von 1 Zitrone
1 Prise Meersalz

Den Kohl putzen, waschen und in grobe Stücke teilen. Kräuter abbrausen und trocken schütteln. Pfirsich waschen, halbieren, entsteinen und würfeln. Alle Zutaten mit dem Matcha-Tee-Pulver, Zitronensaft, 1 Prise Salz und 375 ml kaltem Wasser im Standmixer auf niedriger Stufe 1 Minute mischen, dann auf hoher Stufe 1–2 Minuten zu einem cremigen Smoothie mixen.

PRO GLAS 3 g EW, 0,5 g F, 2 g KH

Black Smoothie

FÜR 2 GLÄSER À 250 ML – 10 MIN.

200 g gemischte Beeren (frisch oder
  tiefgekühlt und aufgetaut)
1 säuerlicher Apfel
100 g Chicorée
1 Handvoll Babyspinat
2 TL Fenchelsamen
10 Cashewkerne
2 gehäufte TL Aktivkohlepulver (etwa
  Kaffeekohle aus der Apotheke)
200 ml Kokoswasser

1. Die frischen Beeren abbrausen und abtropfen lassen. Den Apfel waschen, vierteln und entkernen. Chicorée waschen, in Stücke schneiden. Spinat abbrausen und abtropfen lassen.

2. Alle Zutaten in einen Standmixer geben, erst auf niedriger Stufe 1 Minute mischen, dann auf hoher Stufe 1–2 Minuten zu einem cremigen Smoothie mixen.

PRO GLAS 5 g EW, 5 g F, 26 g KH

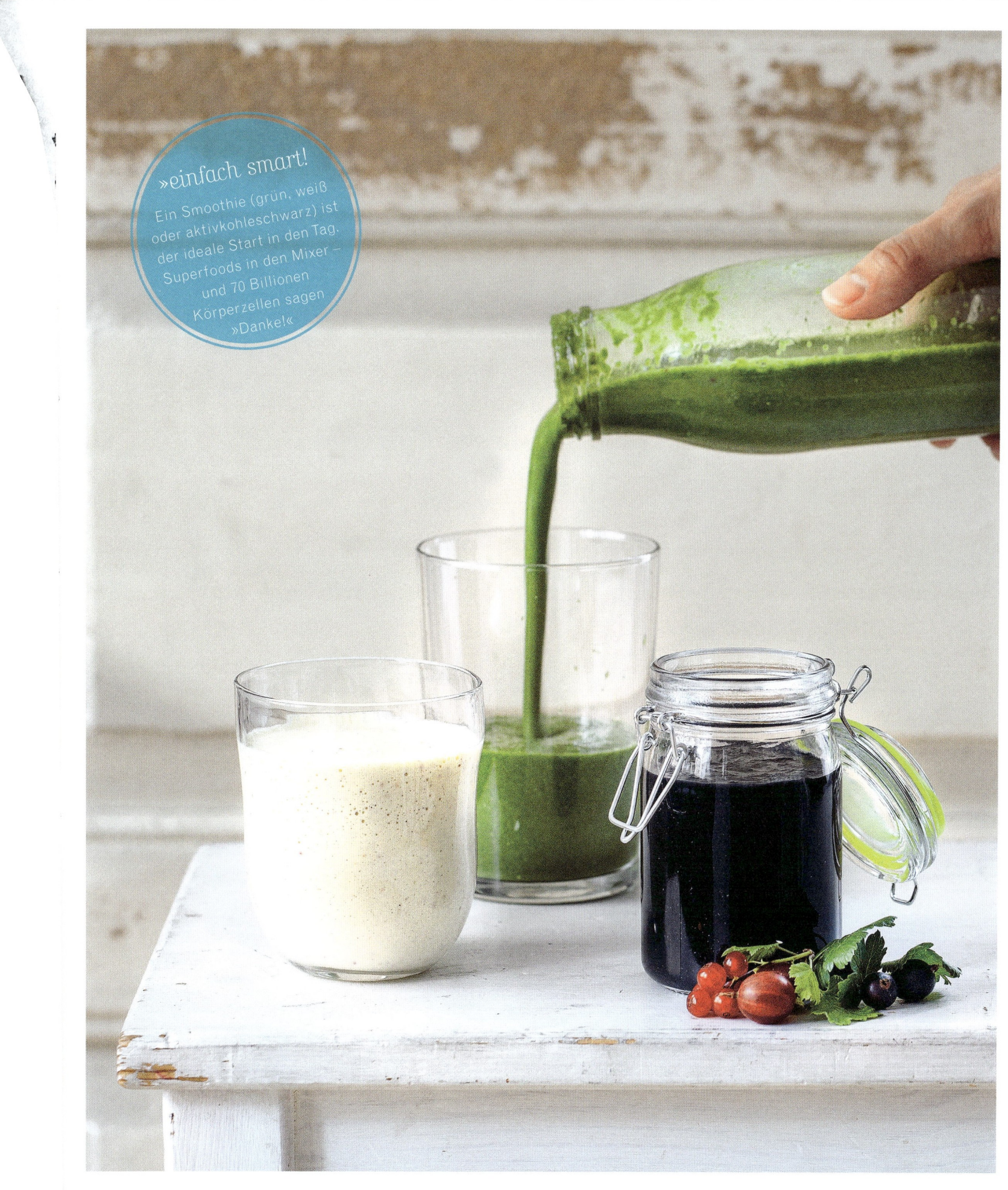

»einfach smart!
Ein Smoothie (grün, weiß
oder aktivkohleschwarz) ist
der ideale Start in den Tag.
Superfoods in den Mixer –
und 70 Billionen
Körperzellen sagen
»Danke!«

Mini-Meditation für den Schutzengel

Idee von Michael Bauer. Sein ganzes Leben auf Sinnsuche lebte er als Benediktinermönch und mit Zen-Buddhisten – entdeckte die Laufmeditaion für sich und schenkt uns hier die kleine Meditationsübung, die mit Sicherheit das Leben ganz schön sicher macht.

Ich mag meinen Schutzengel. Da gibt's nix! Hand aufs Herz, er ist einer der ganz wenigen, der dir nicht auf den Wecker geht, wenn er ständig an deinen Fersen klebt. Schon oft hat er mir meinen Allerwertesten gerettet. Frage nicht. Als Kind habe ich ihm jeden Abend eine Minute vor dem Einschlafen geschenkt. Irgendwann aber vergisst du ihn. Nicht mehr wichtig und du bist zu aufgeklärt, zu modern, alles Humbug und überhaupt. Doch vor einiger Zeit habe ich wieder Kontakt mit ihm aufgenommen. Während meines meditativen Laufens. Auf deinem Mini-Jakobsweg kannst du deinem Schutzengel alles anvertrauen, was an deiner Seele nagt. Quasi seelische Entschlackungskur.

GANZ WICHTIG: Vergiss das »Danke« nicht! Du wirst sagen, das ist sowieso sein Job, mir Gutes zu tun und so. Schon richtig, aber »Danke« verleiht Schutzengeln noch größere Flügel. Du freust dich ja auch, wenn dir jemand dankt, wenn du etwas für jemanden erledigst. Zudem verfeinerst du deine Dankeskultur, du wirst anfangen, anderen für »Selbstverständlichkeiten« zu danken. Du wirst dich selber nicht wiedererkennen.

UND SO GEHT DAS: Lauf locker und vor allem langsam los. Die Laufbewegung entspringt aus der Mitte, aus der Hüfte. Das Energiezentrum schlechthin. Arme und Oberkörper bewegen sich diagonal zur

Hüfte. Rechte Hüfte nach vorn, linker Arm nach vorn, linke Hüfte, rechter Arm ... Atme durch die Nase ein und aus, damit verhindert man auch, zu schnell zu laufen und außer Atem zu geraten. Denn außer Atem ist außer sich sein. Während man so lächelnd vor sich hinläuft, beginnt man mit dem Schutzengel-Herzens-Gespräch. Geistig, quasi im inneren Monolog. »Mein lieber Schutzengel, bitte für mich um ...« Oder: »Mein lieber Schutzengel, stärke und beschütze mich«, »Mein lieber Schutzengel, hilf mir, loszulassen«, »Danke lieber Schutzengel, schön, dass es dich gibt«. Mit der Zeit entwickelt man schon sein eigenes Schutzengel-Mantra. Anfangs reichen fünf Minuten Herzensmeditation im Laufen. Im Zuge der Zeit und Übung wird man sich steigern. Während des Schutzengelgesprächs fokussiert man sich automatisch auf den gegenwärtigen Augenblick. Stellt das Grübeln und Kreisen um das kleine Ego ein. Bleibt im Hier und Jetzt. Und das ist heilsam. Das hält jung.

Übrigens: Die Mini-Medi ist auch super beim Wandern und Gehen, da kannst du diese Worte auch laut oder halblaut vor dir hersagen, denn Gehen ist noch gemächlicher als Laufen. Und du kannst ihn überall und sofort beschreiten, deinen ganz kleinen Jakobsweg.

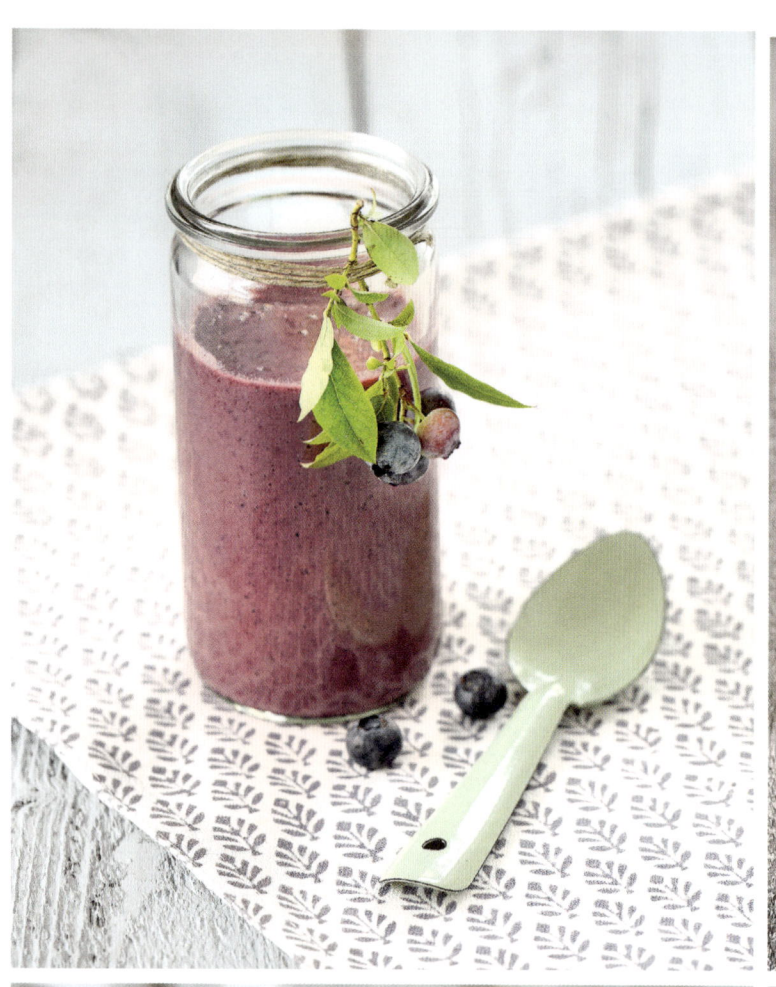

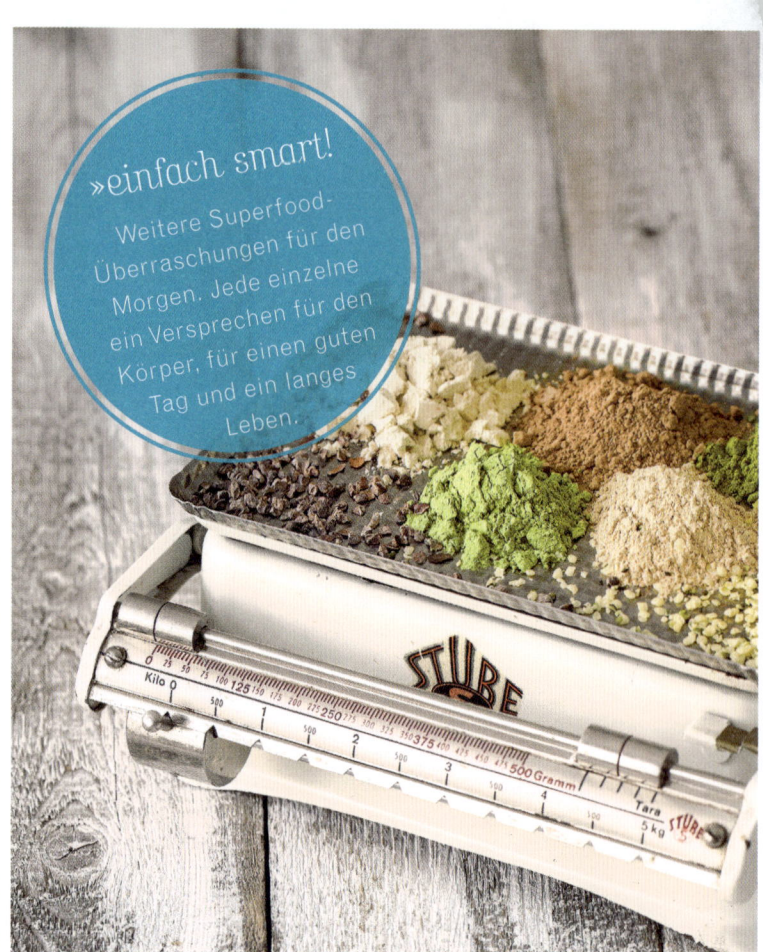

»einfach smart!

Weitere Superfood-Überraschungen für den Morgen. Jede einzelne ein Versprechen für den Körper, für einen guten Tag und ein langes Leben.

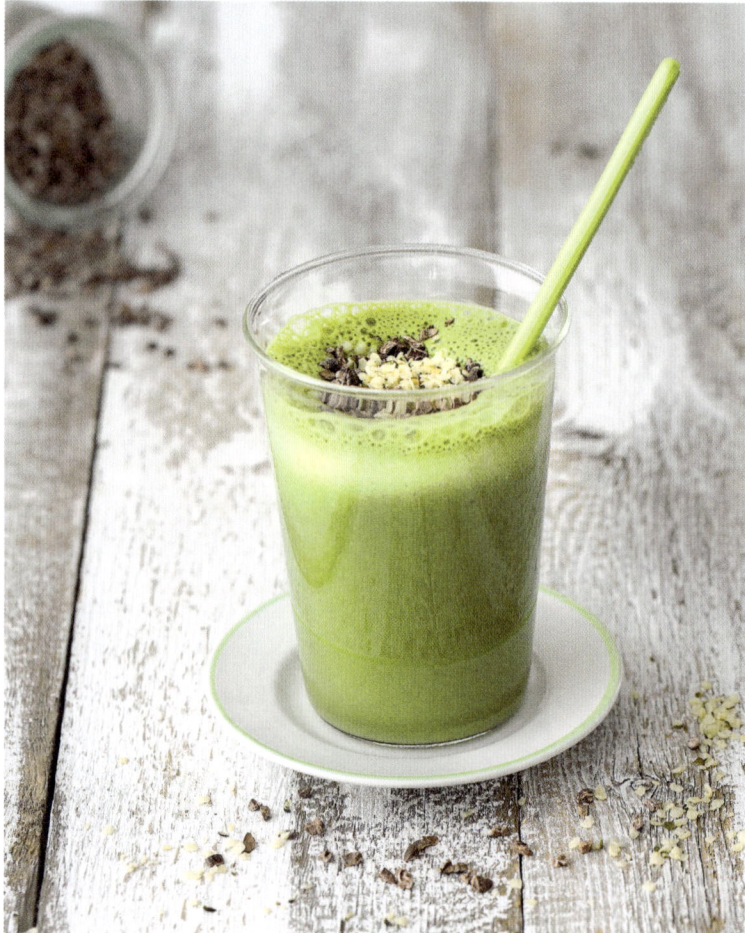

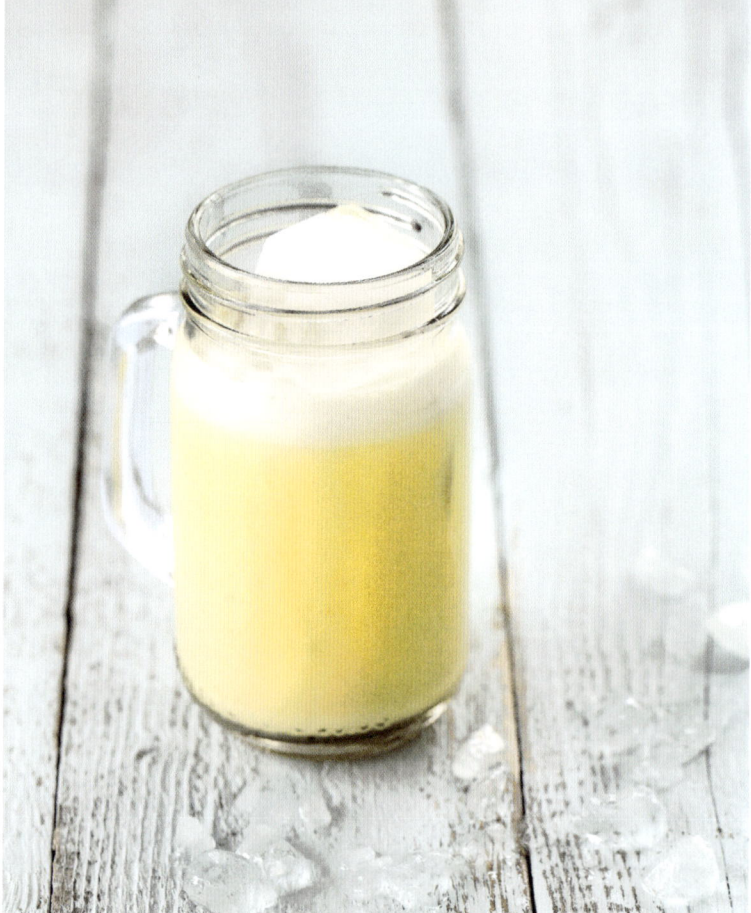

Fatburner-Cocktail

FÜR 2 GLÄSER À 300 ML — 10 MIN.

200 g Heidelbeeren (frisch oder
   tiefgekühlt und aufgetaut)
1 Grapefruit
2 TL Bio-Kokosöl
Saft von 1 Limette
250 ml Buttermilch
1 EL Leinsamen, geschrotet
4 TL Hefeflocken
1 Prise Cayennepfeffer

Die frischen Heidelbeeren verlesen und abbrausen. Die äußere Schale der Grapefruit abschälen, die weiße Haut dranlassen. Das Kokosöl schmelzen. Grapefruit in Stücke schneiden. Heidelbeeren, Grapefruit und Limettensaft im Standmixer grob mixen. Buttermilch, Kokosöl, Leinsamen, Hefeflocken und Cayennepfeffer zugeben und auf hoher Stufe 1–2 Minuten zu einem cremigen Smoothie mixen.

PRO GLAS 11 g EW, 7 g F, 13 g KH

Superfood-Powder-Drink

FÜR 2 GLÄSER À 200 ML — 5 MIN.

180 g Erbseneiweißpulver
60 g geschälte Hanfsamen
50 g Moringa-Pulver
60 g Maca-Pulver
50 g Gerstengraspulver
1 TL Vanillemark

Alle Zutaten in einem Schraubglas mischen. Trocken und dunkel aufbewahren. Für 1 Glas Superfood-Powder-Drink 200 ml Haselnuss- oder Mandelmilch mit 2 EL Superfood-Powder im Mixer 1–2 Minuten cremig mixen.

PRO GLAS 11 g EW, 4 g F, 11 g KH

Spicy Nut Milk

FÜR 2 GLÄSER À 300 ML — 10 MIN.

400 ml Nussmilch (s. S. 197, mit
   allen Nüssen, Mandeln oder
   Kernen möglich; oder Fertigprodukt)
2 TL Gewürzmischung (siehe unten)
2 TL Ahornsirup oder
   Kokosblütenzucker
2 EL Süßlupinenmehl

Die Nussmilch lauwarm erwärmen, Gewürzmischung, Ahornsirup und Süßlupinenmehl zugeben und kurz aufmixen. Direkt heiß servieren oder mit 4–6 Eiswürfeln in Schraubgläser geben, kräftig schütteln und kalt genießen.

PRO GLAS 5 g EW, 4 g F, 12 g KH

» GEWÜRZMISCHUNGEN — IM MÖRSER FRISCH ZERSTOSSEN

GEWÜRZMISCHUNG I: 4 TL gemahlene Kurkuma, 1 TL Piment, 2 TL gemahlener Kreuzkümmel, 2 TL gemahlener Koriander, 1 TL Cayennepfeffer

GEWÜRZMISCHUNG II: 4 TL gemahlener Zimt, ½ TL Vanillemark, 2 TL Bockshornklee, 1 kleine getrocknete Chilischote, 1 TL frisch geriebene Muskatnuss

Chia fresca

ERGIBT JE 1 L – JEWEILS 10 MIN. + 2–12 STD. QUELLEN + 1 STD. ZIEHEN

3 EL Chia-Samen
4 Stängel Minze
Saft von 2 Limetten

1. Die Chia-Samen in 200 ml Wasser verrühren, bis keine Klümpchen mehr zu sehen sind. Das Chia-Samen-Gel 2–3 Stunden quellen lassen, je länger, desto besser.

2. Die Minze abbrausen und trocken schütteln. Das Chia-Samen-Gel mit 800 ml frischem kaltem Wasser, Limettensaft und Minze in eine Karaffe füllen und 1 weitere Stunde ziehen lassen.

PRO 1 L 6 g EW, 8 g F, 2 g KH

»VARIANTEN

ACEROLA CHIA FRESCA
Das **Chia-Samen-Gel** mit **300 ml Acerola-Muttersaft**, **500 ml Wasser** und **Saft von 2 Limetten** mischen. **4 Stängel Minze** zugeben und 1 Stunde ziehen lassen.

PRO 1 L 6 g EW, 8 g F, 20 g KH

ANANAS CHIA FRESCA
200 g frische **Ananas** fein pürieren und mit dem **Chia-Samen-Gel**, **600 ml Wasser**, **Saft von 2 Limetten** und **4 Stängeln Minze** in eine Karaffe füllen. 1 Stunde ziehen lassen.

PRO 1 L 7 g EW, 8 g F, 27 g KH

GRAPEFRUIT CHIA FRESCA
300 ml frisch gepresster **Grapefruitsaf**t mit dem **Chia-Samen-Gel**, **500 ml Wasser**, **Saft von 2 Limetten** und **4 Stängeln Minze** in eine Karaffe füllen. 1 Stunde ziehen lassen.

PRO 1 L 8 g EW, 8 g F, 26 g KH

BLAUBEER CHIA FRESCA
Das **Chia-Samen-Gel** mit **200 ml Blaubeer-Sanddorn-Mark** (s. Tipp links), **600 ml Wasser** und **Saft von 2 Limetten** mischen. **4 Stängel Minze** zugeben und 1 Stunde ziehen lassen.

PRO 1 L 7 g EW, 9 g F, 13 g KH

»Blaubeer-Sanddorn-Mark
Für das Blaubeer-Sanddorn-Mark **400 g Blaubeeren** mit **100 ml Sanddornmark** fein pürieren. Den Vorrat in sterilisierte Gläser oder Flaschen füllen und verschließen. Oder in Eiswürfelbehälter geben und gefrieren.

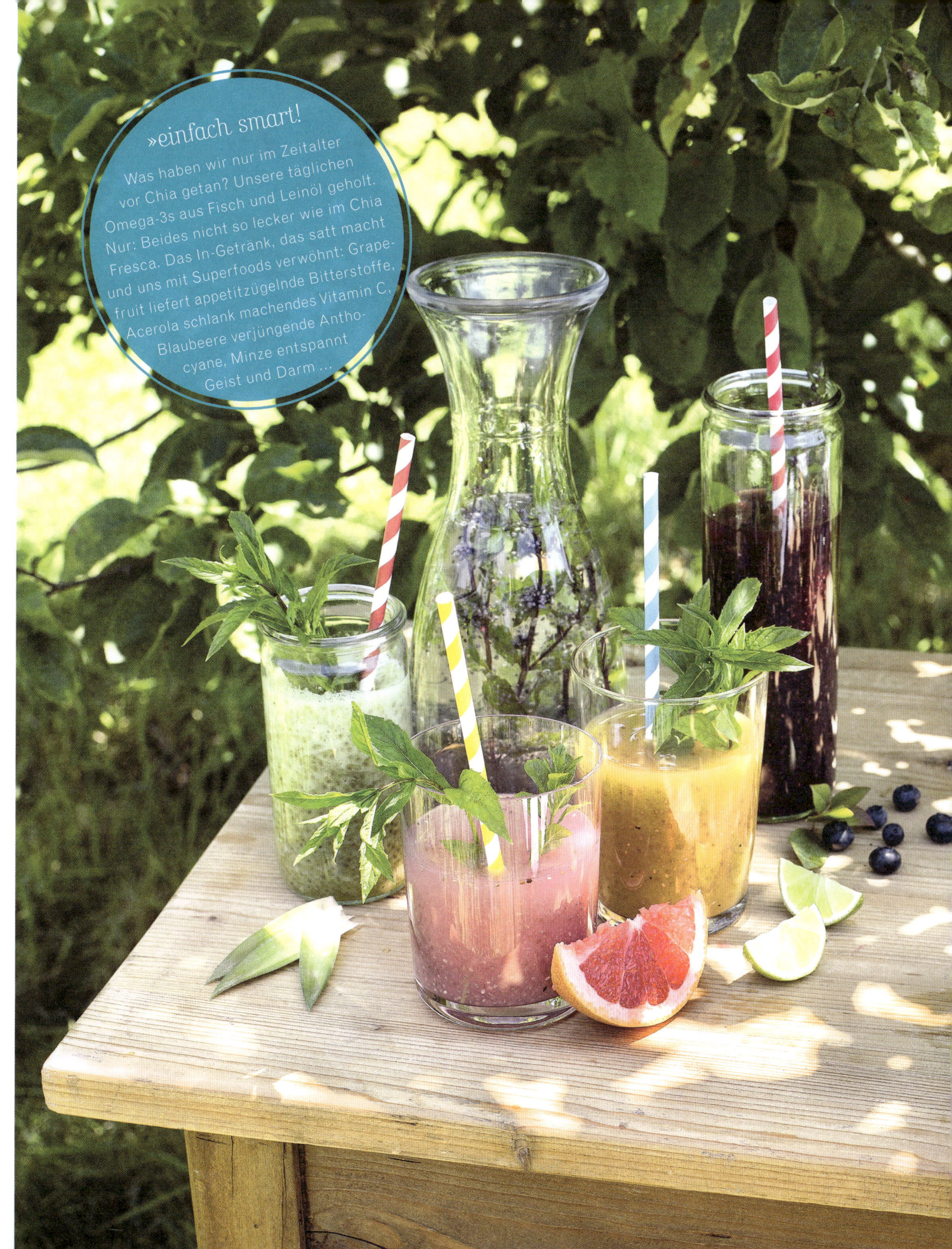

Power-Drinks für jeden Tag

FÜR JE 2 GLÄSER À 200 ML – 10–30 MIN.

»Kurkuma-Paste

50 g gemahlene Kurkuma mit **100 ml Wasser** unter Rühren aufkochen. 1–2 Minuten köcheln lassen, bis eine dickliche Paste entstanden ist. In ein sterilisiertes Schraubglas füllen. Im Kühlschrank 1 Woche haltbar.

»Tipp

Um einen Vorrat anzulegen, die Chia-Mischung abkühlen lassen, in eine Eiswürfelform füllen und einfrieren. Nach Bedarf pro Portion 3–4 Eiswürfel mit kalter oder heißer Mandelmilch aufgießen.

POWER-LASSIE

4 getrocknete Aprikosen klein schneiden, **3 Stängel Minze** abbrausen, trocken schütteln und die Blätter abzupfen. **300 g Ziegenjoghurt**, Aprikosen, Minze, **Saft von 1 Zitrone, 1 Msp. gemahlener Kardamom** und **300 ml kaltes Wasser** im Standmixer fein pürieren. **1 EL Walnussöl** zugeben und kurz untermischen. Mit **Eiswürfeln** servieren.

PRO GLAS 6 g EW, 20 g F, 12 g KH

GOLDEN MILK

Für 1 Glas Golden Milk **250 ml Getreide- oder Nussmilch** (s. S. 197) mit **1–2 TL Kurkuma-Paste, ½ TL gestoßenem Szechuanpfeffer** und **1 Prise Gewürznelken** aufkochen. **1 TL Bio-Kokosöl** zugeben und aufmixen. Nach Belieben mit etwas **Ahornsirup, Kokosblütenzucker** oder **Akazienhonig** süßen.

PRO GLAS 1 g EW, 8 g F, 17 g KH

BLACK ENERGY

400 ml Nussmilch (s. S. 197) erhitzen. **3 EL Rohkakaopulver, 1 Prise Meersalz, ½ TL gemahlener Zimt, ½ TL frisch geriebene Muskatnuss, ½ TL zerstoßene Gewürznelken** und **1 EL Akazienhonig** mischen. Mit **100 ml heißem Wasser** aufgießen und glatt rühren. Gewürzmischung in zwei Tassen geben, mit der Nussmilch aufgießen.

PRO GLAS 7 g EW, 11 g F, 10 g KH

SANDDORN-KOKOS-DRINK

300 ml Kokoswasser mit **60 ml Sanddornmark, 2 TL geriebenem Ingwer** und **1–2 EL Ahornsirup** in einen hohen Becher geben und mit dem Pürierstab kurz durchmixen. Im Sommer mit **Eiswürfeln** servieren.

PRO GLAS 1 g EW, 0,6 g F, 14 g KH

MANDEL-CHAI

400 ml Wasser mit **2 Sternanis, 1 Zimtstange, 1 TL zerstoßenem schwarzem Pfeffer, 1 TL Gewürznelken, 5 zerstoßenen Kardamomkapseln** und etwa **10 Ingwerscheiben** in einem Topf aufkochen. 10 Minuten ziehen lassen. Erneut aufkochen, **4 TL schwarzen Blatt-Tee** zugeben und den Topf vom Herd nehmen. 5–7 Minuten ziehen lassen, anschließend abseihen. Die Chai-Mischung in zwei Gläser geben und mit **je 100 ml heißer oder kalter Mandelmilch** aufgießen. Nach Geschmack mit **Akazienhonig** süßen.

PRO GLAS 1 g EW, 1 g F, 8 g KH

»einfach smart!

Mehr Energie? Hier die Startups der Extraklasse für alt aussehende Morgenmuffel. »Weckamine« der Natur: Kokosöl, Kakao, Kurkuma, Minze, Aprikose, Muskat, Nelke, Zimt …

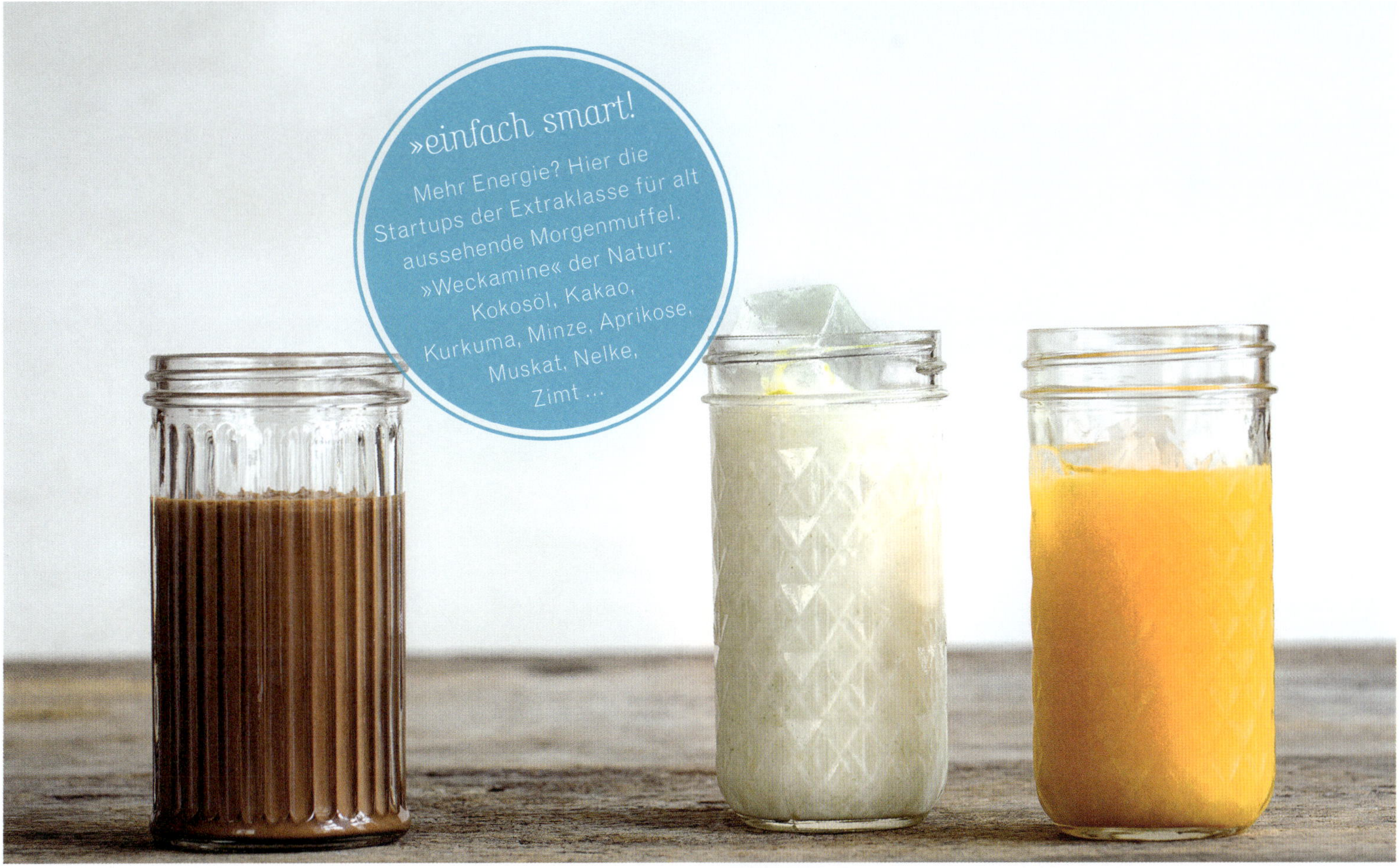

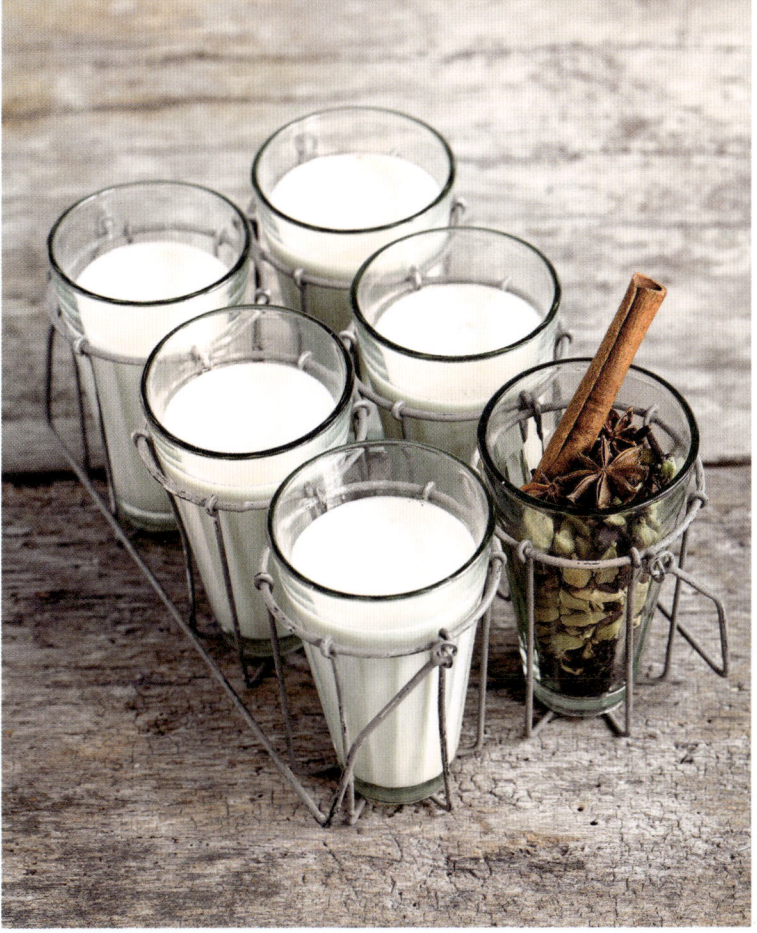

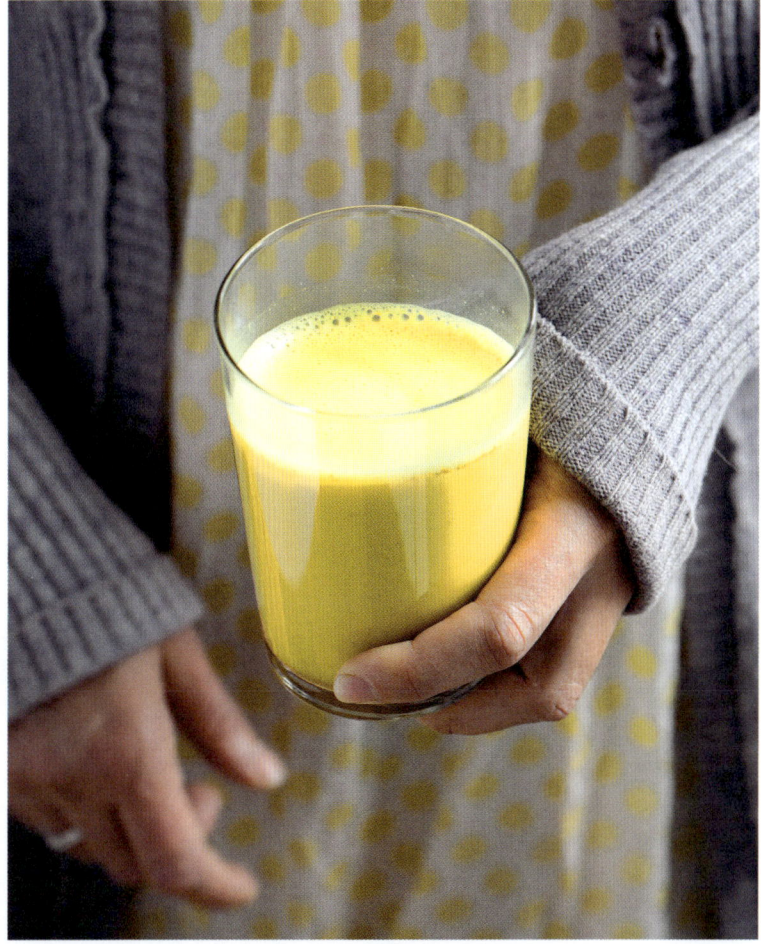

START
IN DEN TAG

Frühstücken wie ein Kaiser? Jupp, wenn man danach sechs Stunden hart auf dem Feld arbeitet. Alle anderen sollten sich davor hüten, schon morgens den Schalter auf Kohlenhydratverbrennung zu switchen. Ein gutes Kopfarbeiter-Frühstück liefert viel Eiweiß, kaum Kohlenhydrate. Die einen mögen nur einen Bulletproof-Coffee, die anderen sind glücklich mit einem Smoothie. Oder darf es ein leckerer Früchtebrei sein, ein herzhaftes Eier- oder Fischfrühstück? Alles da!

Vegane Protein-Power aufs Brot

Wir wissen ja, dass Wurst das Leben verkürzt. Lässt man sie weg? Klar! Das wird ganz leicht mit unseren veganen Brotaufstrichen, die uns schon morgens mit pflanzlichem Eiweiß versorgen. Von dem haben wir alle zu wenig – das raubt Energie, Muskulatur, Jugend und gute Laune. Unsere Big-Five-Aufstriche bringen ein Plus aufs Konto.

Erbsenwurst

ERGIBT ETWA 200 G – 20 MIN. + ETWA 1 STD. KOCHEN

100 g geschälte, getrocknete
    grüne Erbsen
Meersalz
frisch gemahlener schwarzer Pfeffer
1 EL Apfelessig
2 EL gehackte Petersilie
1 TL gehackter Thymian
2 EL Leinsamen, geschrotet
1 EL zarte Haferflocken
Olivenöl

1. Die Erbsen mit 350 ml Wasser zum Kochen bringen. Auf kleinster Temperatur etwa 1 Stunde weich kochen. Gegebenenfalls gerade so viel Wasser nachgießen, dass die Erbsen nicht anbrennen.

2. Den Topf vom Herd nehmen. Die Erbsen mit einer Gabel zerdrücken und mit Salz und Pfeffer kräftig abschmecken. Apfelessig, Kräuter, Leinsamen und Haferflocken unterrühren. Die Masse auf ein eingeöltes Backpapier geben und zu einer Rolle formen. Die Seiten eindrehen und mit Garn zubinden. Die Erbsenwurst im Kühlschrank abkühlen und gut durchziehen lassen.

PRO PORTION (À 25 G) 3 g EW, 1 g F, 6 g KH

»Leberwurst«

ERGIBT ETWA 200 G – 20 MIN.

1 Zwiebel
40 g Bio-Kokosöl
1 TL getrockneter Majoran
150 ml Gemüsebrühe (s. S. 50)
20 g frische Hefe
2 EL zarte Haferflocken
Meersalz
frisch gemahlener schwarzer Pfeffer

Die Zwiebel abziehen und sehr fein würfeln. Zwiebelwürfel im Kokosöl 2–3 Minuten anschwitzen. Majoran zugeben, beiseitestellen. Die Gemüsebrühe mit der zerbröckelten Hefe unter Rühren aufkochen. Die Zwiebelschmelze dazugeben. Haferflocken einrühren und kurz aufkochen, mit Salz und Pfeffer abschmecken. In ein sterilisiertes Schraubglas füllen und kalt stellen. Im Kühlschrank etwa 3 Tage haltbar.

PRO PORTION (À 25 G) 1 g EW, 5 g F, 2 g KH

»Frischkäse« mit Kräutern

ERGIBT ETWA 150 G – 15 MIN.

30 g Kokosöl
1 Bund gemischte Kräuter
  (nach Saison und Geschmack)
120 g Seidentofu
Meersalz
frisch gemahlener schwarzer Pfeffer

Das Kokosöl schmelzen. Die Kräuter abbrausen, trocken schütteln, die Stiele entfernen und die Blätter hacken. Den Seidentofu und die Kräuter mit dem Pürierstab 1–2 Minuten mixen, bis eine intensiv grüne Farbe entstanden ist. Das Kokosöl langsam einfließen lassen und untermixen. Mit Salz und Pfeffer abschmecken. In ein Glas füllen und mindestens 1 Stunde kalt stellen. Im Kühlschrank etwa 3 Tage haltbar.

PRO PORTION (À 30 G) 2 g EW, 6 g F, 1 g KH

Linsencreme

ERGIBT ETWA 150 G – 10 MIN. + 15 MIN. KOCHEN

100 g rote Linsen
4 getrocknete, in Öl eingelegte
  Tomatenfilets
1 EL Tomatenmark
1 TL gehackter Rosmarin
2 EL Olivenöl
Meersalz
frisch gemahlener schwarzer Pfeffer

1. Die Linsen in einem Sieb abspülen und mit 300 ml Wasser zum Kochen bringen. Bei geschlossenem Deckel 13–15 Minuten weich kochen. Abkühlen lassen.

2. Die Linsen mit den Tomatenfilets, Tomatenmark, Rosmarin und Olivenöl in einem Zerkleinerer zu einer feinen Paste verarbeiten. Mit Meersalz und Pfeffer abschmecken. Im Kühlschrank etwa 3 Tage haltbar.

PRO PORTION (À 30 G) 6 g EW, 8 g F, 11 g KH

Brokkoli-Kürbiskern

FÜR ETWA 200 G – 20 MIN.

200 g Brokkoli
1 Zwiebel
1 EL Olivenöl
2 EL Kürbiskerne
Meersalz
frisch geriebene Muskatnuss
1 EL Kürbiskernöl

1. Den Brokkoli putzen, waschen und klein schneiden. Zwiebel abziehen und würfeln. Beides im heißen Olivenöl 1–2 Minuten anschwitzen. 200 ml Wasser angießen und bei geschlossenem Deckel und mittlerer Temperatur etwa 10–12 Minuten weich dünsten. Anschließend abkühlen lassen.

2. Den Brokkoli abgießen und zusammen mit den Kürbiskernen in einem Zerkleinerer zu einer feinen Paste verarbeiten. Mit Salz und frisch geriebener Muskatnuss abschmecken. Das Kürbiskernöl unterrühren. In ein Schraubglas füllen. Im Kühlschrank etwa 3 Tage haltbar.

PRO PORTION (À 25 G) 3 g EW, 6 g F, 1 g KH

Budwig-Quark

FÜR JE 2 PERSONEN – JEWEILS 5 MIN.

250 g Magerquark
4–5 EL Milch
Saft von ½ Zitrone
2 EL Leinöl
2–3 EL Schnittlauchröllchen
   (oder gehackte Kräuter
   nach Saison)
Meersalz
frisch gemahlener schwarzer Pfeffer

Den Magerquark mit Milch cremig rühren. Zitronensaft, Leinöl, Schnittlauch zugeben, mit Meersalz und Pfeffer abschmecken, gut verrühren.

PRO PORTION 13 g EW, 16 g F, 7 g KH

»VARIANTE

Für eine süße Variante statt Schnittlauch, Salz und Pfeffer **1–2 EL Akazienhonig** zugeben und den Quark mit **Leinsamen** und **Granatapfelsamen** bestreuen.

PRO PORTION 14 g EW, 16 g F, 19 g KH

»Tipp
Mit etwas weniger Milch verrührt wird der herzhafte Budwig-Quark zum leckeren Aufstrich aufs Protein-Kerne-Samen-Brot (s. S. 53) oder zum Dip mit Gemüse.

Ghee-Obst

FÜR 2 PERSONEN – 15 MIN.

2 EL Cashewkerne
300 g gemischtes Obst (z.B. Pfirsich,
   Aprikosen, Zwetschgen, Pflaumen,
   Mirabellen)
1 EL Ghee (indisches Butterschmalz)
½ TL gemahlener Zimt
2 Msp. gemahlener Kardamom

1. Die Cashewkerne grob hacken. Das Obst waschen, halbieren, entsteinen und klein schneiden.

2. Ghee in einem kleinen Topf zerlassen. Obst und Cashewkerne dazugeben und etwa 1 Minute bei niedriger Temperatur erwärmen. Mit Zimt und Kardamom würzen.

PRO PORTION 4 g EW, 21 g F, 26 g KH

»Tipp
Nach Saison kann variiert werden. Im Frühsommer mit Rhabarber, im Sommer mit Brom- oder Stachelbeeren, mit Zwetschgen oder Mirabellen. Im Herbst Weintrauben, Äpfel oder Birnen verwenden. Nüsse und Kerne nach Belieben austauschen. Das Ghee-Obst mit Magerquark, Leinöl und Akazienhonig mischen.

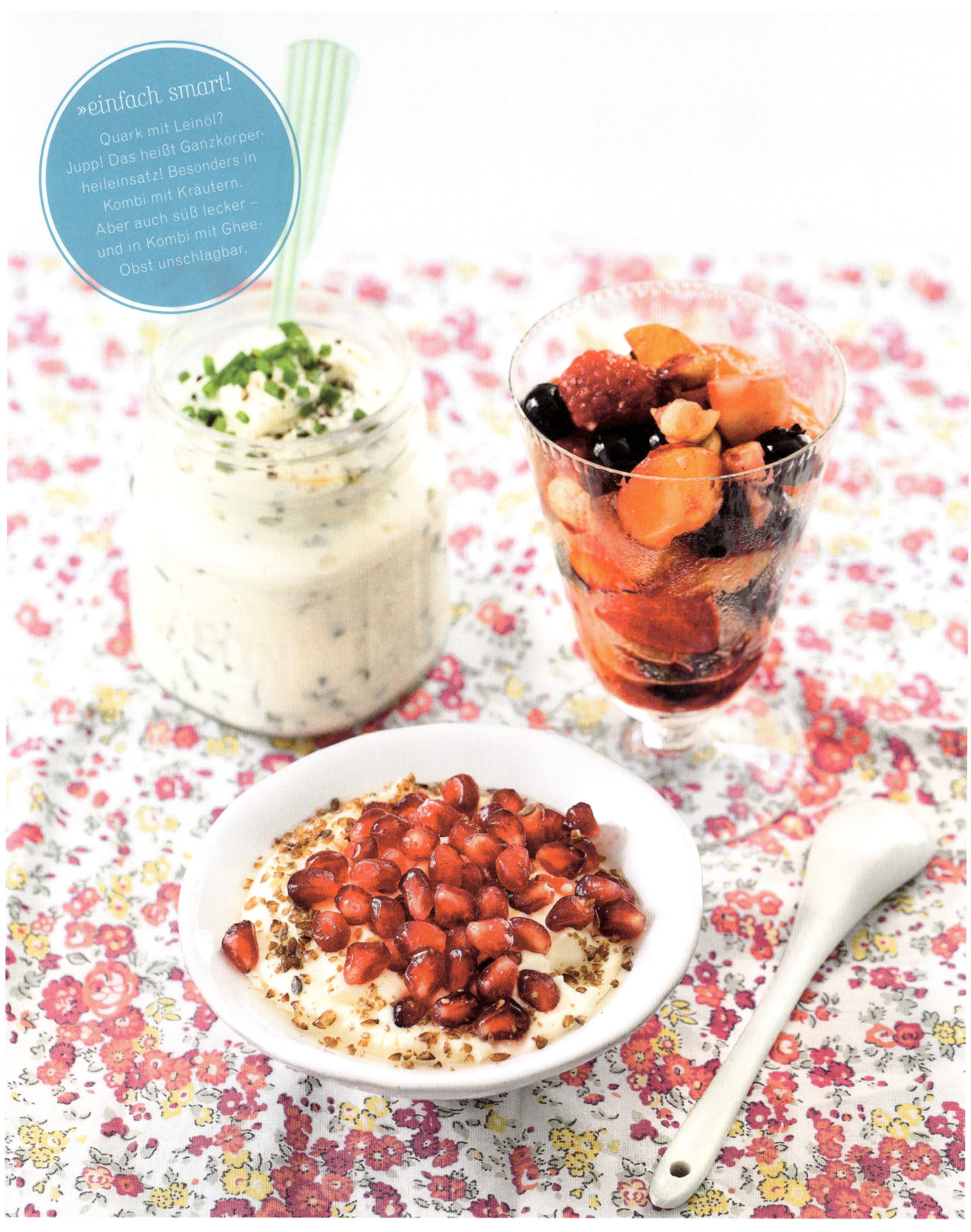

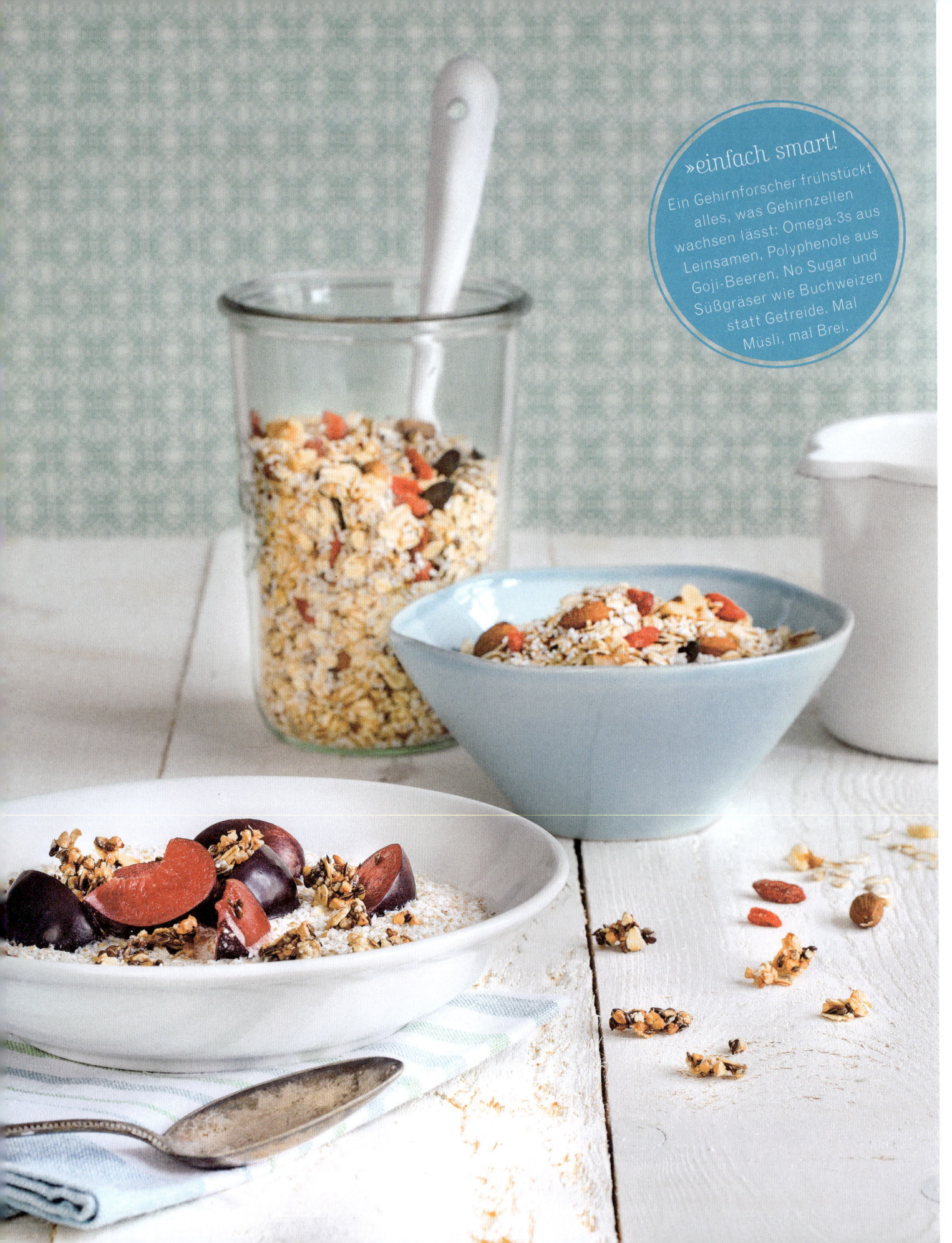

»einfach smart!

Ein Gehirnforscher frühstückt alles, was Gehirnzellen wachsen lässt: Omega-3s aus Leinsamen, Polyphenole aus Goji-Beeren, No Sugar und Süßgräser wie Buchweizen statt Getreide. Mal Müsli, mal Brei.

Müsli-Mix für Gehirnforscher

ERGIBT 1 KG – 10 MIN.

500 g kernige Haferflocken
50 g Buchweizen, ganz
50 g gepuffter Amaranth
50 g geschälte Hanfsamen
je 50 g Sonnenblumen-, Kürbis-,
　Mandelkerne
50 g Goji-Beeren
50 g geschroteter Leinsamen
100 g Walnusskerne, gehackt

1. Haferflocken und Buchweizen in einer Pfanne unter Rühren einige Minuten anrösten. Beiseitestellen und abkühlen lassen. Die Haferflockenmischung mit den restlichen Zutaten in einer Schüssel vermengen. Die Müslimischung am besten in ein Bügelverschlussglas füllen. An einem dunklen, kühlen Ort aufbewahren.

2. Mit Milch, Nussmilch oder Joghurt servieren oder über Obstsalat bröseln.

PRO PORTION (À 50 G) 9 g EW, 11 g F, 22 g KH

Buchweizen-Pflaumen-Traum

FÜR 2 PERSONEN – 20 MIN. + 1 STD. EINWEICHEN

60 g Buchweizengrütze oder
　geschroteter Buchweizen
1 EL kernige Haferflocken
1 EL Leinsamen
1 EL Buchweizen, ganz
½ EL Vollrohrzucker
4 Pflaumen
200 ml Kefir

1. Die Buchweizengrütze in einem Sieb waschen und mit Wasser bedeckt 1 Stunde einweichen. Haferflocken, Leinsamen und Buchweizen in einer Pfanne ohne Fett etwa 2 Minuten unter Wenden anrösten. Den Vollrohrzucker darüberstreuen und schmelzen lassen. Mit einem Holzlöffel vermischen und zügig auf ein großes Stück Backpapier verteilen. Abkühlen lassen.

2. Die Pflaumen waschen, halbieren, entsteinen und in Spalten schneiden. Den eingeweichten Buchweizen in einem Sieb gründlich abspülen, mit dem Kefir pürieren. Den Buchweizen-Kefir auf Müslischalen oder tiefe Teller verteilen. Die Pflaumen und den gerösteten Buchweizen darüber streuen.

PRO PORTION 10 g EW, 5 g F, 37 g KH

Onigiri

FÜR 2 PERSONEN – ETWA 1 STD.

80 g Sushi-Reis,
  gründlich gewaschen
Salz
1 TL schwarzer Sesamsamen
4 TL Bonito-Thunfischflocken
1 Nori-Algenblatt (in 4 Streifen
  à ca. 2 x 7 cm)

1. Reis mit 80 ml Wasser und 1 Prise Salz in einen Topf geben, 10 Minuten kalt stehen lassen. Anschließend bei geschlossenem Deckel 10 Minuten auf halber Temperatur kochen. Nun auf ganzer Temperatur 10 Minuten kochen lassen. Vom Herd nehmen und offen 10 Minuten stehen lassen. Auf eine Platte geben, schwarzen Sesam darüberstreuen und abkühlen lassen.

2. 2 EL Reis in der Hand flach drücken, ½ TL Thunfischflocken daraufgeben, zu einer Kugel, dann zu einem Dreieck formen. Nori-Algenblatt um die Onigiri wickeln. Insgesamt acht Onigiri formen.

PRO PORTION 5 g EW, 3 g F, 32 g KH

Nori-Algen-Omelett

FÜR 2 PERSONEN – 10 MIN.

½ Nori-Algenblatt
2 Bio-Eier
1 TL Reisessig
1 TL Akazienhonig
Sesamöl

1. Das Nori-Blatt im Mörser zerreiben oder mit einem Küchenmesser fein hacken. Die Eier mit Nori, Reisessig und Akazienhonig verquirlen. Eine Pfanne mit etwas Sesamöl ausreiben.

2. Die Hälfte der Eiermasse hineingeben und durch Schwenken gleichmäßig dünn in der Pfanne verteilen. Stocken lassen, wenden und herausnehmen. Pfanne erneut mit Öl ausreiben und ein zweites Omelett backen. Die Omeletts aufrollen und in 2 cm lange Röllchen schneiden.

PRO PORTION 1 g EW, 1 g F, 2 g KH

Matcha-Hirse-Creme

FÜR 2 PERSONEN – 10 MIN.

6–7 EL gepuffte Hirse
100 g Naturjoghurt
2 TL Akazienhonig
1 TL Walnussöl
1 TL Matcha-Tee-Pulver
1 kleine Mango

Die gepuffte Hirse mit Naturjoghurt, Akazienhonig, Walnussöl und Matcha-Tee-Pulver verrühren. Die Mango schälen, das Fruchtfleisch vom Kern schneiden und würfeln. Mit der Matcha-Hirse-Creme in kleine Gläser füllen.

PRO PORTION 6 g EW, 6 g F, 37 g KH

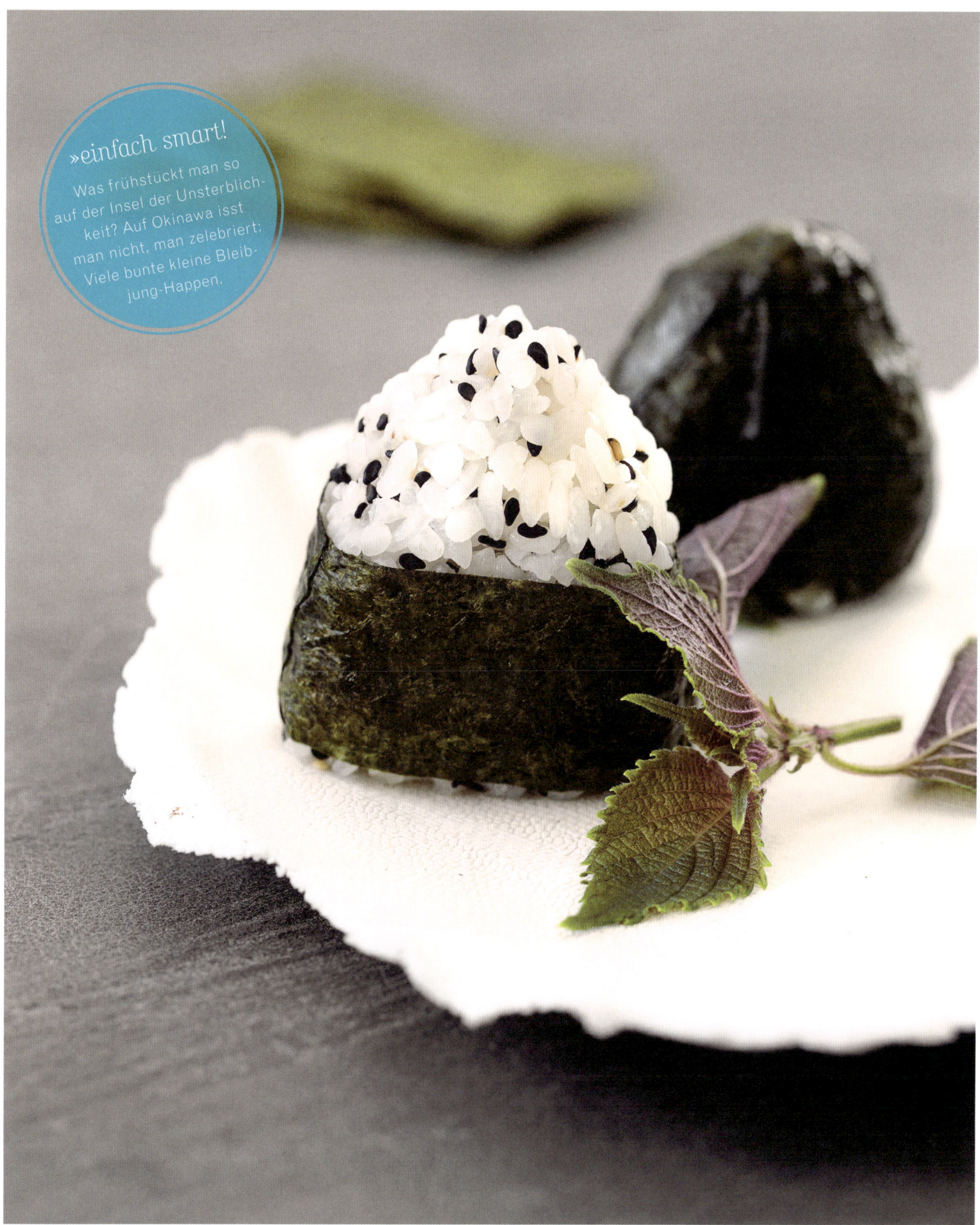

Nur kein Stress

Einfacher gesagt, als getan. Auch bei mir geht's ab und an mal so richtig drunter und drüber. Dann steigt der Puls, bleibt der Atem weg. Macht nichts. Mit ein paar Tricks kann man die Intelligenz des Körpers nutzen, das Gehirn überlisten, Verspannungen lösen, das Nervensystem beruhigen.

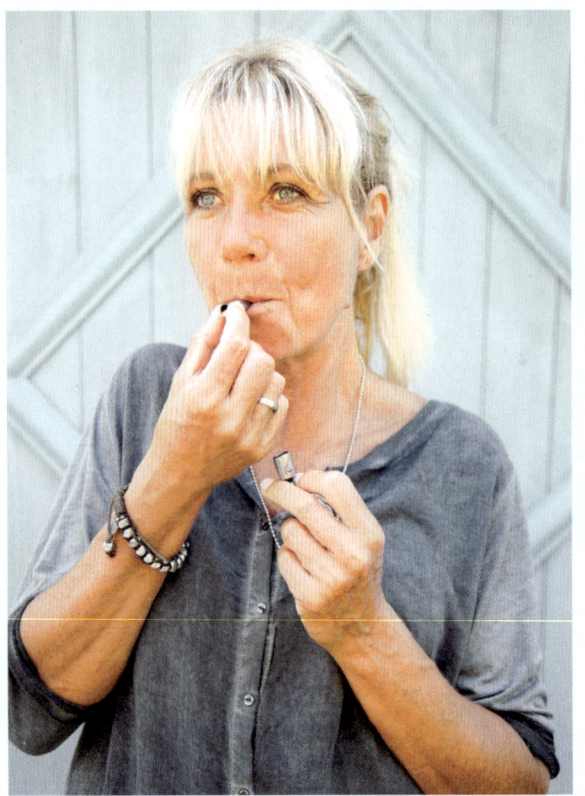

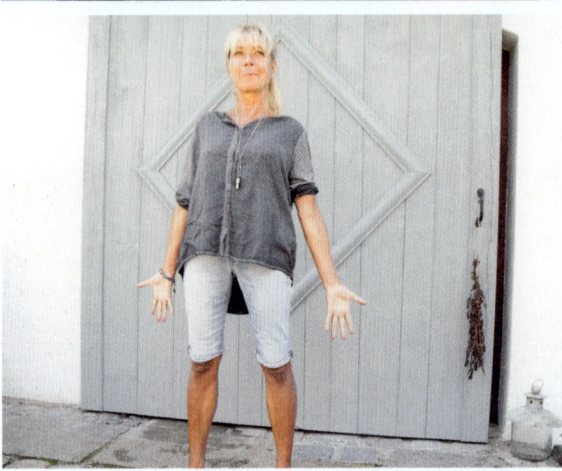

LOVETUNER
528 Hertz. Ein Klang, der heilt, Zufriedenheit und Ruhe bringt. Ein Instrument für alle, die keine Zeit zum Meditieren haben. Bringt sofort ins Hier und Jetzt. Fünfmal lang reinpusten, verlängert die Ausatmung, aktiviert dadurch den Parasympathikus, beruhigt die Nerven.

YOGA-BAUM
Auf ein Bein stellen, an der Balance arbeiten, sich konzentrieren, sofort das Grübeln abstellen. Fuß gegen Wade oder Oberschenkelinnenseite stellen. Knie nach außen öffnen. Hände in Gebetshaltung vor der Brust oder nach oben Richtung Himmel strecken. Tief atmen. Zehn Atemzüge lang. Bein wechseln.

ANSPANNEN, UM LOSZULASSEN
Reflexive Muskelentspannung nach Jacobson: Hände zur Faust ballen, für einige Sekunden so fest wie möglich anspannen. Loslassen und dem entspannten Zustand nachspüren. Wiederholen. Funktioniert mit dem ganzen Körper.

WECHSELATMUNG

Vor lauter Stress vergessen wir oft zu atmen. Die Wechselatmung beruhigt das Nervensystem. Abwechselnd verschließen Daumen und Ringfinger rechtes und linkes Nasenloch. Links einatmen, rechts zu, kurz beide Nasenhälften schließen, Atem halten. Rechts ausatmen, links zu. Rechts einatmen, Atem halten, links ausatmen. Das ist eine Atemrunde. Fünfmal.

TIEF ATMEN ENTSPANNT

Ein trainierter Brustkorb erhöht das Atemminutenvolumen, macht stressresistent. So geht's: hüftbreit hinstellen, einatmen, Arme über die Seite nach oben heben, das rechte Handgelenk greifen. Ausatmen, Oberkörper nach links beugen, für ein paar Atemzüge in der Haltung bleiben, spüren, wie die Interkostalmuskeln die Rippen auseinanderziehen. Seite wechseln.

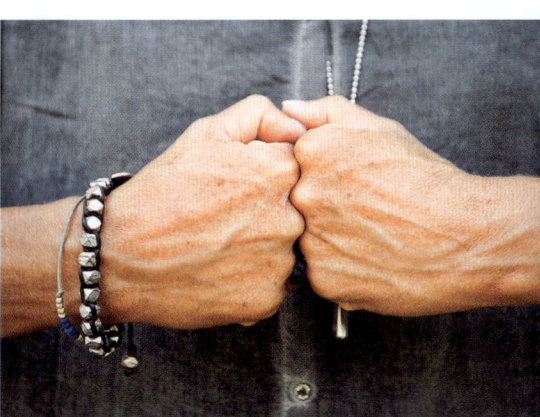

DRUIDEN-FAUST

Das Yoga der Druiden heißt Wyda. Beruhigt Geist und Gedanken, schult Wahrnehmung und Konzentration. Für mehr Energie: Arme seitlich öffnen. Hände vor dem Körper auf Nabelhöhe zusammenführen. Faust schließen. Fingerknöchel und Daumen berühren sich. Spüren, wie die Energie fließt. Ein paarmal wiederholen.

Superfood-Omelett

Das Hochdosisprotein namens Omelett ist ein ideales Morgen-Taxi für Superfood: Die Fettsäuren der Avocado ölen die Haut, stärken die Nerven, die Mannoheptulose senkt den Blutzuckerspiegel. Shiitake, der König der Heilpilze, stärkt das Immunsystem und dient in der TCM als Anti-Aging-Mittel. Babyspinat hält unsere Nerven mit Folsäure jung.

FÜR 2 PERSONEN – 15 MIN.

1 Knoblauchzehe
4 Bio-Eier (Gr. M)
1 Prise Chilisalz (s. S. 59)
½ Avocado
Saft von ½ Zitrone
1 Handvoll Babyspinat
10 Shiitake-Pilze
2 EL Olivenöl

1. Den Knoblauch abziehen und hacken. Die Eier mit Knoblauch und Chilisalz in einen hohen Becher geben und mit dem Pürierstab schaumig mixen.

2. Die Avocado aus der Schale lösen, das in Spalten schneiden und mit Zitronensaft beträufeln. Den Spinat abbrausen und trocken schleudern. Die Shiitake-Pilze trocken abreiben, Stiele entfernen und die Kappen in Streifen schneiden.

3. Das Olivenöl in einer großen Pfanne erhitzen, die Pilze darin 2 Minuten anbraten. Die Eimischung dazugeben und durch Schwenken gleichmäßig verteilen. Das Omelett bei mittlerer Temperatur langsam stocken lassen. Spinat und Avocado auf dem Omelett verteilen und zusammenklappen. Halbieren und auf zwei Tellern anrichten.

PRO PORTION 2 g EW, 12 g F, 2 g KH

»Tipp

Das Superfood-Omelett kann mit 100 g kleinen Lachswürfeln verfeinert werden. Diese einfach über das noch flüssige Ei streuen und mitstocken lassen.

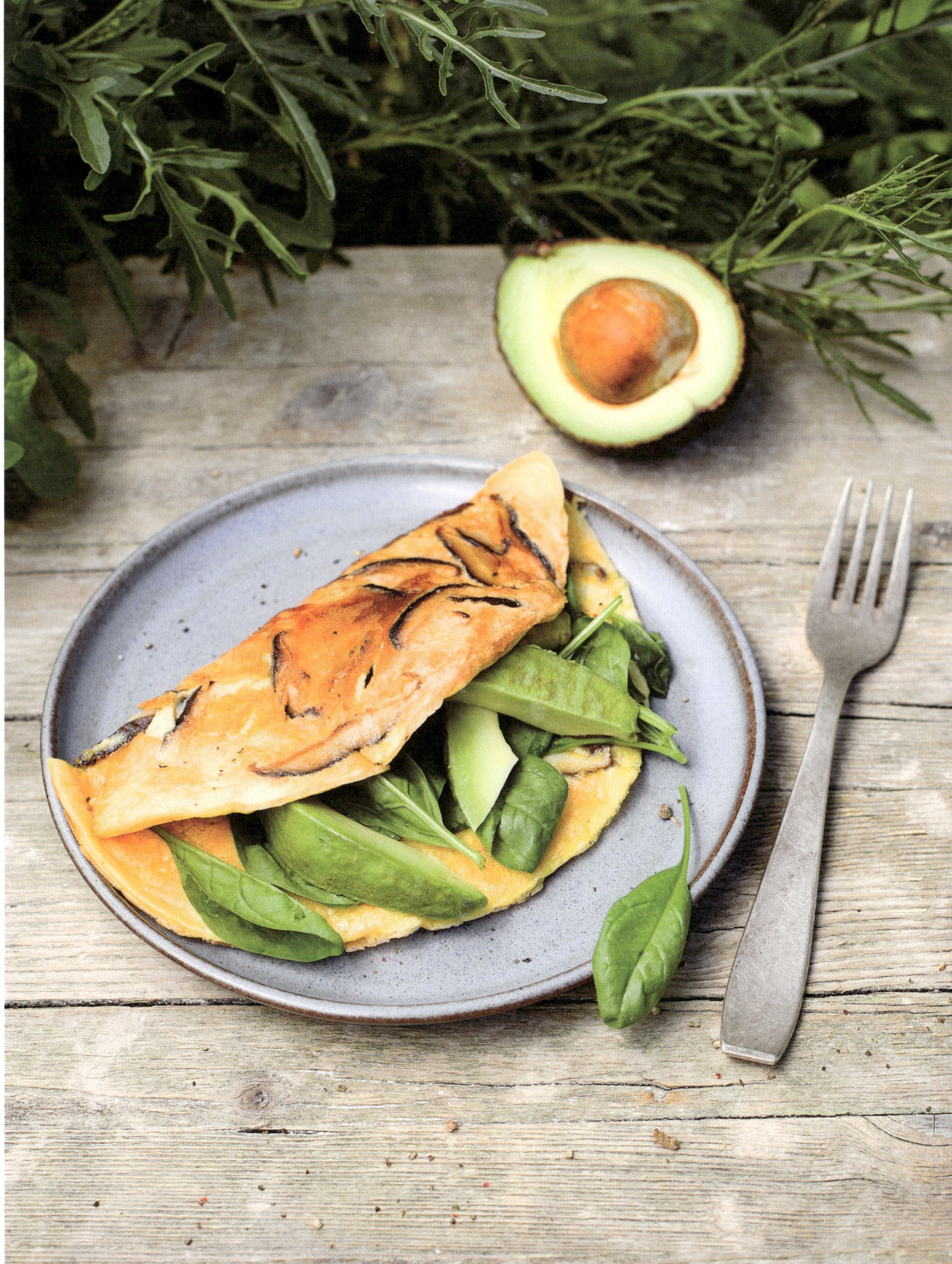

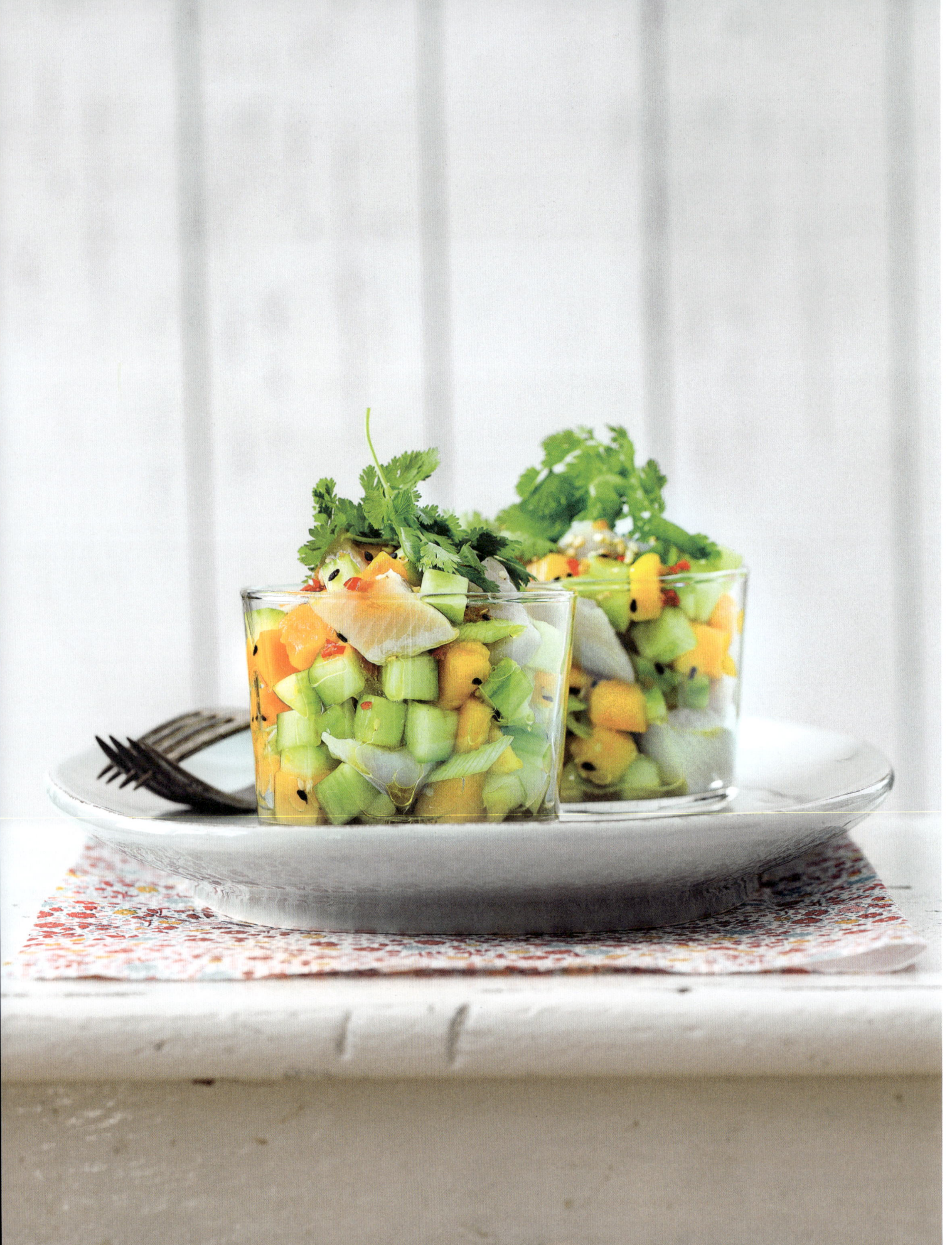

Mango-Matjes-Salat

Zwei Heringe die Woche und man hat ausgesorgt mit Omega-3-Fettsäuren. Fürs Hirn, die gute Laune, geschmeidige Zellwände, für ein gesundes Herz, einen geregelten Appetit. Gute Kombi: Ingwer hemmt Entzündungen, lindert Schmerzen (Arthrose) und fördert die Verdauung. Koriander entgiftet – und die Mango hält mit Beta-Carotin die Haut jung.

FÜR 2 PERSONEN – 15 MIN.

2 Matjes-Doppelfilets
½ Mango, geschält
1 kleine Salatgurke
2 Frühlingszwiebeln
1 TL geriebener Ingwer
1 rote Chilischote, klein gewürfelt
2 EL Bio-Tamari
  (glutenfreie Sojasauce)
2 EL Olivenöl
je 1 TL heller und schwarzer
  Sesamsamen
frisch gemahlener schwarzer Pfeffer
½ Bund Koriander, gehackt

1. Die Matjes-Filets abbrausen, trocken tupfen und in Stücke schneiden. Die Mango würfeln. Die Gurke waschen, schälen und würfeln. Die Frühlingszwiebeln waschen, putzen und in Ringe schneiden.

2. Den Ingwer mit Chili, Sojasauce, Olivenöl, Sesam und Frühlingszwiebeln in einer Schüssel mischen.

3. Matjes, Mango und Gurke abwechselnd in zwei Gläser schichten. Die Schichten mit der Marinade beträufeln und mit Pfeffer würzen. Zuletzt mit frisch gehacktem Koriander bestreuen.

PRO PORTION 9 g EW, 26 g F, 9 g KH

»Tipp
Am Vortag zubereiten, über Nacht durchziehen lassen und am nächsten Morgen schmecken lassen.

Haferbrei mit Blaubeeren

FÜR 2 PERSONEN – 15 MIN.

360 ml Mandelmilch
  s. S. 197, mit allen Nüssen,
  Mandeln, Kernen möglich;
  oder Fertigprodukt)
60 g zarte Haferflocken
etwa 10 ungeschälte Mandeln
100 g Blaubeeren
½ TL gemahlener Zimt
2 TL Leinöl
1 EL Ahornsirup

1. Die Mandelmilch in einem Topf aufkochen, die Haferflocken einstreuen. Unter Rühren erneut aufkochen. Den Topf vom Herd nehmen und die Haferflocken 5 Minuten quellen lassen. Die Mandeln grob hacken. Die Blaubeeren abbrausen.

2. Den Haferbrei auf zwei Schüsseln verteilen. Blaubeeren und Mandeln darüberstreuen. Mit Zimt, Leinöl und Ahornsirup verfeinern.

PRO PORTION 7 g EW, 15 g F, 25 g KH

Quinoa-Goji-Bowl mit Kokosmilch

FÜR 2 PERSONEN – 10 MIN. + 20 MIN. KOCHEN

60 g Quinoa
100 ml Kokosmilch
1 TL gemahlene Kurkuma
2 frische Feigen
200 g Naturjoghurt
2 EL gemahlene Bio-Traubenkerne
½ EL Kokosblütenzucker
2 EL Goji-Beeren

1. Quinoa in einem Sieb heiß waschen, abtropfen lassen und mit der Kokosmilch, 100 ml Wasser und der Kurkuma in einen Topf geben. Aufkochen und bei mittlerer Temperatur etwa 20 Minuten köcheln lassen. Die Feigen waschen und vierteln. Den Joghurt mit Traubenkernen und Kokosblütenzucker mischen.

2. Quinoa in Frühstücksschalen füllen, kurz abkühlen lassen. Joghurt, Goji-Beeren und Feigenstücke darauf verteilen.

PRO PORTION 12 g EW, 18 g F, 37 g KH

Aprikosen-Hirse-Frühstück

FÜR 2 PERSONEN – 15 MIN. + 10 MIN. KOCHEN

70 g Goldhirse
200 ml Nussmilch (s. S. 197,
  mit allen Nüssen, Mandeln,
  Kernen möglich; oder
  Fertigprodukt)
5 Aprikosen
300 ml Buttermilch
2 EL Sanddornmark, ungesüßt
1 Handvoll Walnusskerne, grob
  gehackt

1. Die Goldhirse abspülen, abtropfen lassen und mit der Nussmilch in einen Topf geben. Aufkochen und 10 Minuten bei mittlerer Temperatur kochen lassen. Vom Herd nehmen und weitere 10 Minuten ausquellen, dann abkühlen lassen. Die Aprikosen waschen, entsteinen und in Spalten schneiden.

2. Die Buttermilch in tiefe Teller gießen, die Hirse darauf verteilen. Mit Sanddornmark beträufeln. Zuletzt die Aprikosenstücke und grob gehackten Walnusskerne darüberstreuen.

PRO PORTION 13 g EW, 13 g F, 37 g KH

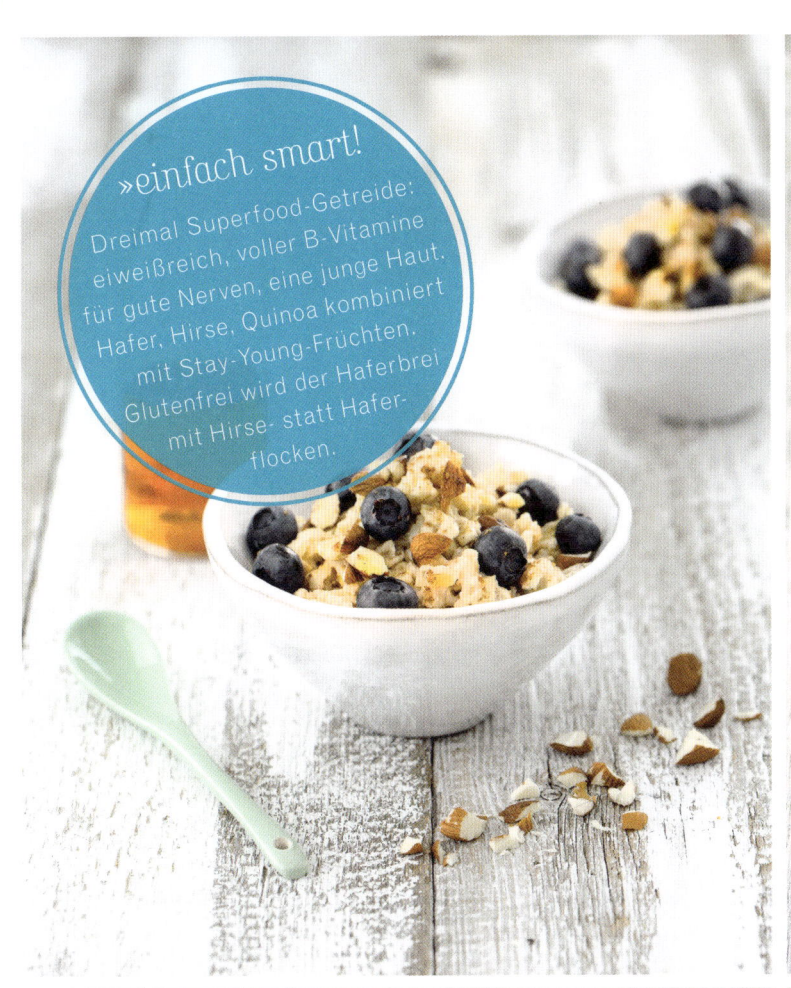

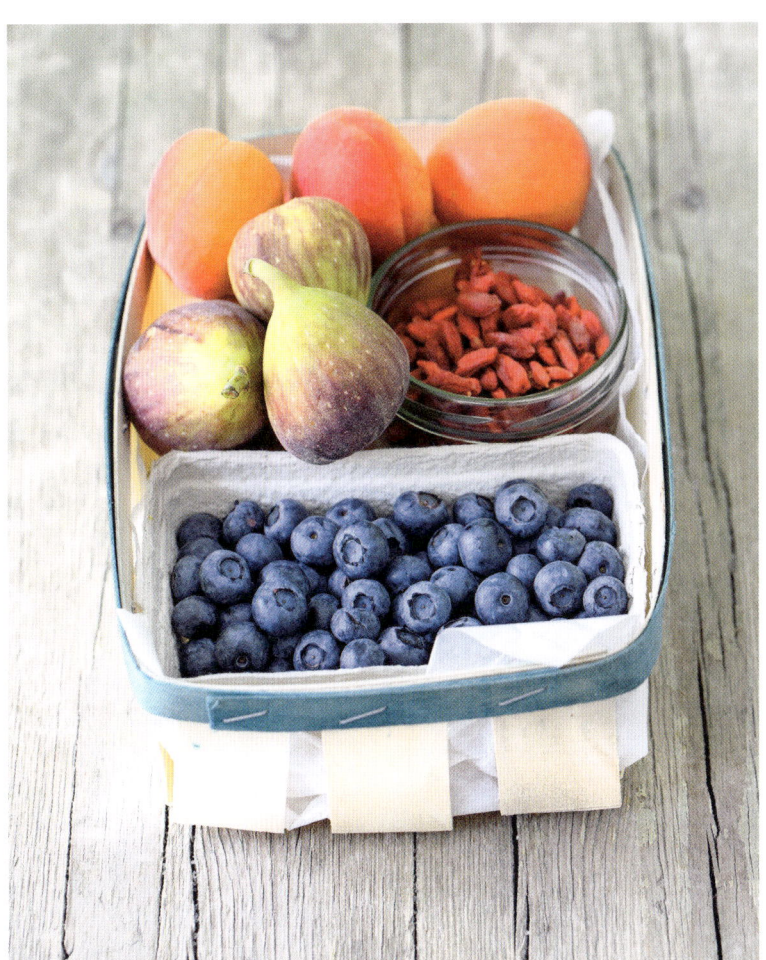

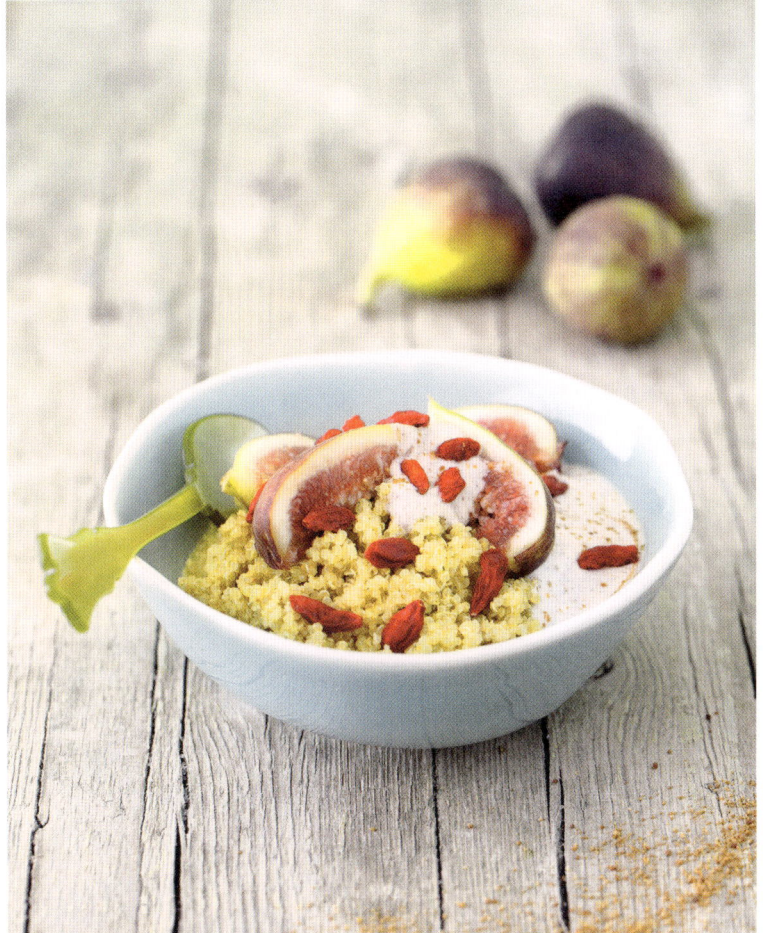

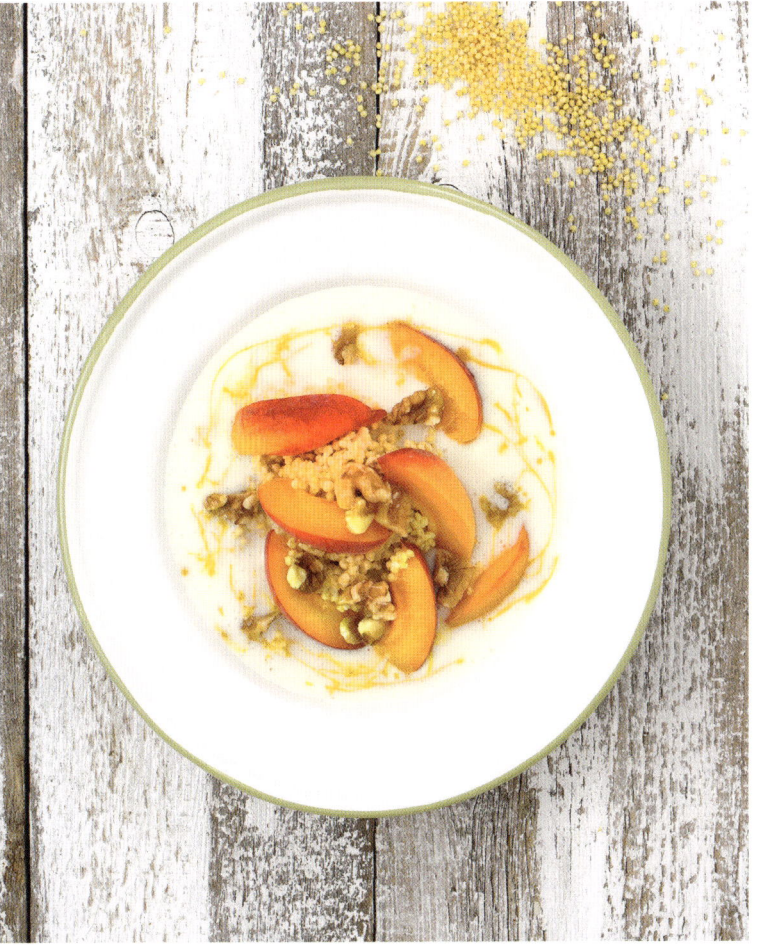

Orientalische Frischkäsebällchen

Eiweiß, Milchsäurebakterien, Koriander, Kreuzkümmel – für die Wiege der Gesundheit ein Festmahl. Unser Mikrobiom dort unten freut sich über jedes Bällchen. Korianders ätherisches Öl Linalool hilft, die Leber zu entgiften. Die Chilischote sorgt für gute Laune und drei Gramm Kreuzkümmel gemischt mit einem Becher Joghurt helfen nachweislich beim Abnehmen.

FÜR 1 GLAS À 500 ML – 20 MIN. + 1–2 TAGE ABTROPFEN

500 g Naturjoghurt
1 TL Meersalz
je ½ TL gemahlener Koriander und
  Kreuzkümmel
1 Knoblauchzehe
1 kleine rote Chilischote
1 unbehandelte Zitrone
Olivenöl

1. Ein Sieb mit einem feuchten, gut ausgewrungenen Geschirrtuch auslegen und eine Schüssel darunter stellen. Den Joghurt mit Meersalz verrühren und in das Tuch geben. Zum Abtropfen für 1–2 Tage in den Kühlschrank stellen.

2. Koriander und Kreuzkümmel in einer Pfanne ohne Fett kurz anrösten, bis die Gewürze zu duften beginnen. Knoblauch abziehen und halbieren. Chilischote waschen, trocken tupfen und in Ringe schneiden. Zitrone heiß waschen, trocken tupfen und die Schale mit dem Sparschäler dünn abziehen.

3. Aus dem abgetropften Joghurt walnussgroße Kugeln formen und mit den Gewürzen in ein sauberes Glas schichten. Mit Olivenöl auffüllen, bis alles gut bedeckt ist. 1–2 Tage im Kühlschrank durchziehen lassen.

4. Die Kugeln »natur« mit dem Gewürzöl servieren oder einige Bällchen vorher in gehacktem Koriander, Petersilie oder Schnittlauch wälzen. Sollte das Olivenöl im Kühlschrank fest werden, 10 Minuten vor dem Anrichten aus dem Kühlschrank nehmen.

PRO PORTION (À 50 G) 3 g EW, 5 g F, 4 g KH

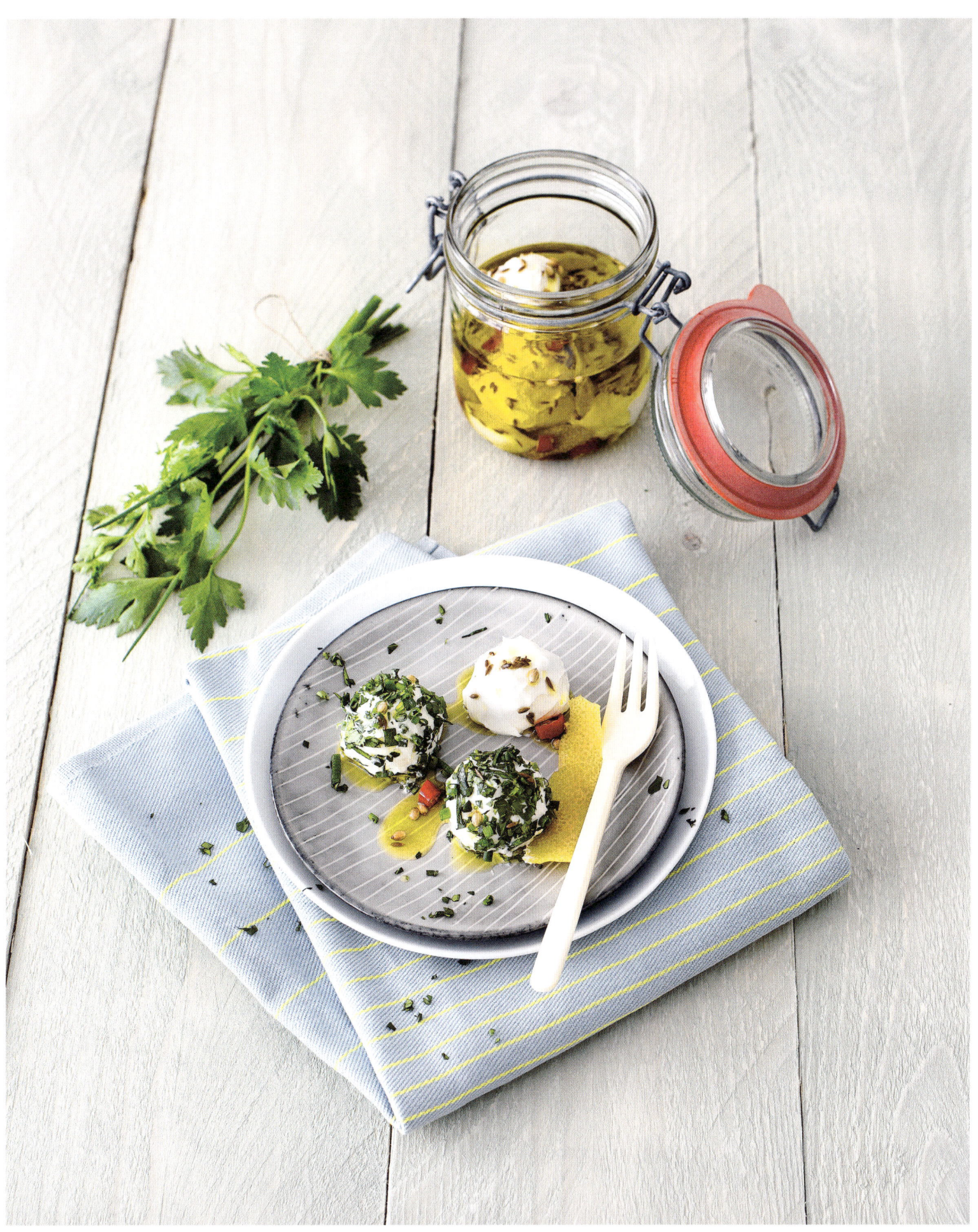

SNACKS

Lust auf Kekse, Popcorn, Eis & Co.? Klar! Nur: Wer ständig snackt (und wer tut das nicht?), lockt auch ständig das Hormon Insulin. Und das macht uns – wenn ohne Unterlass produziert – alt und dick. Das sollten wir uns abgewöhnen. Wenn zwischendurch (ein- bis zweimal) Hunger aufkommt, dann bitte clever an der Smart-Aging-Snacktheke bedienen: mit Vitalstoffen aus Nüssen, Samen, Früchten und kaum Kohlenhydraten. Hier wird jeder fündig: von Energie-Riegel über Power-Kugeln und Protein-Chips bis zur Tatort-Platte ...

Energieriegel

ERGIBT ETWA 9 STÜCK – 20 MIN.

50 g Haselnusskerne
30 g gemischte Nüsse
50 g getrocknete Datteln
50 g getrocknete Aprikosen
50 g Kakaobutter
40 g Rohkakaopulver
¼ TL Meersalzflocken
1 EL Ahornsirup

1. Den Backofen auf 180 °C Ober-/Unterhitze vorheizen. Die Haselnusskerne auf ein Backblech geben und 5 Minuten im Ofen rösten, anschließend abkühlen lassen. Die gemischten Nüsse in grobe Stücke hacken.

2. Datteln, Aprikosen und Haselnusskerne im Zerkleinerer fein hacken. Die Masse auf ein Stück Backpapier geben und mit einem Spatel zu einem etwa 2 cm hohen Quadrat formen. Die gehackten Nüsse und Meersalzflocken daraufgeben und in die Masse drücken. Die Energieriegel in neun gleich Stücke schneiden und im Kühlschrank 15 Minuten ruhen lassen.

3. Inzwischen die Kakaobutter auf etwa 42 °C erwärmen. Kakaopulver und Ahornsirup in eine Schüssel geben, Kakaobutter dazugeben und 1 Minute kräftig rühren, bis alles gut gemischt ist. Die Energieriegel auf ein Kuchengitter legen, mit der Schokolade bestreichen und festwerden lassen.

PRO STÜCK 3 g EW, 12 g F, 9 g KH

Nussriegel

ERGIBT 20–24 STÜCK – 15 MIN. + 30–35 MIN. BACKEN + 2 STD. ABKÜHLEN

20 g Bio-Kokosöl
50 g Erdnusskerne
50 g Mandelkerne
50 g Kürbiskerne
50 g Sonnenblumenkerne
50 g Pistazien
2 EL zarte Haferflocken
2 EL Hanfsamen
50 g Akazienhonig

1. Den Backofen auf 160 °C Ober-/Unterhitze vorheizen. Das Kokosöl schmelzen. Die Erdnusskerne, Mandelkerne und Kürbiskerne hacken (gröbste Stücke max. 2 mm) und mit den restlichen Zutaten zum Kokosöl geben.

2. Eine Auflaufform (etwa 20 x 30 cm) mit Backpapier auslegen. Die Masse einfüllen, glatt streichen und fest andrücken. Im Ofen auf dem mittleren Einschub 30–35 Minuten backen. Aus dem Ofen nehmen und abkühlen lassen. Mit dem Backpapier aus der Form heben und in 20–24 Riegel teilen. In einer gut verschließbaren Dose an einem trockenen Ort aufbewahren.

PRO STÜCK 4 g EW, 8 g F, 3 g KH

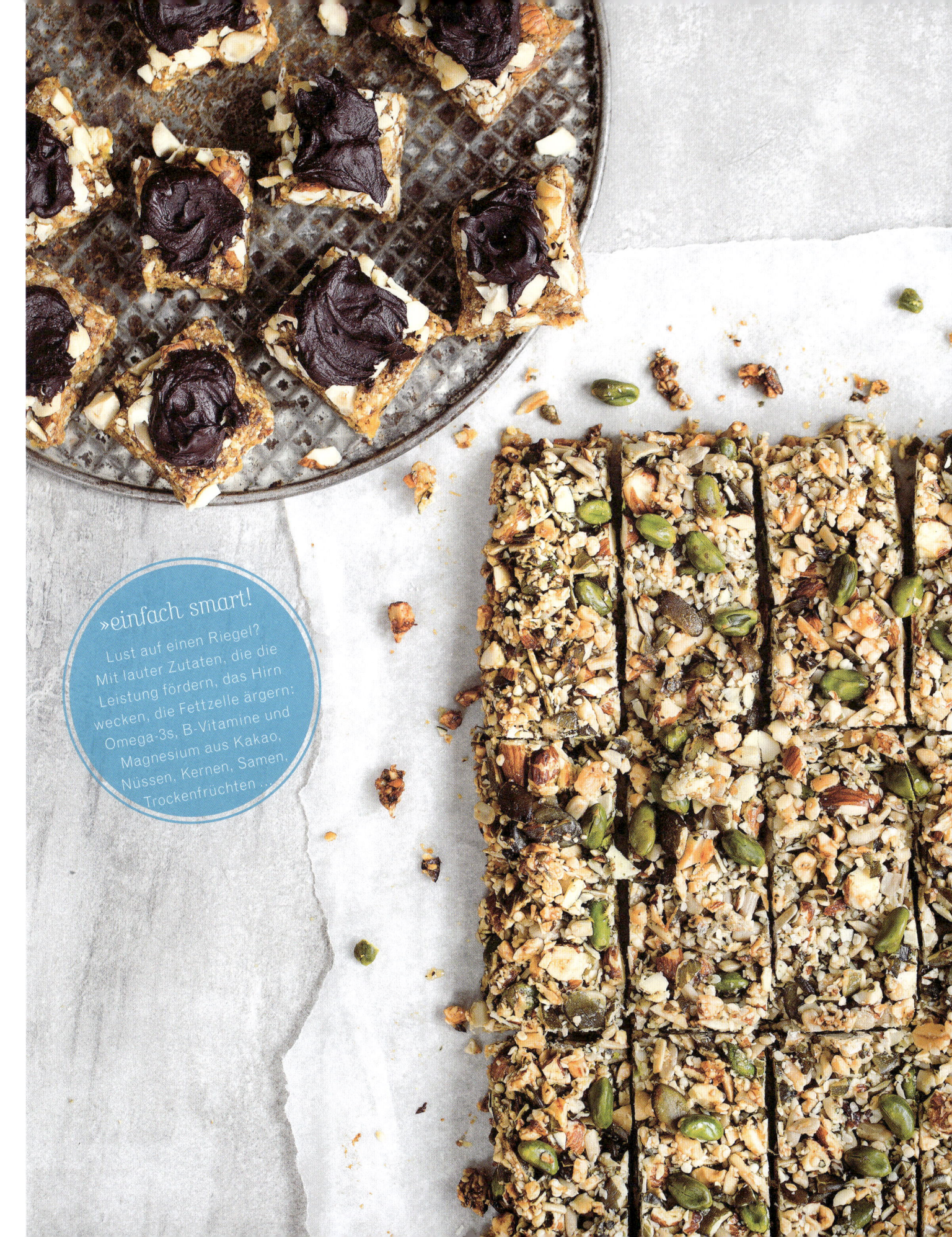

»einfach smart!

Lust auf einen Riegel?
Mit lauter Zutaten, die die
Leistung fördern, das Hirn
wecken, die Fettzelle ärgern:
Omega-3s, B-Vitamine und
Magnesium aus Kakao,
Nüssen, Kernen, Samen,
Trockenfrüchten …

Big Five Power-Kugeln

Von meinen Powerkugeln darf ruhig ein Glas voll auf dem Schreibtisch stehen. Man kann nämlich auch Süßes gesund rollen, sodass man allein durchs Angucken jünger wird. Ja, ja, durchs Essen auch. Dafür stehen Erdmandeln, Chia-Samen, Kakao-Nibs, Nüsse, Hirse, Amaranth, Hanfsamen, Goji-Beeren, Kokosblütenzucker … und natürlich der niedrige GLYX.

Goji-Power-Kugeln

FÜR ETWA 20 KUGELN – 15 MIN.

70 g Mandelmus
30 g Akazienhonig
15 g gepuffter Amaranth
20 g Chia-Samen
30 g Braunhirsemehl
30 g Goji-Beeren, klein gehackt
1 Msp. Vanillemark
1 Prise Meersalz
2 EL Zitronen- oder Orangensaft, frisch gepresst
Bio-Kokosöl

Alle Zutaten in eine Schüssel geben und mit einer Gabel gründlich vermengen. Die Hände zum Formen mit etwas Kokosöl einfetten. Aus der Masse etwa 20 kleine Kugeln formen. 1 Tag durchziehen lassen.

PRO KUGEL 2 g EW, 3 g F, 3 g KH

»Tipp:
Wenn die Masse zu trocken ist, etwas mehr Zitronen- oder Orangensaft zugeben. Ist die Masse zum Formen zu feucht, etwas mehr Braunhirsemehl untermischen.

Schokoholic-Kugeln

FÜR ETWA 20 KUGELN – 15 MIN.

50 g Nusskerne (etwa Walnuss-, Erdnuss- oder Haselnusskerne)
7 Datteln, entsteint
3 EL Kakao-Nibs (Rohkakaobohnen-Splitter, im Bio-Laden oder Reformhaus)
3 EL gepuffter Amaranth
1 EL Braunhirsemehl
1 TL Akazienhonig
Rohkakaopulver zum Wälzen

Die Nusskerne mit den Datteln, Kakaonibs, Amaranth, Braunhirsemehl und Akazienhonig in einer Küchenmaschine fein mahlen, bis eine kompakte Masse entstanden ist. 15–20 kleine Kugeln formen und diese in Kakaopulver wälzen.

PRO KUGEL 2 g EW, 3 g F, 3 g KH

Xunt-Kugeln

FÜR ETWA 20 KUGELN – 15 MIN.

85 g Walnusskerne
25 g Akazienhonig
1 geh. EL zarte Haferflocken
1 gestr. EL Chia-Samen
2 EL Erdmandelmehl
1 EL geschälte Hanfsamen
4 getrocknete Aprikosen
1 Prise Salz
1 EL Leinsamen

Alle Zutaten in einen Mixer geben und zu einer glatten Masse mixen. Mit den Händen 15–20 Kugeln aus der Masse formen.

PRO KUGEL 2 g EW, 4 g F, 2 g KH

»Tipp:
Die Kugeln sind nach dem Formen noch weich und werden durch das Lagern fester und kompakter. In einer verschlossenen Dose aufbewahren.

Wake-up-kick-Kugeln

FÜR ETWA 20 KUGELN – 15 MIN.

80 g Mandelkerne
1 EL Kaffeebohnen
2 EL Kokosblütenzucker
20 g Getreidemischung, gepufft
   (etwa Amaranth, Quinoa, Reis,
   Buchweizen)
1 Prise Meersalz
40 g Roh-Schokolade, fein gehackt
2–3 EL kalter Espresso

Die Mandelkerne mit den Kaffeebohnen im Mixer fein mahlen. Kokosblütenzucker, Getreidemischung, Salz und Schokolade zugeben, dann alles gut vermengen. Nach und nach den Espresso untermixen, bis eine formbare Masse entstanden ist. Mit den Händen 15–20 Kugeln formen.

PRO KUGEL 2 g EW, 3 g F, 2 g KH

Exotische Kugeln

FÜR ETWA 20 KUGELN – 15 MIN.

40 g getrocknete Ananas, Mango
oder Papaya
80 g Cashewkerne
30 g Kokosblütensirup
60 g Dinkel- oder Haferflocken
Schale und Saft von je 1 unbehandelten Orange und Zitrone
1 Prise gemahlener Zimt
1 Prise Chilisalz (s. S. 59)

Das Trockenobst im Mixer grob hacken. Die Cashewkerne mit Kokosblütensirup, Getreideflocken, Zitronen- und Orangenschale, Zimt und Chilisalz zugeben und glatt mixen. 1–2 EL Zitronen- oder Orangensaft untermischen, bis eine formbare Masse entstanden ist. Mit angefeuchteten Händen etwa 20 Kugeln formen.

PRO KUGEL 2 g EW, 2 g F, 6 g KH

Energie, aber sofort!

Sein Energielevel anzuheben, ist gar nicht so schwer. Allein das, was wir essen und trinken, verändert unsere Biochemie, aktiviert unser körpereigenes Drogenköfferchen. Auch wenn wir uns aufrichten, die Brust weiten, tut sich biochemisch messbar was im Körper. Ebenfalls effektiv: unserem Gehirn über unsere Energielinien aktivierende Botschaften schicken, auf Fit- und Wohlfühlmodus schalten. Das geht.

MERIDIANE KLOPFEN

Eine Energiedusche für den ganzen Körper. Geklopft wird entlang des Verlaufes der Energiebahnen. Mit flacher Hand oder Faust. Erst die Arme außen von der Schulter zur Hand, dann innen bis zur Achsel nach oben. Dann vom Unterbauch bis zum Brustkorb, die Beine, außen nach unten, dann innen nach oben. Unterer Rücken und Po. Schultern und Nacken ausklopfen. Zum Schluss Kopf und Gesicht mit den Fingerkuppen bearbeiten.

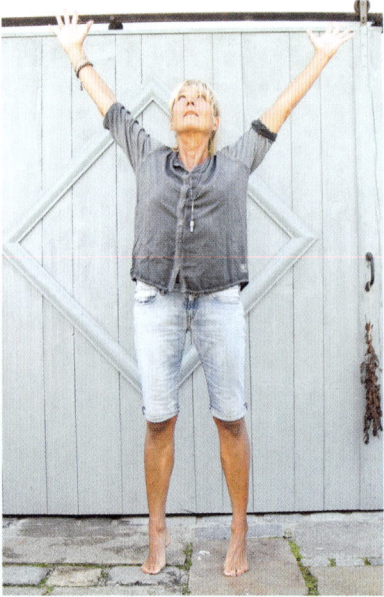

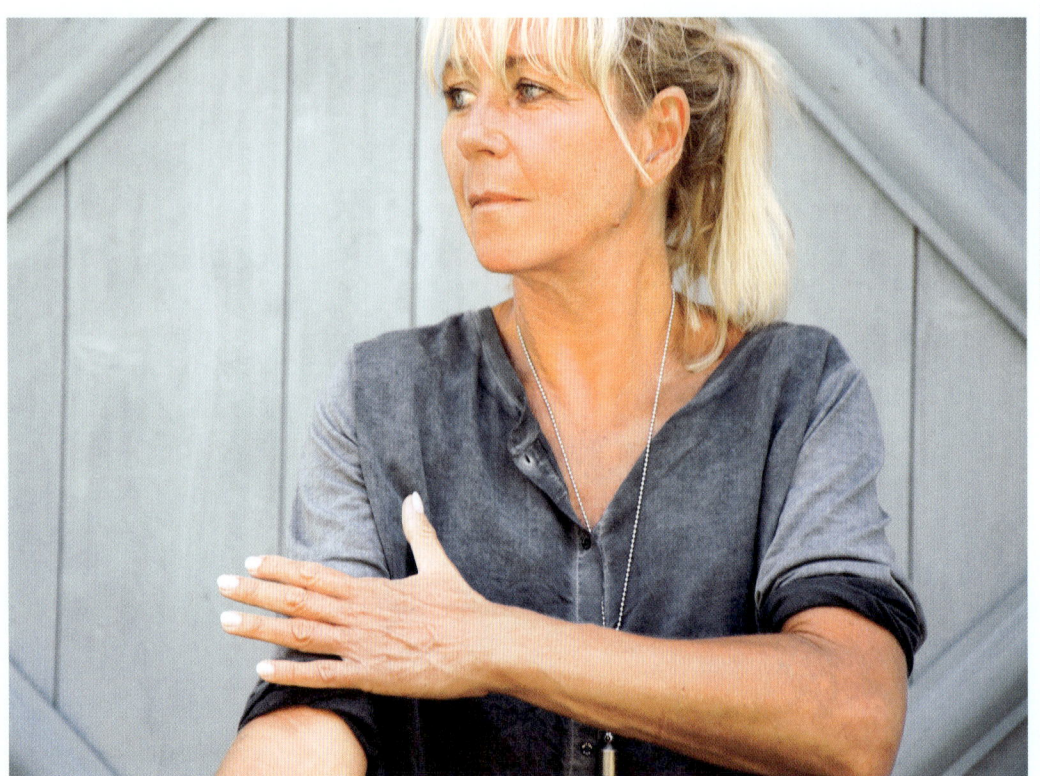

TESTOSTERON-PUSH

Aufrecht hinstellen und schon steigt der Testosteronspiegel an, unser Hormon der Dynamik und des Antriebs. Also: Breitbeinig hinstellen, auf die Zehenspitzen kommen. Arme über die Seite anheben. Wirbelsäule lang, Kinn leicht anheben, Brust raus. Zehnmal tief und gleichmäßig atmen. Alles locker lassen.

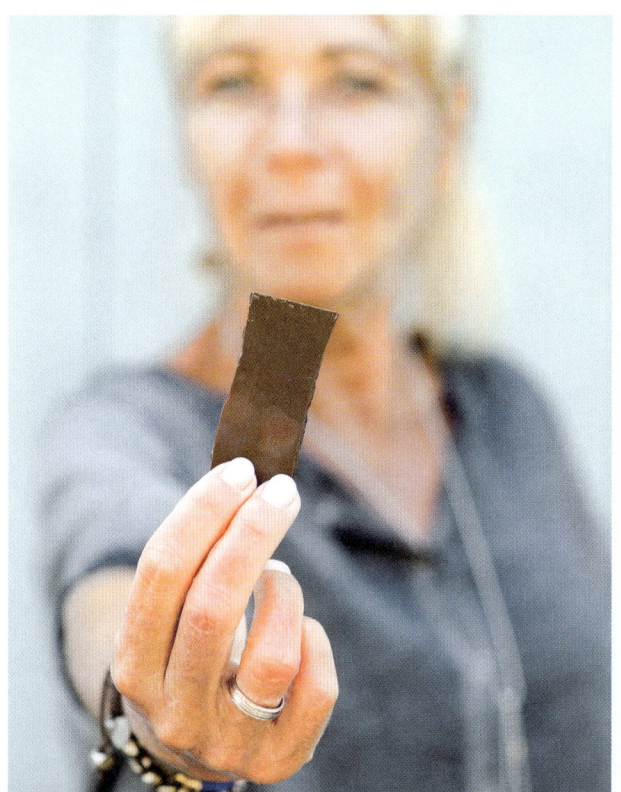

SCHOKO-ENERGIE

Der leckerste Energie-Kick überhaupt: Schokolade. Bitter, mit hohem Kakaoanteil (> 80 Prozent). Am besten raw, hergestellt aus ungerösteten und kalt gemahlenen Bohnen. Heißt mehr Nährstoffe. Antioxidantien für Herz, Gehirn und Gesundheit. Für sofort mehr Energie. Das wirkt. Erst recht mit Kaffeebohnen. Rezept s. S. 198.

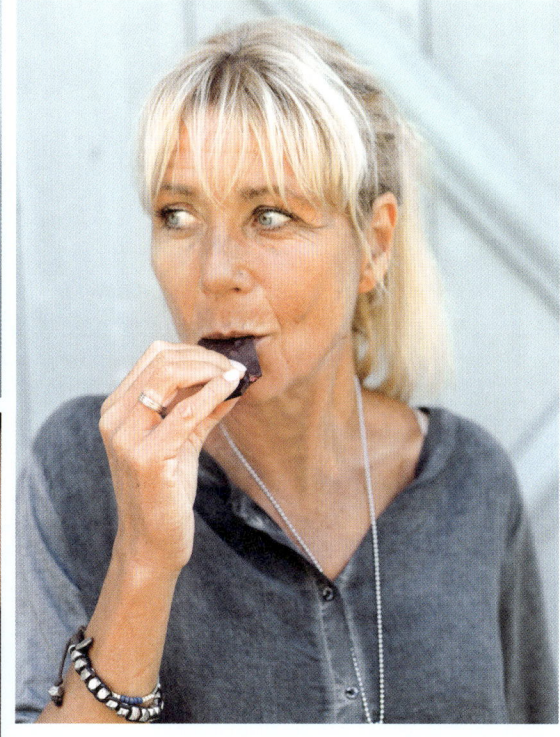

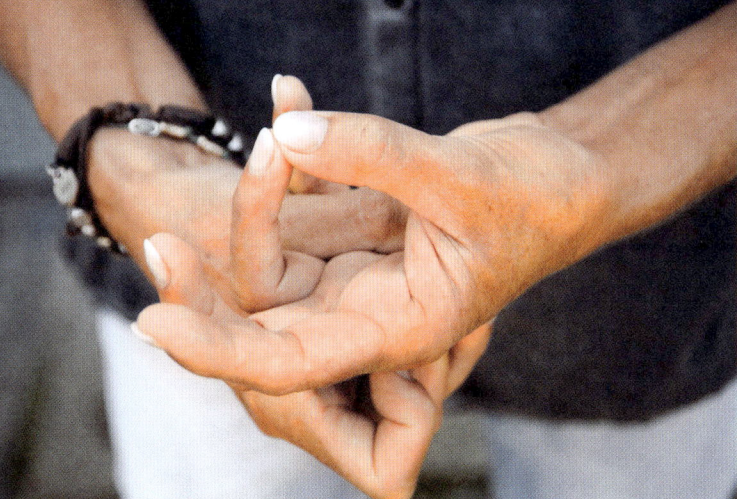

ENERGIE-MUDRA

Rechte Hand greift zwischen kleinem Finger und Ringfinger der linken Hand hindurch. Mit dem Daumen in die Mitte der linken Handfläche drücken, Daumen und Ringfinger der linken Hand berühren sich. 4 000 Nervenfasern der Fingerspitzen aktivieren unser zentrales Nervensystem. Es kribbelt. Zwei, drei Minuten halten.

»Tipp

Unsere wichtigste Energiequelle ist die Sonne. Also: Raus ins Licht. Wenn's mir an Energie mangelt, dann lass' ich kinesiologisch austesten, welches Klostergartenkraut mir hilft. Gerade nehme ich Tropfen von Thymian und Rosmarin. Letzten Winter waren es Ysop und Johanniskraut.

Big Five Chips

Ehrlich, da hat man doch früher von geträumt: In die Chipstüte greifen, ohne dass das orthorektische Männlein ins Ohr pfeift: »Ungesund!« Chips aus Grünkohl, aus Topinambur, Salbei und einer geheimnisvollen Quarkmischung smart gewürzt mit Curry, Meersalz, Balsamico kann man guten Gewissens naschen. Die machen glücklich und landen nicht auf der Hüfte. Die Chips am besten frisch zubereitet genießen. Je nach Temperatur und Luftfeuchtigkeit können sie weich werden, dann noch mal kurz im Backofen aufknuspern.

Salbei-Meersalz-Chips

FÜR 2 PERSONEN – 15 MIN.

3–4 Stängel Salbei
100–150 ml Olivenöl
grobes Meersalz

Den Salbei waschen und trocken schütteln. Die Blätter von den Stängeln zupfen und auf Küchenpapier gründlich abtupfen. Olivenöl in einem kleinen Topf erhitzen (auf etwa 160 °C). Die Salbeiblätter darin nach und nach einige Sekunden ausbacken. Auf Küchenpapier abtropfen lassen und mit grobem Meersalz bestreuen.

PRO PORTION 1 g EW, 20 g F, 1 g KH

Rote-Bete-Balsamico-Chips

FÜR 2 PERSONEN – 15 MIN. + 2 STD. ZIEHEN + 30 MIN. BACKEN

1 mittelgroße Knolle Rote Bete
50 ml Balsamico

1. Die Rote Bete gründlich waschen und mit Schale in dünne Scheiben hobeln. Die Scheiben mit dem Balsamico in eine flache Schale geben und abgedeckt 2 Stunden ziehen lassen.

2. Den Backofen auf 130 °C Umluft vorheizen. Die Bete-Scheiben abtropfen lassen, trocken tupfen und einzeln nebeneinander auf einem mit Backpapier belegten Backblech verteilen. Auf dem mittleren Einschub 30–40 Minuten im Backofen trocknen. Die Backofentür einen Spalt geöffnet lassen, damit die Feuchtigkeit entweichen kann. Die Chips immer wieder kontrollieren und bereits getrocknete Chips herausnehmen. Abkühlen lassen.

PRO PORTION 1 g EW, <0,1 g F, 5 g KH

Topinambur-Curry-Chips

FÜR 2 PERSONEN – 10 MIN. + 30 MIN. BACKEN

2 Knollen Topinambur
Currypulver
Meersalz

Den Backofen auf 130 °C Umluft vorheizen. Topinambur gründlich waschen, trocknen und längs in dünne Scheiben hobeln. Auf einem mit Backpapier belegten Backblech verteilen. Auf dem mittleren Einschub 20–30 Minuten trocknen. Die Ofentür einen Spalt offen lassen, damit die Feuchtigkeit entweichen kann. Die fertigen Chips nach und nach entnehmen und abkühlen lassen. Zuletzt mit Currypulver und Meersalz bestreuen.

PRO PORTION 2 g EW, 0,2 g F, 2 g KH

Protein-Chips

FÜR 6 PERSONEN – 5 MIN. + ETWA 15 MIN. BACKEN

100 g Magerquark
50 ml Hafermilch
1 Eiweiß
1 gestr. TL Backpulver
2 EL Eiweißpulver
1 Prise Meersalz
1 Prise frisch gemahlener Pfeffer
2 TL Currypulver

1. Den Backofen auf 150 °C Ober-/Unterhitze vorheizen. Alle Zutaten in einer Schüssel mischen. Die Masse mit einem Spatel auf einer Silikonbackmatte gleichmäßig dünn verstreichen. Auf dem mittleren Einschub 12–15 Minuten hellbraun backen.

2. Danach aus dem Ofen nehmen und von der Backmatte lösen. Bereits trockene Stücke abbrechen und beiseitelegen. Die restliche Masse erneut einige Minuten backen. Dann abkühlen lassen und in einer Dose trocken lagern. Restliche Quarkmasse gegebenenfalls wie beschrieben backen.

PRO PORTION 3 g EW, 0,2 g F, 2 g KH

Grünkohl-Pfeffer-Chips

FÜR 2 PERSONEN – 5 MIN. + 1,5 STD. BACKEN

4–5 Grünkohlblätter
2 EL Olivenöl
Meersalz
frisch gemahlener schwarzer Pfeffer

Den Backofen auf 110 °C Umluft vorheizen. Die Grünkohlblätter vom Strunk befreien, die Blätter in grobe Stücke zupfen, gründlich waschen und in der Salatschleuder trocknen. Die Blätter mit Olivenöl, 2 Prisen Salz und frisch gemahlenem schwarzen Pfeffer mischen. Auf einem mit Backpapier belegten Backblech mit etwas Abstand verteilen. Auf dem mittleren Einschub etwa 1,5 Stunden trocknen. Die fertigen Chips nach und nach entnehmen und abkühlen lassen.

PRO PORTION 5 g EW, 16 g F, 2 g KH

Amaranth-Popcorn

FÜR 2 PERSONEN – 15 MIN.

etwa 4 EL Amaranth
2 Prisen Meersalz
1 TL Olivenöl

Einen Edelstahltopf mit Glasdeckel auf dem Herd heiß werden lassen. So viel Amaranth in den Topf geben, dass der Boden mit einer dünnen Schicht Körnern bedeckt ist. Sofort den Deckel schließen und den Topf zügig hin und her bewegen. Nach kurzer Zeit ist das Poppen der Körner zu hören. Den Topf vom Herd nehmen und weiterhin schütteln, bis alle Körner aufgepoppt sind. Durch ein Sieb schütteln und in eine Schüssel füllen. Erneut Amaranth in den noch heißen Topf geben und so fortfahren, bis genügend Popcorn entstanden ist. Das Popcorn noch warm mit Salz und Olivenöl mischen.

PRO PORTION 5 g EW, 4 g F, 18 g KH

»Tipp

Etwas kniffelig kann der erste Versuch sein, denn die richtige Temperatur ist entscheidend. Zwischen Aufpoppen und Verbrennen ist nicht viel Spielraum.

»VARIANTE

Für Schoko-Pops **50 g Zartbitterschokolade (mind. 70 % Kakaoanteil)** hacken und in einer Schüssel über einem heißen Wasserbad schmelzen. Vom Herd neh-men und **25 g Amaranth-Popcorn** untermischen. Lose auf **einem Stück Backpapier** verteilen und im Kühlschrank festwerden lassen.

PRO PORTION 2 g EW, 7 g F, 6 g KH

Frozen-Joghurt-Bites

ERGIBT ETWA 20 STÜCK – 10 MIN.

50 g Himbeeren
50 g Heidelbeeren
100 g Joghurt (s. S. 72)
Saft von ½ Limette
1 EL Akazienhonig
1 Eiswürfelform
  (mit möglichst kleinen Schalen)

Die Beeren abbrausen und trocken tupfen. Den Joghurt mit Limettensaft und Akazienhonig verrühren. Jede Beerensorte mit jeweils 50 g Joghurt pürieren und in die Eiswürfelform füllen. Im Gefrierfach 1–2 Stunden gefrieren. Anschließend aus der Form lösen und in einer verschließbaren Dose eingefroren aufbewahren.

PRO 5 STÜCK 2 g EW, 1 g F, 5 g KH

»Tipp

Probieren Sie die Frozen-Joghurt Bites auch mit Mango, Brombeeren, Kirschen oder Aprikosen.

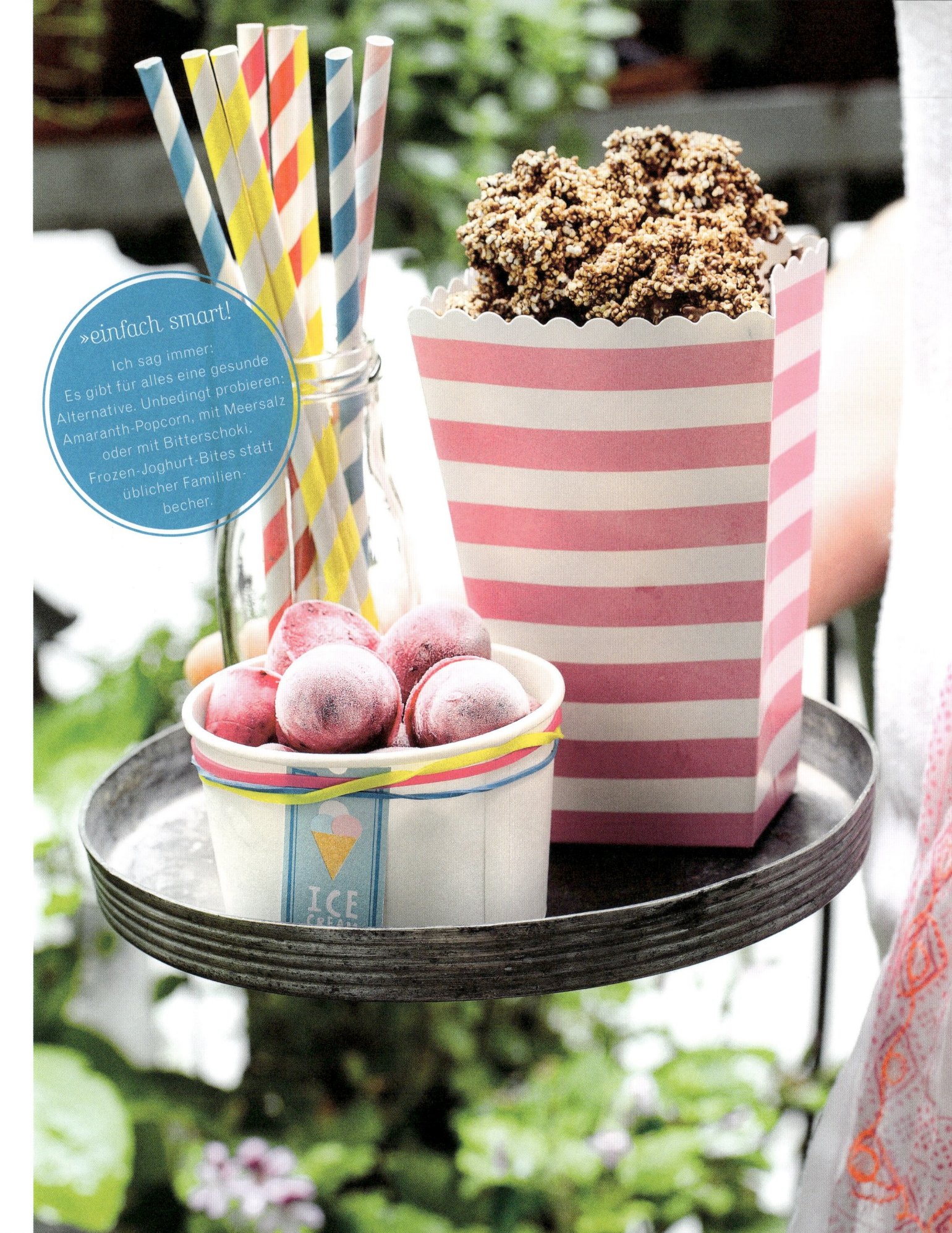

ICE
CREAM

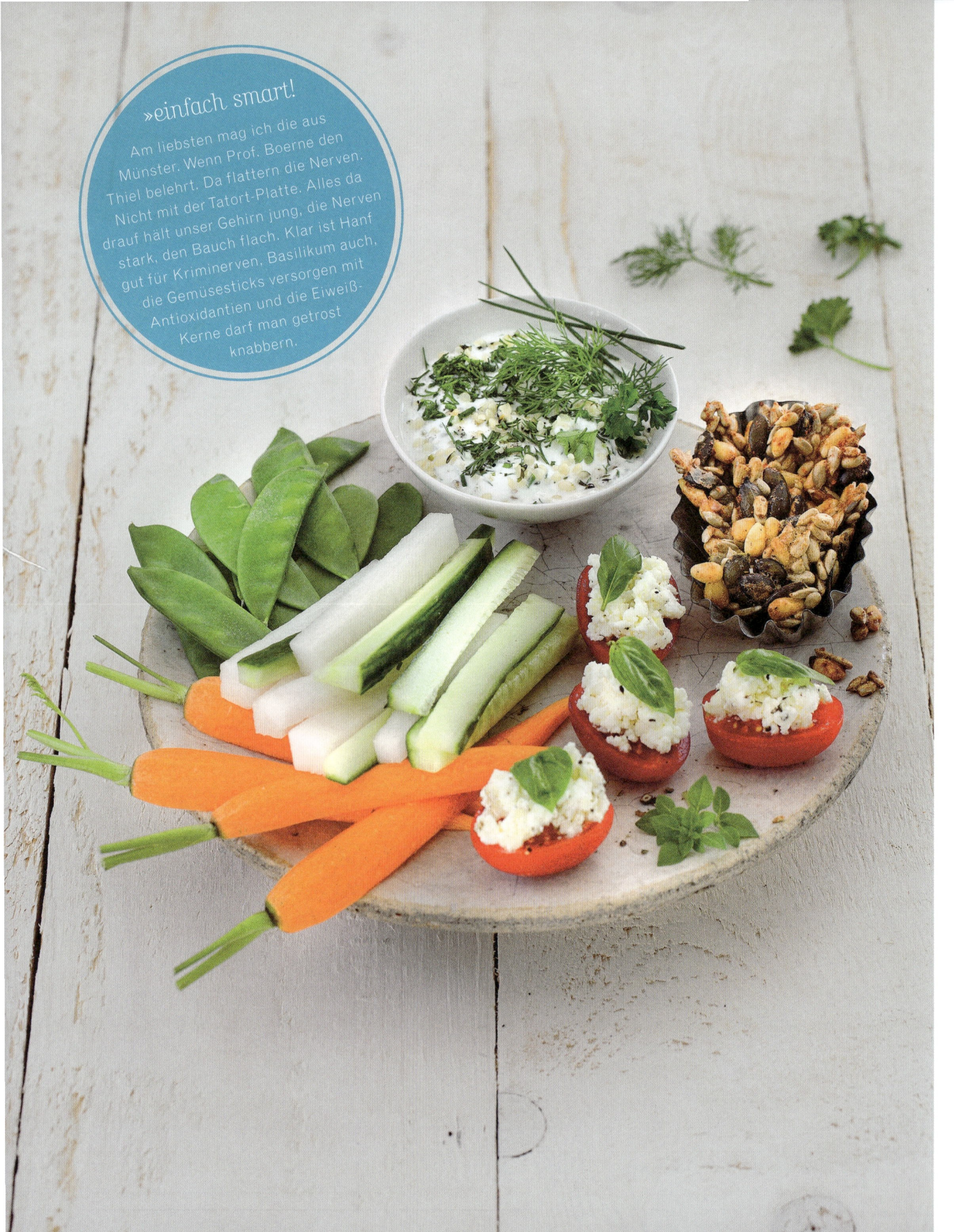

Tatort-Platte

Hanf-Kräuter-Quark mit Gemüsesticks

FÜR 4 PERSONEN – 10 MIN.

150 g Magerquark
50 ml Mineralwasser
2 EL geschälte Hanfsamen
3 EL gehackte gemischte Kräuter
1 EL Zitronensaft
Meersalz
frisch gemahlener schwarzer Pfeffer

Den Magerquark mit Mineralwasser, geschälten Hanfsamen, gehackten Kräutern, Zitronensaft, Salz und Pfeffer verrühren. Kräuterquark mit Gemüsesticks (etwa 300 g pro Person) servieren.

PRO PERSON 12 g EW, 6 g F, 10 g KH

Kirschtomaten-Feta-Schiffchen

FÜR 4 PERSONEN – 10 MIN.

6 ovale Kirschtomaten
12 Basilikumblätter
½ Knoblauchzehe
50 g Feta
1 EL Olivenöl
frisch gemahlener schwarzer Pfeffer

Die Kirschtomaten waschen und längs halbieren. Die Basilikumblätter waschen und trocken tupfen. Den Knoblauch abziehen und fein hacken. Den Feta zerbröckeln und mit Olivenöl, Pfeffer und Knoblauch mischen. Die Feta-Mischung auf die Tomatenhälften geben, mit Basilikum belegen.

PRO PERSON 5 g EW, 14 g F, 1 g KH

Kerne-Eiweiß-Mix

FÜR 4 PERSONEN – 15 MIN. + 8 MIN. BACKEN

1 Eiweiß
1 TL Meersalz
1 TL geräuchertes Paprikapulver
½ TL Chiliflocken
150 g gemischte Kerne

Den Backofen auf 160 °C Ober-/Unterhitze vorheizen. Das Eiweiß mit dem Salz mit dem Schneebesen etwa 1 Minute schaumig anschlagen. Mit Paprikapulver, Chiliflocken und Kernen mischen. Auf einem mit Backpapier belegten Backblech verteilen und im Ofen 5–8 Minuten rösten. Abkühlen lassen.

PRO PERSON 11 g EW, 18 g F, 3 g KH

LEICHTE GERICHTE

Unsere leichten Gerichte sind gut für die Figur, erfrischend für den Kopf und nett zur Seele. Natürlich sind sie vielseitig: von vegan bis glutenfrei und unterwegstauglich – vor allem die To-go-Suppen und der Shaking Salad. Aber auch der No-Carb-Rote-Bete-Wrap, das Veggie-Sushi, Kretische Antipasti und der weiße Burger munden herrlich unterwegs. Super im Trend: raw. Hier freilich auch vertreten vom Ceviche bis zum Kalbstatar. Übrigens: Bei weniger als 10 g Kohlenhydraten läuft das Gericht unter no carb.

Spargel-Erdbeer-Salat mit Ziegenkäse

FÜR 4 PERSONEN – 30 MIN.

16 Stangen weißer Spargel
Meersalz
4 EL Weißweinessig
2 TL Haselnussmus (s. S. 203)
3 EL Olivenöl
2 EL Leinöl
frisch gemahlener schwarzer Pfeffer
500 g Erdbeeren
3 EL Mohnsamen
1 TL rosa Pfefferbeeren (Schinus)
4 Ziegenkäsetaler (à 30 g)

1. Den Spargel waschen, schälen und die Enden abschneiden. Die Stangen in schräge Stücke schneiden und in wenig leicht gesalzenem Wasser etwa 8 Minuten bissfest kochen. Abgießen und abtropfen lassen.

2. Den Weißweinessig mit dem Nussmus verrühren. Oliven- und Leinöl unterrühren, mit Salz und Pfeffer abschmecken. Den noch warmen Spargel mit der Vinaigrette mischen.

3. Die Erdbeeren abbrausen, abtropfen lassen, putzen und vierteln. Den Mohn mit den rosa Pfefferbeeren im Mörser zerstoßen und die Ziegenkäsetaler darin wenden. Spargel und Erdbeeren behutsam mischen und mit dem Ziegenfrischkäse servieren.

PRO PORTION 7 g EW, 22 g F, 8 g KH

Wildkräutersalat mit Belugalinsen

FÜR 4 PERSONEN – 15 MIN. + ETWA 30 MIN. KOCHEN

80 g Belugalinsen
1 Schalotte
50 ml Smart-Aging-Vinaigrette
  (s. S. 71)
4 Handvoll Wildkräuter (z. B.
  Ehrenpreis, Schachtelhalm,
  Knoblauchrauke, Gundermann,
  Spitzwegerich, Brunnenkresse,
  Taubnessel, Gänsefingerkraut,
  Gänseblümchen, Giersch, Schafgarbe, Vogelmiere, Löwenzahn,
  Sauerampfer, Brennnessel)
150 g bunte Kirschtomaten (etwa rot,
  orange, gelb, schwarz)

1. Die Belugalinsen waschen und in einem Topf mit 160 ml Wasser zum Kochen bringen. Die Temperatur reduzieren, die Linsen bei geschlossenem Deckel 20–30 Minuten leise köcheln lassen.

2. Die Schalotte abziehen, klein hacken und mit der Vinaigrette mischen. Die Wildkräuter verlesen, waschen und trocken schleudern. Kirschtomaten waschen, vierteln und zu den Wildkräutern geben. Linsen abgießen, noch warm mit der Vinaigrette mischen und über den Wildkräutern verteilen.

PRO PORTION 7 g EW, 9 g F, 12 g KH

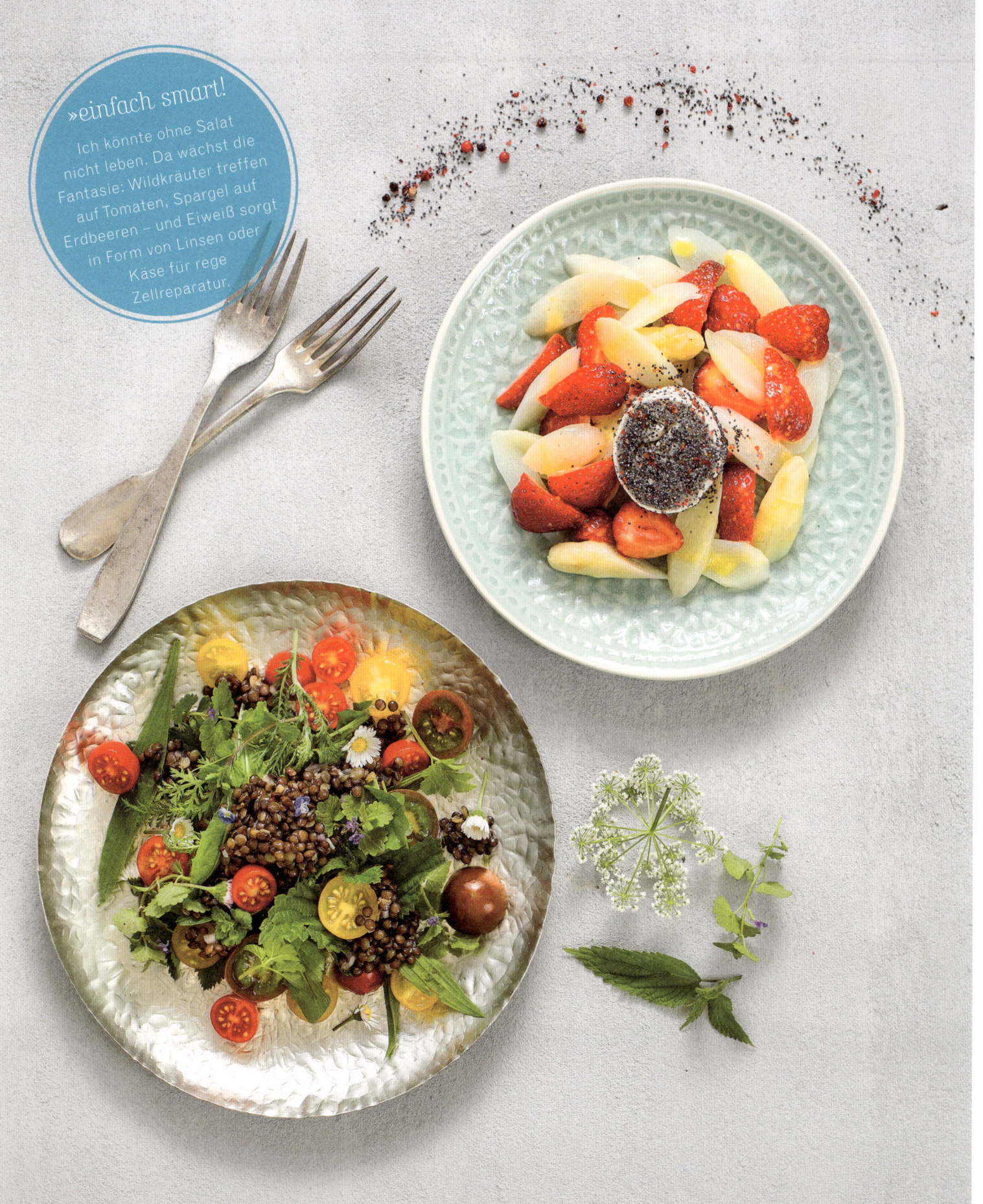

»einfach smart!

Ich könnte ohne Salat nicht leben. Da wächst die Fantasie: Wildkräuter treffen auf Tomaten, Spargel auf Erdbeeren – und Eiweiß sorgt in Form von Linsen oder Käse für rege Zellreparatur.

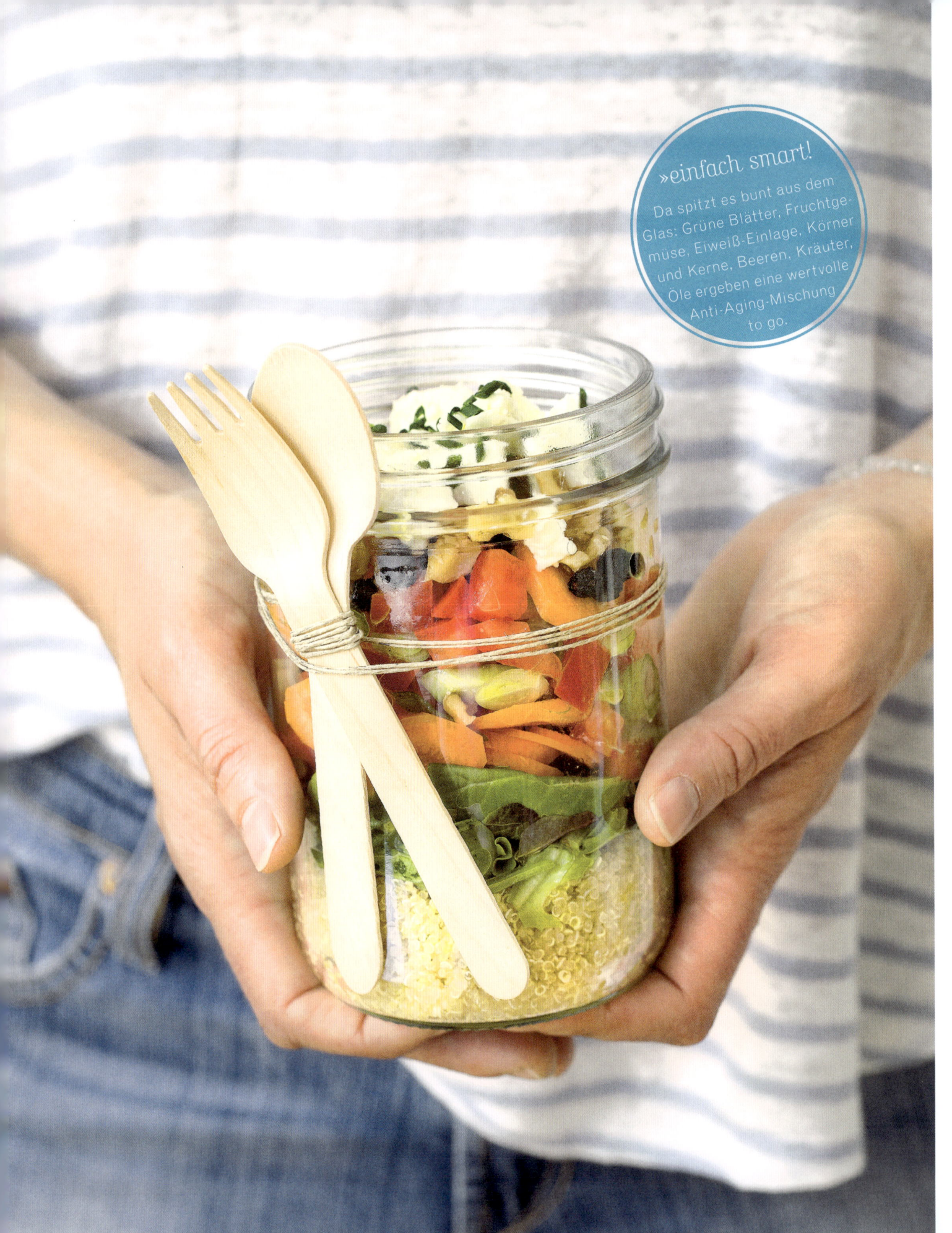

»einfach smart!

Da spitzt es bunt aus dem Glas: Grüne Blätter, Fruchtgemüse, Eiweiß-Einlage, Körner und Kerne, Beeren, Kräuter, Öle ergeben eine wertvolle Anti-Aging-Mischung to go.

Shaking Salad

FÜR 1 PERSON – 20 MIN. + 20 MIN. KOCHEN

50 g Quinoa
100 ml Gemüsebrühe (s. S. 50)
2 Handvoll Spinat-Salat-Mix
1 Frühlingszwiebel
1 Tomate
1 kleine Karotte
20 g Walnusskerne
1 EL getrocknete Aronia-Beeren
50 g Feta, gewürfelt
3–4 EL Smart-Aging-Vinaigrette
   (s. S. 71)
2 EL Schnittlauchröllchen

1. Quinoa in einem Sieb unter heißem Wasser abspülen. Mit der Gemüse-brühe in einen Topf geben und etwa 20 Minuten zugedeckt bissfest kochen.

2. Salat putzen, waschen und trocken schleudern. Frühlingszwiebel putzen, waschen und in feine Ringe schneiden. Tomate waschen und würfeln. Karotte waschen und in feine Scheiben schneiden. Walnusskerne hacken.

3. Die Zutaten folgendermaßen ins Glas schichten: Quinoa, Salat-Mix, Gemüse, Aronia-Beeren, Walnusskerne, Feta.

4. Vinaigrette mit Schnittlauch in ein extra Glas füllen. Kurz vor dem Servieren schütteln und über den Salat gießen. Das Glas verschließen und shaken.

PRO PORTION 20 g EW, 42 g F, 45 g KH

»SHAKING-SALAD-BAUKASTEN

SATTMACHER: siehe Veggie-Soup to go (S. 132)

SALAT (1 HANDVOLL): Spinatsalat, Rucola, Radicchio, Chicorée, Blattsalat-Mix, Baby-Mangold, Brunnenkresse, Grünkohl, Pak Choi

GEMÜSE (ETWA 100 G): gewürfelte Salatgurke, Avocadospalten, halbierte Kirschtomaten, Sauerkraut (s. S. 57), fein gehobelter Weißkohl, Shiitake-Pilze ohne Stiel in Olivenöl angebraten, Kürbis (geschält und entkernt) in Olivenöl angebraten, bissfest gekochter Blumenkohl und Brokkoli, Lauch in Streifen, weiße oder grüne Spargelstücke in Olivenöl angebraten

SPROSSEN (1 EL): Rucola-, Radieschen-, Zuckerschoten-, Alfalfa-, Brokkoli-, Rettich- (Daikon), Mungbohnen-, Kresse-, Bockshornklee-, Linsen-, Amaranthsprossen

EIWEISS-TOPPING (50 G GEWÜRFELT): gebratene, kalt aufgeschnittene Hähnchen-brust, Räucherlachs, Matjesfilet, Feta-Käse, Parmesan, gebratene Rind-fleischstreifen, Thunfisch, Tofu-, Räuchertofuwürfel, gebratener Halloumi, Ziegenkäse, Mozzarella

NÜSSE, KERNE, SAMEN (1 EL GANZ ODER GEHACKT): Mandelkerne, Haselnusskerne, Walnusskerne, Kürbiskerne, Leinsamen, Cashewkerne

OBST UND BEEREN (2 EL): Granatapfelsamen, Him-, Heidel-, Stachel-, Brom-, Johannis-, Goji-, Aronia-, Açaí-Beeren, Mango-, Papayawürfel, Aprikosen-, Feigen-, Apfelspalten

»Tipp

Quinoa, das nussig schmeckende Korn der Inka, füllt Bücher, Foodblogs und Pinterest-Pinnwände. Es liefert wert-vollstes Eiweiß und ist GLYX-niedrig, lockt also wenig Insulin, hält lange satt und die Fettverbrennung am Laufen. Zudem ist es glutenfrei und damit eine top Salatinlage!

Aronia-Beeren zählen zum Superfood. Sie sind reich an Polyphenolen, die jede Zelle jung halten und das Herz schützen. Sie hemmen Entzündungen, versorgen unsere Nerven mit B-Vitaminen, senken Cholesterin und unterstützen die Selbst-heilung.

Veggie-Soup to go

FÜR 2 PERSONEN – 30 MIN.

100 g gelbe Linsen
2 Karotten
1 gelbe Paprikaschote
1 Pak Choi
600 ml Gemüsebrühe (s. S. 50)
3 EL Kimchi (s. S. 64)
1 TL Ingwer, gerieben
Meersalz
frisch gemahlener schwarzer Pfeffer
3 EL Schnittlauchröllchen

1. Die gelben Linsen in einem Sieb abspülen und abtropfen lassen. Mit 300 ml Wasser in einem Topf aufkochen und 5–8 Minuten bissfest garen. Abgießen und abkühlen lassen.

2. Die Karotten waschen, schälen und mit einem Spiralschneider in Gemüsespaghetti schneiden. Die Paprikaschote waschen, entkernen und in feine Streifen schneiden. Den Pak Choi waschen, putzen und in Stücke schneiden.

3. Die Gemüsebrühe aufkochen, Kimchi, Karotten, Paprika und Pak Choi zugeben und 2 Minuten köcheln lassen. Die Suppe mit Ingwer, Meersalz und Pfeffer abschmecken. In ein Schraubglas füllen, die Linsen dazugeben und bis zum Essen kalt stellen. Dann die Suppe kurz erhitzen, Schnittlauch darüber streuen und genießen.

PRO PORTION 29 g EW, 3 g F, 60 g KH

»VEGGIE-SOUP-BAUKASTEN

BRÜHE: Statt 600 ml Gemüsebrühe kann anteilig Kokosmilch oder Knochenbrühe (s. S. 50) verwendet werden.

SATTMACHER: 60 g Hirse oder Amaranth waschen, in Wasser oder Brühe garen (siehe Packungsangaben) und abkühlen lassen. Oder 100 g vorgegarte Kichererbsen abtropfen lassen und abspülen. Oder 50 g Kelp-Nudeln nach Packungsangabe garen und abtropfen lassen. Quinoa s. Shaking Salad S. 131).

GEMÜSE (300 G GEHOBELT, GERASPELT ODER IN STREIFEN GESCHNITTEN): Zucchini, Brokkoli, Spinat, Staudensellerie, Spitzkohl, Kürbis, Rettich, Fenchel, Kohlrabi

GEWÜRZE (1 TL): Jugend aus dem Töpfchen (s. S. 62), Currypulver bzw. -paste, 5-Spice-Gewürz, Ras el hanout

KRÄUTER (2 EL GEHACKT): Petersilie, Koriander, Dill, Basilikum, Schnittlauch

KERNE ODER SAMEN (1 EL): Sonnenblumenkerne, Hanfsamen, Pinienkerne, Kürbiskerne

»Tipp

Zuerst die Sattmacher, sprich die Kohlenhydrate garen. Gemüse vorbereiten, Brühe erwärmen, Gemüse darin garen, würzen. Abfüllen, Kohlenhydrate dazugeben, kalt stellen. Vor dem Verzehr mit Kräutern, Samen etc. bestreuen.

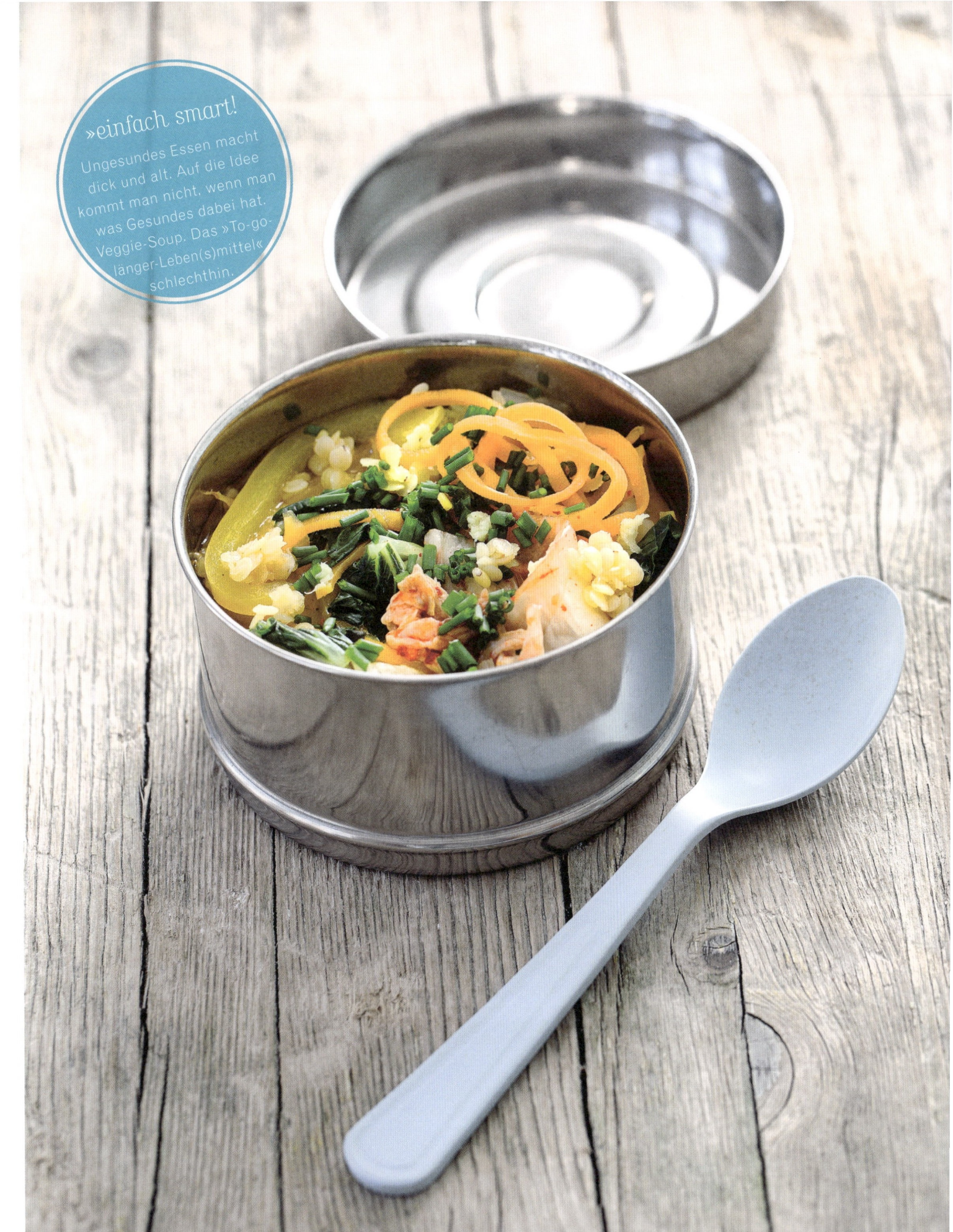

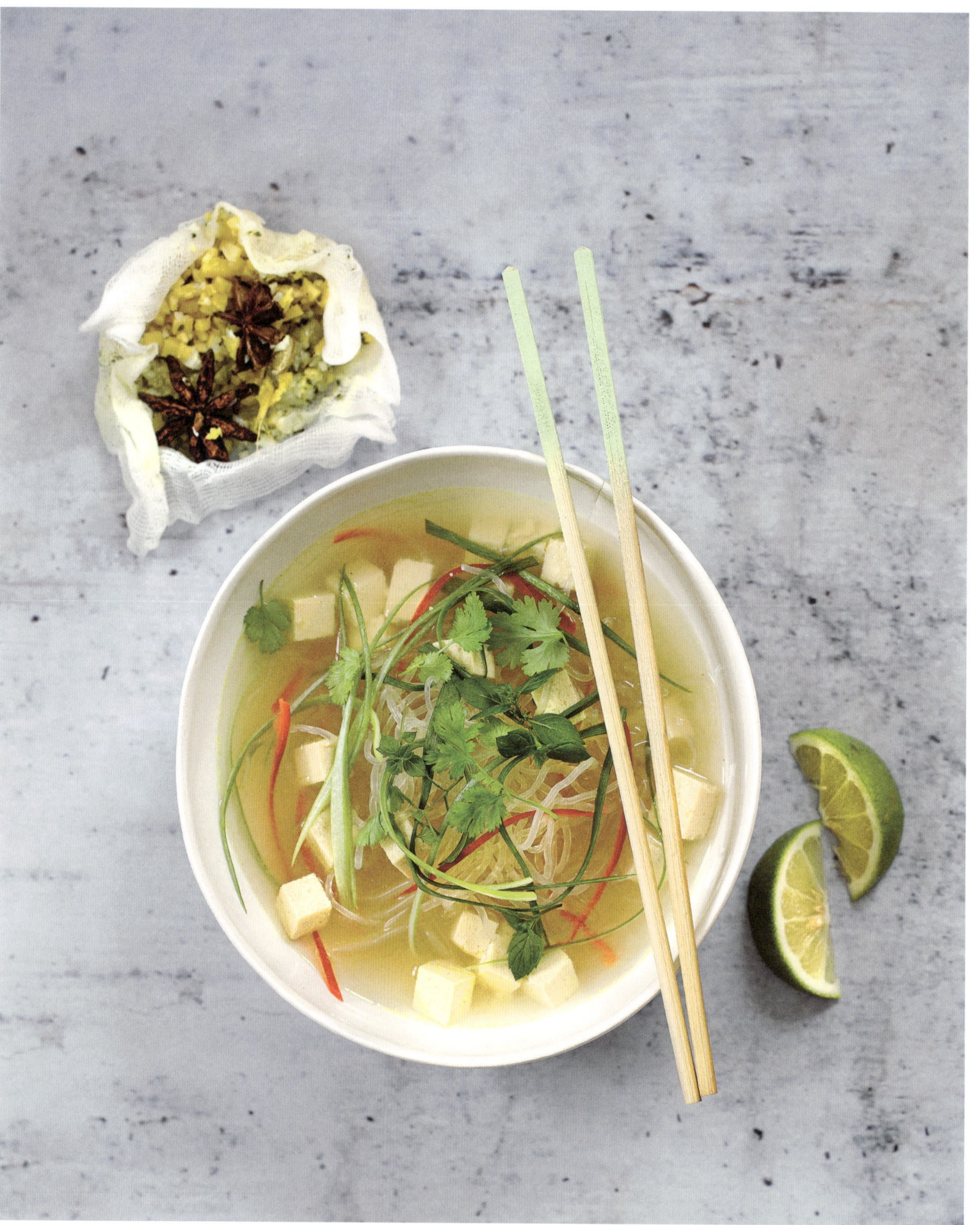

Vietnamesische Pho-Suppe

Wer frühmorgens durch die Straßen von Hanoi läuft, sieht über all Menschen Pho löffeln.
Das Geheimnis der Forever-Young-Suppe ist Sternanis, den man mit einer Stange Zimt in
der Brühe mitkocht. Was sonst noch drin ist: Gelatine und Koriander für Magen und Darm,
Vitamin C der Limette gegen Erkältungen. Mit Kelp-Nudeln ein No-Carb-Gericht.

FÜR 2 PERSONEN – 35 MIN.

1 Schalotte
1 Knoblauchzehe
je 1 cm frischer Ingwer und Galgant
800 ml Knochenbrühe (s. S. 50)
1 Zimtstange
1 Msp. frisch geriebene Muskatnuss
2 Sternanis
2 Kardamomkapseln
1 Frühlingszwiebel
1 rote Chilischote
50 g Kelp-Nudeln
100 g Tofu
3 EL Fischsauce
1 Stängel Minze
3 Stängel Koriandergrün
½ unbehandelte Limette

1. Schalotte und Knoblauch abziehen, Ingwer und Galgant schälen, alles
grob hacken. Zusammen mit der Brühe in einen Topf geben. Die Gewürze
zugeben, die Brühe aufkochen und bei geschlossenem Deckel bei mittlerer
Temperatur 20 Minuten köcheln lassen.

2. Inzwischen die Frühlingszwiebel putzen, waschen und längs in dünne
Streifen schneiden. Die Chilischote waschen, halbieren, entkernen und in
dünne Streifen schneiden. Die Kelp-Nudeln 10 Minuten in kaltem Wasser
einweichen. Den Tofu in kleine Würfel schneiden und mit 2 EL Fischsauce
marinieren. Minze und Koriander abbrausen, trocken schütteln und die
Blätter abzupfen.

3. Die Gewürzbrühe durch ein Sieb gießen, mit der restlichen Fischsauce
würzen und noch mal aufkochen lassen. Kelp-Nudeln, Frühlingszwiebel,
Chili und Tofu in Suppenschalen oder tiefen Tellern verteilen. Die kochend
heiße Brühe darüber gießen und mit den Kräutern bestreuen. Die Limette
in Spalten schneiden und zur Suppe reichen.

PRO PORTION 11 g EW, 3 g F, 11 g KH

»Tipp
Anstelle des Tofus pro Portion 50 g hauchdünn geschnittene Scheiben Rinder- oder
Kalbsfilet oder frischen Thunfisch mit der Fischsauce marinieren und in die heiße
Suppe geben.

Asiatische Kohlsuppe

FÜR 4 PERSONEN – 20 MIN. + ETWA 25 MIN. KOCHEN

1 Gemüsezwiebel

1 kleiner Kopf Weißkohl (etwa 500 g)

1 kleiner Kopf Blumenkohl
  (etwa 300 g)

3 Karotten

1 Lauchstange

3 Stangen Sellerie

2 rote Paprikaschoten

1 Bund Koriander

2 EL Olivenöl

1 EL Long-Life-Curry-Paste
  (s. unten)

500 ml Knochenbrühe (s. S. 50;
  alternativ Gemüsebrühe)

Meersalz

frisch gemahlener schwarzer Pfeffer

1. Die Zwiebel abziehen und würfeln. Das Gemüse waschen. Die äußeren Blätter des Weißkohls entfernen, den Kohl halbieren, den Strunk entfernen und den Kohl in Streifen schneiden. Blumenkohl in Röschen teilen. Karotten, Lauch und Stangensellerie schälen oder putzen und in Scheiben schneiden. Paprika entkernen und in Streifen schneiden. Koriander abbrausen, trocken schütteln und die Blättchen abzupfen.

2. Olivenöl in einem großen Topf erhitzen, das vorbereitete Gemüse bis auf die Paprika darin etwa 5 Minuten anschwitzen. Die Curry-Paste zugeben und ebenfalls kurz anrösten. Mit der Knochenbrühe und 1 l Wasser aufgießen. 1 TL Meersalz zugeben und die Suppe aufkochen. Anschließend bei mittlerer Temperatur etwa 15 Minuten kochen lassen.

3. Paprika zugeben und weitere 10 Minuten köcheln lassen. Mit Salz und Pfeffer abschmecken, mit Koriander bestreuen.

PRO PORTION 5 g EW, 8 g F, 9 g KH

»LONG-LIFE-CURRY-PASTE

Für 1 Glas (150 ml) **je 3 TL Koriandersamen, Kreuzkümmel** und **Bockshornkleesaat, 4 Kardamomkapseln** und **1 Zimtstange** in einer Pfanne ohne Fett anrösten, bis alles zu duften beginnt. Gewürze abkühlen lassen und im Mörser zerstoßen. **4 große** und **3 kleine rote Chilischoten** waschen und in Stücke schneiden. **60 g Ingwer** und **3 Knoblauchzehen** schälen und grob würfeln. Die Gewürze mit Chili, Ingwer, Knoblauch, **3 TL Kurkuma, 2 TL Meersalz, 3 EL Weißweinessig** und **je 3 EL Oliven- und Kokosöl** im Blitzhacker zu einer feinen Paste pürieren. Die Curry-Paste in ein sterilisiertes Schraubglas füllen, die Oberfläche immer mit einem Film Olivenöl bedecken. Im Kühlschrank gelagert etwa 1 Woche haltbar.

»Vegan-Tipp
Vegan wird's mit Gemüsebrühe.

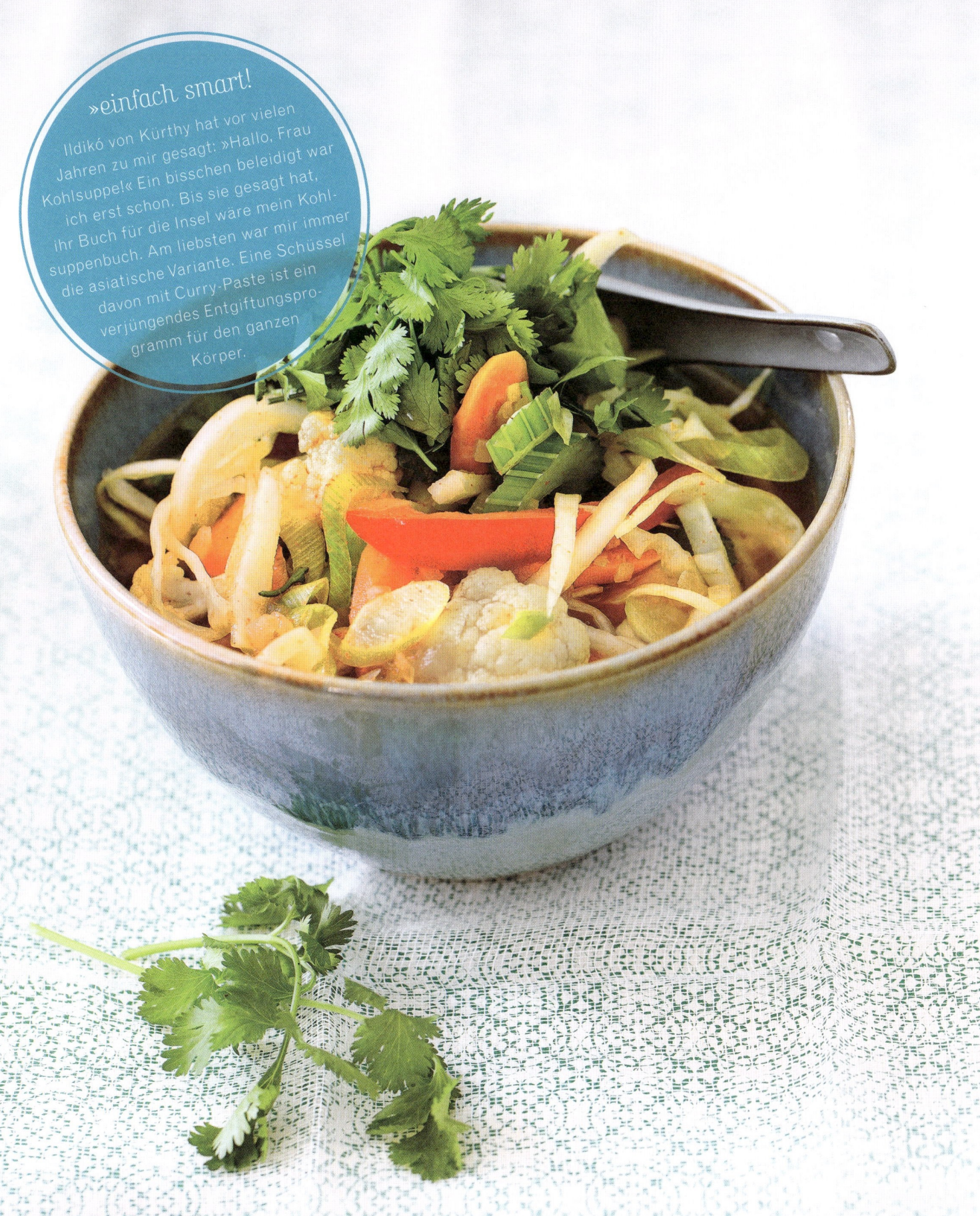

Smart-Yoga-Runde

Ein kleines, cleveres Programm umfasst Drehbewegung für Entgiftung, Streckung der Wirbelsäule, Umkehrhaltung für eine verbesserte Durchblutung, Dehnen von Kopf bis Fuß und Kräftigung aller großen Muskelgruppen. Man erntet: eine strahlende, gut durchblutete Haut, elastische Gelenke, entspannte Muskeln, Kraft und Geschmeidigkeit bis ins hohe Alter.

STARKE MITTE

Ein starker, flacher Bauch ist schön und hält vital. Diese Übung stärkt uns muskulär und energetisch! So geht's: Sitzend die Füße breit auseinanderstellen. Die Hände zur Faust fassen und dann wie in einem riesigen Topf im Kreis rühren, nach vorn die Arme ausstrecken, zurück die Arme anwinkeln. Je fünf- bis zehnmal in beide Richtungen.

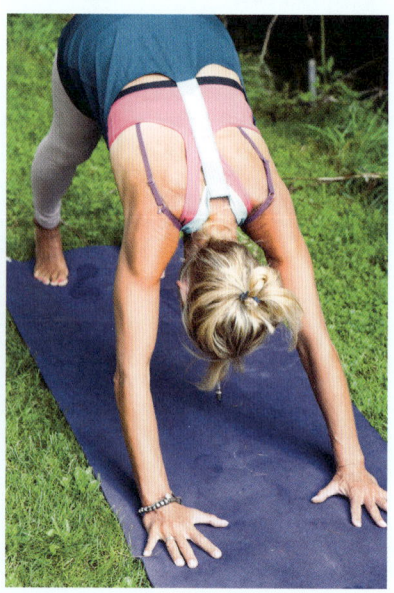

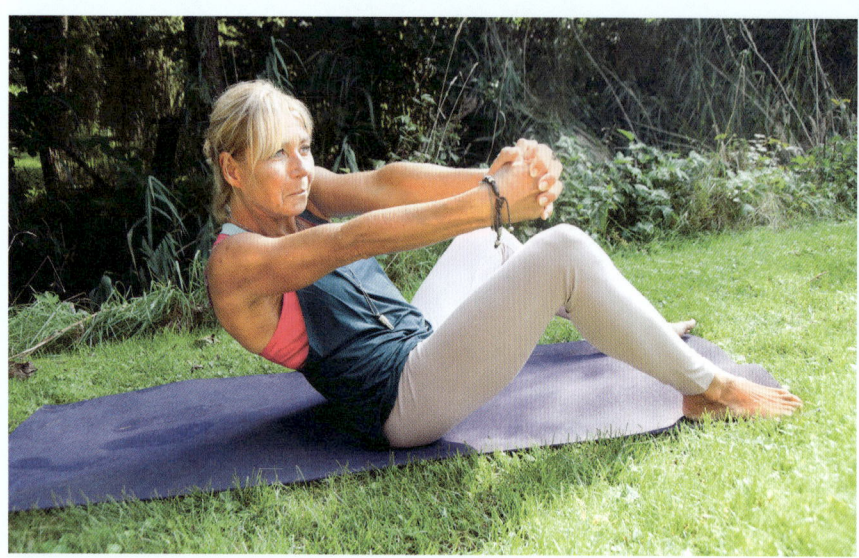

»Tipp

Der Weg ist das Ziel. Langsam an Grenzen herantasten und an ihnen wachsen. Gleichmäßig lang und tief über die Nase ein- und ausatmen. Den Körper spüren und respektieren. Ideal, wenn man sich die Übungen von einem Lehrer erst einmal zeigen lässt.

MACH DEN HUND

Stärkt, dehnt und streckt zugleich, das Blut fließt zum Gesicht, das verjüngt. So geht's: Aus dem Vierfüßlerstand die Beine so gut wie möglich strecken. Der Körper bildet ein umgedrehtes V. Handteller schulterbreit platziert, Finger gespreizt, Füße hüftbreit. Die Fersen ziehen Richtung Boden. Kopf und Schultern sind locker. Fünf bis zehn tiefe Atemzüge halten.

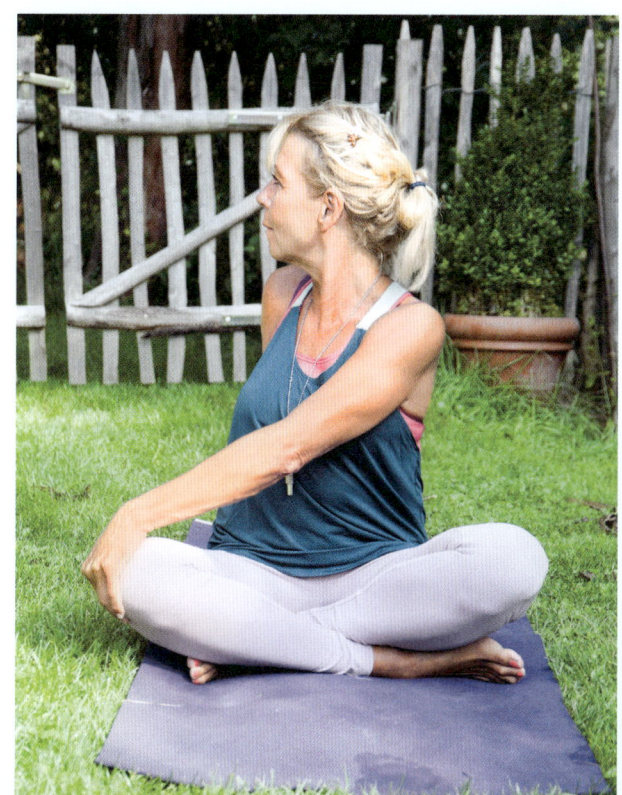

LET'S TWIST & DETOX

Twist heißt, auf sanfte Art zu »detoxen«. Bequem hinsetzen, einatmen, die Arme über die Seite nach oben heben, ausatmen und den Oberkörper nach rechts drehen, linke Hand auf das rechte Knie legen, die rechte Hand sanft hinter dem Körper abstützen. Beim Einatmen die Wirbelsäule in die Länge ziehen. Beim Ausatmen die Drehung leicht verstärken. Ein paar tiefe Atemzüge lang, dann die Seite wechseln.

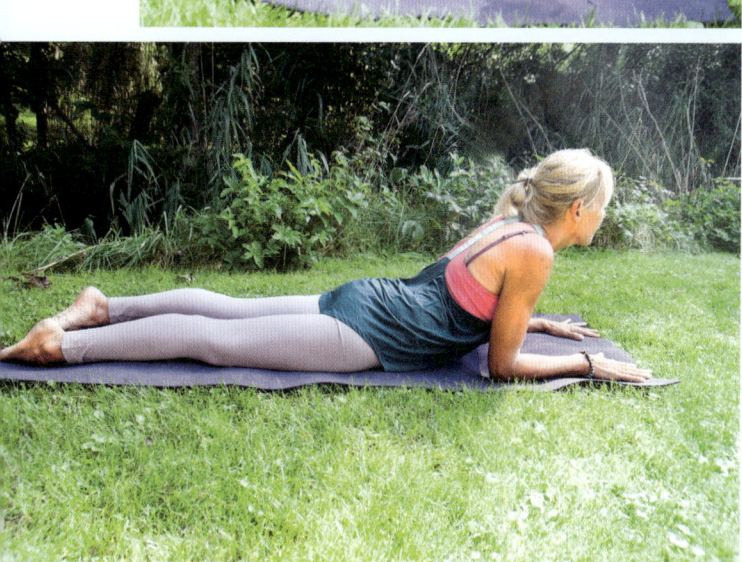

FÜSSE HOCH, FALTEN LOS

Ein Muss für jeden Tag: Blutfluss umkehren. Beruhigt, entlastet das Herz, verjüngt die Haut, weckt das Hirn. So geht's: Den Po auf ein bis zwei Kissen legen, Wirbelsäule gerade am Boden, die Füße zeigen in den Himmel. Die Schultern sind schwer und entspannt. Arme neben dem Körper, Handflächen zeigen nach oben. Noch entspannter: mit den Füßen gegen die Wand.

SPHINX

Erhält die natürliche S-Kurve der Wirbelsäule, wirkt dem Rundrücken entgegen und belohnt mit einem schönen Dekolleté. So geht's: In Bauchlage den Oberkörper anheben, die Ellbogen unter den Schultern, die Unterarme und Handflächen liegen auf dem Boden. Nun Schlüsselbeine leicht nach oben und zur Seite ziehen. Fünf bis zehnmal in den Brustkorb einatmen.

Tomaten-Kokos-Suppe

Die betörendste Form, das Capsaicin der Chili an die Fettzellen zu bringen:
scharfe Tomatensuppe

FÜR 2 PERSONEN – 20 MIN.

300 g Tomatensugo (s. S. 74;
   alternativ 300 g gehackte Tomaten
   aus der Dose)
250 ml Kokosmilch
200 ml Gemüsebrühe (s. S. 50)
1 Stange Zitronengras
1 TL Feuer-Paste (s. S. 58; alternativ
   1 Chilischote, klein gehackt)
Saft von ½ Limette
Meersalz
frisch gemahlener schwarzer Pfeffer
Kokosblütenzucker

1. Den Tomatensugo mit der Kokosmilch und der Gemüsebrühe in einen Topf geben. Das Zitronengras waschen, mit dem Messerrücken platt klopfen und zugeben. Die Suppe aufkochen und bei mittlerer Temperatur 10 Minuten köcheln lassen.

2. Das Zitronengras entfernen. Feuer-Paste und Limettensaft zugeben. Die Suppe mit Salz, Pfeffer und 1 Prise Kokosblütenzucker abschmecken.

PRO PORTION 4 g EW, 27 g F, 18 g KH

»Tipp
Die Suppe mit einigen halbierten bunten Kirschtomaten und dünn gehobeltem Kokosfleisch verfeinern.

Miso-Suppe

Anti-Aging auf Japanisch, Doping fürs Mikrobiom:
Miso-Suppe mit Koriander, Rettich, Tofu

FÜR 2 PERSONEN – 20 MIN.

2 TL getrocknete Algen (Wakame)
600 ml Gemüsebrühe (s. S. 50)
100 g weißer Rettich
100 g Tofu
2 Frühlingszwiebeln
½ Bund Koriander
etwa 1 EL Bio-Miso (aus dem
   Bioladen oder Reformhaus)

1. Die Algen 10 Minuten in 100 ml kalter Gemüsebrühe einweichen. Den Rettich waschen, schälen und in kleine Würfel schneiden. Den Tofu würfeln. Die Frühlingszwiebeln putzen, waschen und in feine Ringe schneiden. Den Koriander abbrausen, trocken schütteln und die Blättchen abzupfen.

2. Die restliche Gemüsebrühe in einem Topf aufkochen. Rettich zugeben und 2–3 Minuten in der Brühe garen. Tofu und Frühlingszwiebeln zugeben und darin erwärmen. Miso in etwas heißer Brühe auflösen. Nach und nach zur Suppe geben, bis die gewünschte Würze erreicht ist. Nun die Brühe nicht mehr kochen lassen. Die Algen samt Flüssigkeit zugeben, unterrühren und 1 Minute ziehen lassen. Die Suppe heiß mit dem Koriander bestreut servieren.

PRO PORTION 9 g EW, 3 g F, 6 g KH

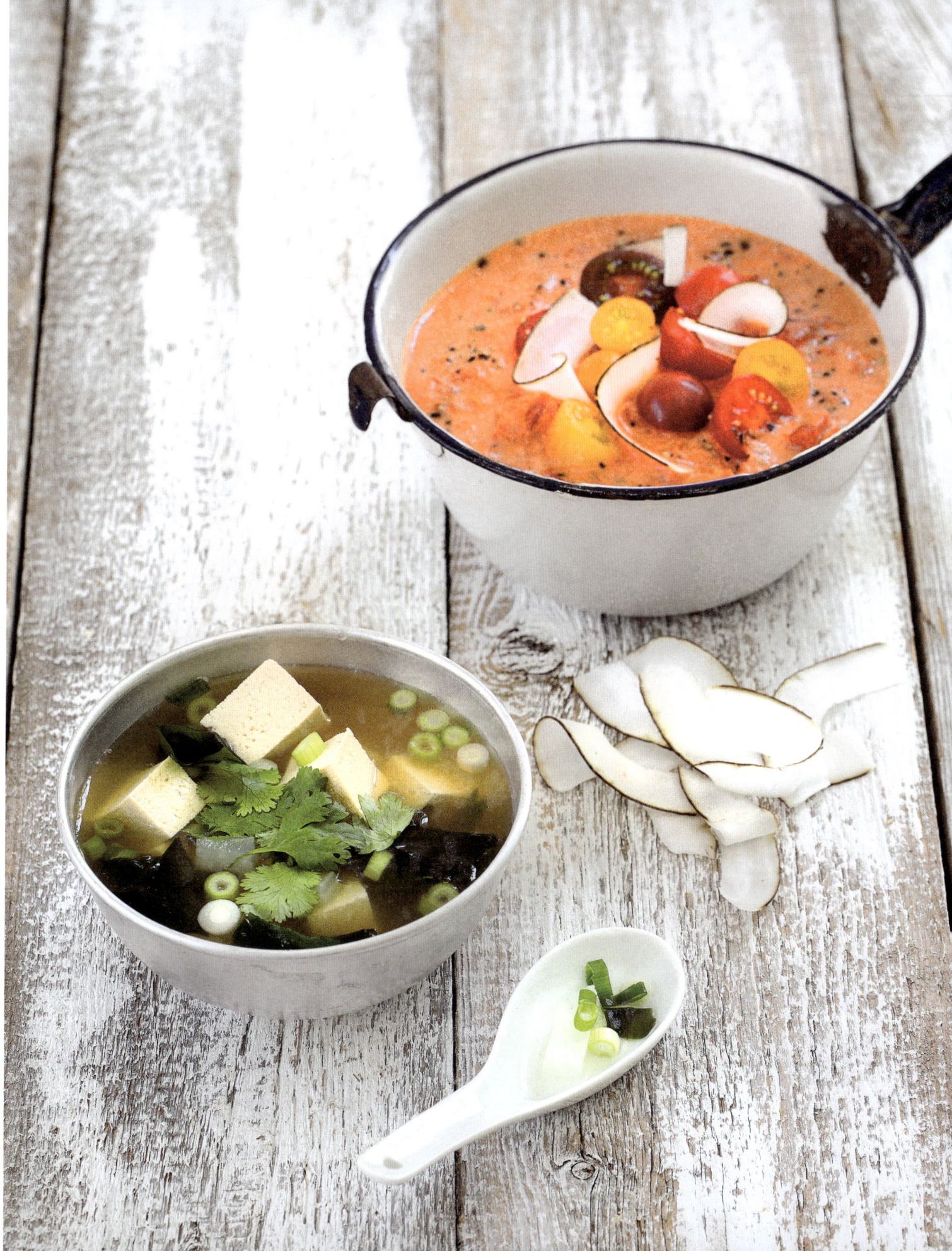

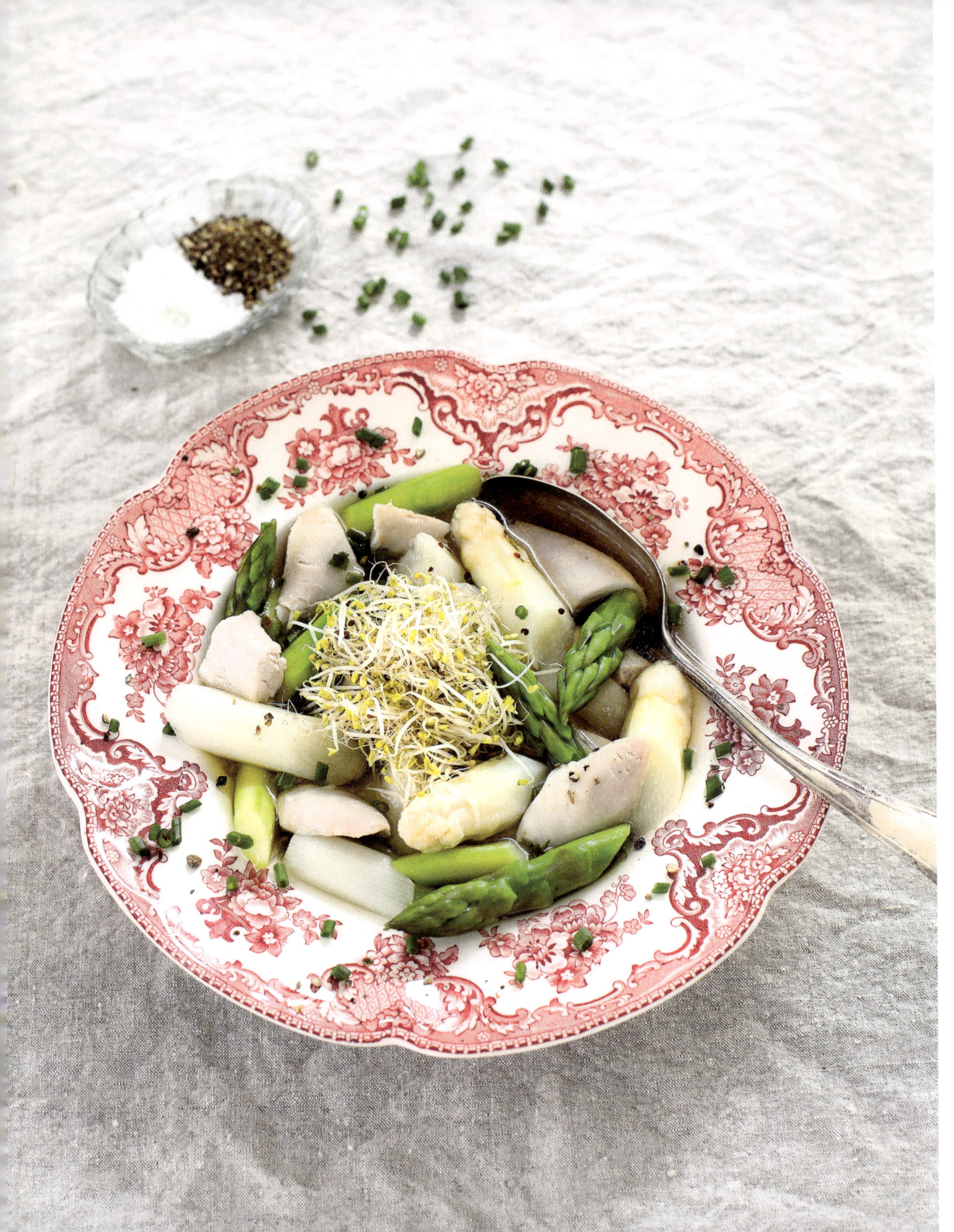

Hühner-Spargel-Suppe

Die Alten Okinawas halten sich an die wichtigste Regel für ein langes Leben: »Hara hachi bu« – fülle den Magen nur zu 80 Prozent. So spart man 400 lebensverlängernde Kalorien ein. Und nichts füllt den Magen besser als Suppe. Ganz lecker und lebensverlängernd ist die Hühnersuppe, die, wie man aus der Forschung weiß, das Immunsystem stärkt.

FÜR 2 PERSONEN – 35 MIN.

4 Stangen grüner Spargel
4 Stangen weißer Spargel
700 ml Hühnerbrühe
250 g Hühnerfleisch
Meersalz
frisch gemahlener schwarzer Pfeffer
3 EL Schnittlauchröllchen
3 EL Sprossen (etwa Linsen,
    Brokkoli, Alfalfa)

1. Beide Spargelsorten waschen, den weißen Spargel ganz, den grünen Spargel im unteren Drittel schälen. Die Enden abschneiden. Die Spargelstangen in 2 cm lange Stücke schneiden.

2. Die Hühnerbrühe aufkochen. Die weißen Spargelstücke zugeben und 5 Minuten darin garen. Die grünen Spargelstücke zur Suppe geben und weitere 3–4 Minuten kochen. Das Hühnerfleisch zugeben und in der Brühe erwärmen. Die Suppe mit Salz und Pfeffer abschmecken. Den Schnittlauch und die Sprossen darüber streuen und servieren.

PRO PORTION 36 g EW, 22 g F, 7 g KH

»Tipp

Die Hühnersuppe ist ein toller Begleiter für allerlei Gemüse – eben was der Garten oder Markt so hergibt: Brokkoli, Lauch, Pak Choi, Karotten, Bohnen, Rosenkohl oder Blumenkohl. Auch eine asiatische Note ist mit etwas Kokosmilch und der Long-Life-Curry-Paste (s. S. 136) schnell gezaubert.

Sieben-Kräuter-Suppe

FÜR 2 PERSONEN – 35 MIN.

100 g junge Maikräuter (etwa Gundermann, Schafgarbe, Brunnen
   kresse, Brennnessel, Sauerampfer,
   Kerbel, Bärlauch)
etwa 10 Gänseblümchenblüten
1 kleine Zwiebel
1 Knoblauchzehe
2 EL Olivenöl
2 TL feines Dinkelvollkornmehl
600 ml Gemüse- (s. S. 50) oder
   Hühnerbrühe
50 g süße Sahne
Meersalz
frisch gemahlener schwarzer Pfeffer
frisch geriebene Muskatnuss
2 EL Sonnenblumenkerne
2 EL kernige Haferflocken

1. Die Kräuter abbrausen und trocken schütteln. Ein Viertel davon zum Bestreuen beiseitelegen. Die restlichen Kräuter grob hacken. Gänseblümchen abbrausen und vorsichtig trocken tupfen. Die Zwiebel und den Knoblauch abziehen und fein hacken.

2. In einem Topf das Olivenöl erhitzen, Zwiebel und Knoblauch darin anschwitzen. Das Dinkelvollkornmehl einstreuen und 1 Minute anrösten. Nach und nach Gemüsebrühe zugeben und unter Rühren aufkochen lassen. Die Sahne zugeben. Die Suppe mit Salz, Pfeffer und Muskat abschmecken. Einmal aufkochen und bei geschlossenem Deckel bei mittlerer Temperatur 15 Minuten köcheln lassen.

3. Inzwischen die Sonnenblumenkerne und Haferflocken in einer Pfanne ohne Fett 2–3 Minuten anrösten. Beiseitestellen.

4. Die grob gehackten Kräuter zur Suppe geben und kräftig mixen. Die Suppe mit der Sonnenblumenkerne-Mischung, Kräuterblättern und den Gänseblümchen bestreuen.

PRO PORTION 9 g EW, 25 g F, 15 g KH

Hildegards Fastensuppe

FÜR 4 PERSONEN – 15 MIN. + 30 MIN. KOCHEN

   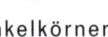

150 g Dinkelkörner
2 Karotten
1 Fenchelknolle
¼ Sellerieknolle
200 g grüne Bohnen
1 Bund Petersilie
3 frischer cm Galgant, fein gerieben
1 TL getrockneter Quendel (Wilder
   Thymian oder auch Feldthymian)

1. Den Dinkel in einem Sieb gründlich abspülen und in einen Topf geben. Mit 1,2 l kaltem Wasser aufgießen und aufkochen.

2. Karotten, Fenchel, Sellerie und Bohnen waschen und putzen. Karotten und Sellerie schälen. Das Gemüse fein würfeln und zum Dinkel geben. Die Petersilie abbrausen und ebenfalls zur Suppe geben. Die Suppe bei mittlerer Temperatur und geschlossenem Deckel etwa 30 Minuten köcheln lassen.

3. Anschließend abseihen und die Brühe mit fein geriebenem Galgant und Quendel würzen. Suppe heiß trinken.

PRO PORTION 1 g EW, 0 g F, 1 g KH

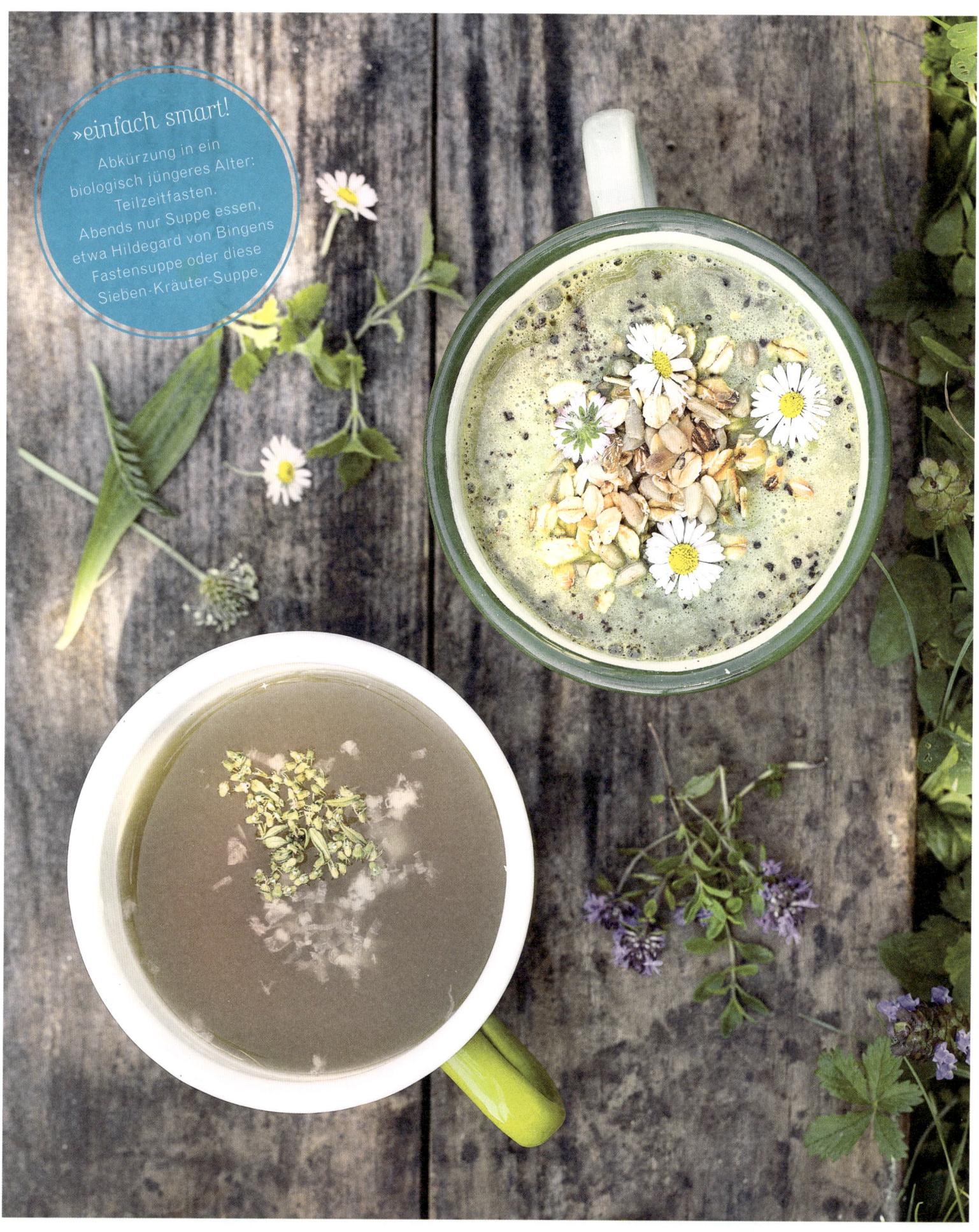

»einfach smart!

Abkürzung in ein biologisch jüngeres Alter: Teilzeitfasten. Abends nur Suppe essen, etwa Hildegard von Bingens Fastensuppe oder diese Sieben-Kräuter-Suppe.

No-Carb-Wrap mit Roter Bete

FÜR 4 RÖLLCHEN – 20 MIN.

   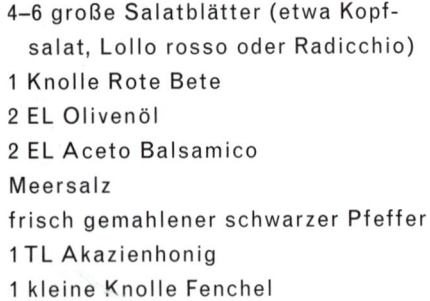

4–6 große Salatblätter (etwa Kopf-
    salat, Lollo rosso oder Radicchio)
1 Knolle Rote Bete
2 EL Olivenöl
2 EL Aceto Balsamico
Meersalz
frisch gemahlener schwarzer Pfeffer
1 TL Akazienhonig
1 kleine Knolle Fenchel
2 EL Walnusskerne,
    gehackt und geröstet
50 g Feta

Die Salatblätter waschen und trocken tupfen. Die Rote-Bete-Knolle waschen, schälen und klein würfeln. Im heißen Olivenöl 3–4 Minuten anschwitzen. Mit Balsamico ablöschen und mit Salz, Pfeffer und 1 TL Akazienhonig bestreuen und beträufeln. Beiseitestellen und lauwarm abkühlen lassen. Den Fenchel putzen, waschen, halbieren und den Strunk entfernen. Die Hälften in dünne Streifen hobeln. Rote Bete, Fenchel und Walnusskerne auf den Salatblättern verteilen, Feta darüber bröckeln. Die Salatblätter aufrollen und mit Bambusspießen feststecken.

PRO STÜCK 4 g EW, 16 g F, 5 g KH

» VARIANTEN

ZUCCHINI-TOMATE

4–6 große Salatblätter waschen und trocken tupfen. 1 kleine Zucchini waschen, putzen und klein würfeln. 1 Knoblauchzehe abziehen und fein hacken. 1 Tomate waschen, halbieren, Blütenansatz entfernen und die Hälften würfeln. Zucchini und Knoblauch in 2 EL Olivenöl 2–3 Minuten anschwitzen. Tomatenwürfel, 2 EL geröstete Pinienkerne und 1–2 EL Apfelessig zugeben und unterschwenken. Mit Salz und Pfeffer abschmecken. Die Masse lauwarm abkühlen lassen. ½ Kugel Mozzarella würfeln. Die Zucchinimasse auf die Salatblätter verteilen und den Mozzarella darüberstreuen. Die Salatblätter aufrollen und mit Bambusspießen feststecken.

PRO STÜCK 4 g EW, 18 g F, 3 g KH

KÜRBIS-BIRNE-SONNENBLUMENKERNE

4–6 große Salatblätter waschen und trocken tupfen. 150 g Muskatkürbis und 1 feste Birne waschen, schälen, entkernen und klein würfeln. In 2 EL Olivenöl 3–4 Minuten anschwitzen. Mit 2 EL Weißweinessig ablöschen. 1 TL fein geriebenen Ingwer zugeben, Salz und Pfeffer zugeben. Beiseitestellen und lauwarm abkühlen lassen. Die Masse auf den Salatblättern verteilen. 1 EL geröstete Sonnenblumenkerne und 2 EL Schnittlauch darüberstreuen. Die Salatblätter aufrollen und mit Bambusspießen feststecken.

PRO STÜCK 2 g EW, 10 g F, 6 g KH

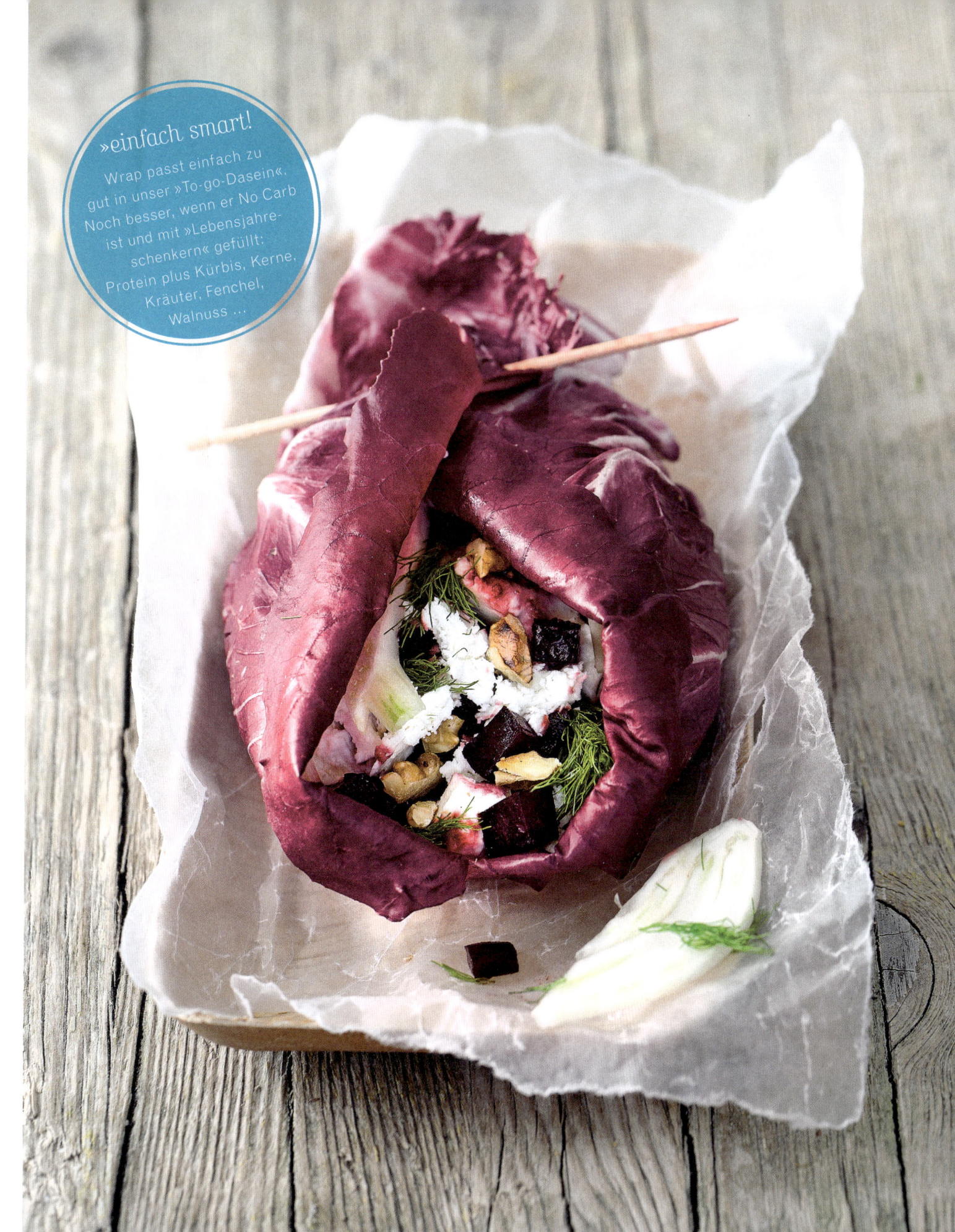

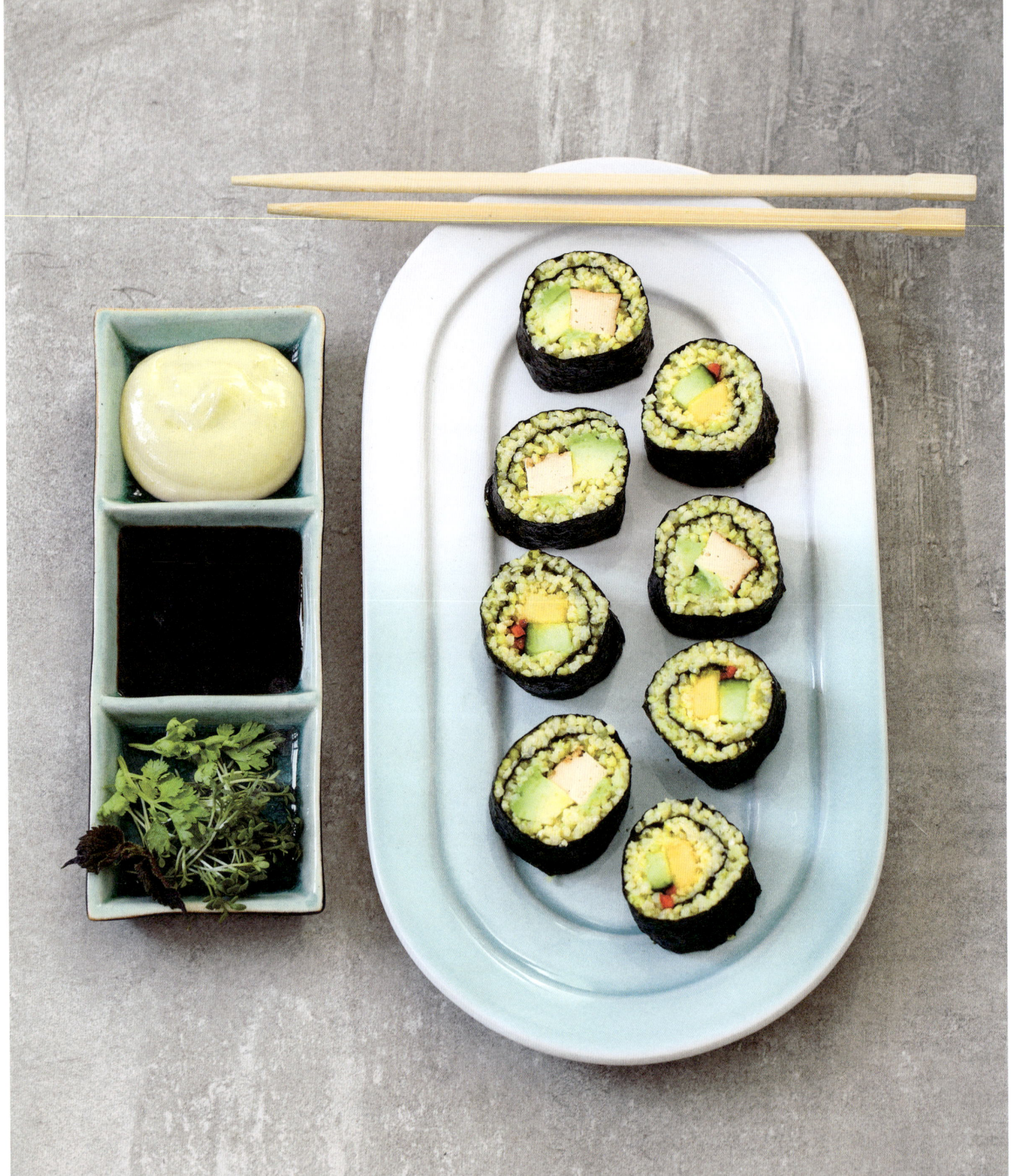

Veggie-Sushi

Sushi verjüngt. Mit rohem Fisch – das intelligenteste Protein für alle verjüngenden Reparaturvorgänge im Körper. Und mit Algen. Die liefern Jod für unsere Energiezentrale, Alginsäure speichert die Feuchtigkeit in der Haut und Algen schützen mit hochwirksamen Antioxidantien die Haut vor Alterungsprozessen. Einfach unschlagbar, kombiniert man das noch mit dem Biotin der Hirse.

FÜR 4 ROLLEN – 30 MIN. + 30 MIN. KÜHLEN

200 g Hirse
je 2 cm frische/r Ingwer und Kurkuma
2 EL Reisessig
1 gestr. TL Meersalz
1 kleine Avocado
1 kleine Mango
1 Mini-Gurke
100 g Räuchertofu
1 große rote Chilischote
4 Nori-Algenblätter
1 TL Wasabi
Bio-Tamari (glutenfreie Sojasauce)
  zum Servieren
2–3 Schalen Shiso-Kresse oder
  1 Bund Koriander

1. Die Hirse mit 400 ml Wasser, Ingwer und Kurkuma zum Kochen bringen. Abgedeckt bei kleinster Temperatur etwa 7 Minuten köcheln lassen.

2. Reisessig und Salz verrühren. Die fertige Hirse auf einer Platte verteilen, Ingwer und Kurkuma entfernen. Die Reisessigmischung über der Hirse verteilen und untermengen. Lauwarm abkühlen lassen.

3. Avocado und Mango schälen, die Gurke waschen. Alles in etwa 1 cm dicke Streifen schneiden. Den Räuchertofu ebenfalls in 1 cm dicke Streifen schneiden. Die Chilischote waschen, halbieren, entkernen und in dünne Streifen schneiden.

4. Ein Nori-Algenblatt mit der glänzenden Seite nach unten quer auf eine Bambusmatte legen. Ein Viertel der Hirsemischung darauf verteilen, dabei am oberen Rand einen Streifen frei lassen. Mittig einige Mango-, Gurken- und Chilistreifen verteilen. Von unten nach oben aufrollen, den oberen Rand dafür mit Wasser anfeuchten und festkleben. Eine weitere Rolle zubereiten. Die restlichen beiden Nori-Blätter mit Hirse vorbereiten und mit den Avocado- und Tofustreifen füllen. Den Tofu jeweils mit etwas Wasabi bestreichen.

5. Die Rollen in Frischhaltefolie wickeln und 30 Minuten im Kühlschrank ruhen lassen. Anschließend in 2–3 cm dicke Stücke schneiden, auf einer Platte anrichten und mit Tamari und Shiso-Kresse servieren.

PRO ROLLE 12 g EW, 8 g F, 39 g KH

»Tipp
Für Wasabi-Tofunese Tofunese zubereiten (s. S. 71) und mit
1–2 TL Wasabi verrühren. Zum Sushi servieren.

Kalbstatar

Raw ist Trend. Nicht über 42 °C erhitzen, dann bleiben Aromen und Vitalstoffe erhalten. Das gilt auch für Fleisch. Mit frischer, guter Qualität, fett- und sehnenfreier, ist ein Tatar ein Hochdosis-Protein für junge Muskulatur, kombiniert mit Zwiebeln (Allicin, Fruktane) und Ei (Lecithin) ein probates Mittel, den Darm zu pflegen, das Immunsystem zu stärken.

FÜR 2 PERSONEN — 50 MIN.

300 g Kalbsfilet
Meersalz
frisch gemahlener schwarzer Pfeffer
½ TL Vollrohrzucker
½ TL edelsüßes Paprikapulver
1 Schalotte
2 Cornichons
2 Sardellen
1 TL Kapern
2 EL Olivenöl + mehr zum Beträufeln
1 TL Senf
2 EL frisch gehackte Petersilie
Saft von ½ Zitrone
Cayennepfeffer
2 frische Bio-Eigelbe

1. Das Kalbsfilet in dicke Streifen schneiden und durch die grobe Scheibe des Fleischwolfs drehen. (Alternativ für 1 Stunde anfrieren, anschließend zuerst in dünne Scheiben, dann in feine Würfel schneiden.) Das Fleisch mit Salz, Pfeffer, Zucker und Paprikapulver gründlich vermengen.

2. Die Schalotte abziehen und fein würfeln. Cornichons, Sardellen und Kapern fein hacken. Schalotten, Cornichons, Sardellen, Kapern, Olivenöl, Senf, Petersilie, 1 Spritzer Zitronensaft und etwas Cayennepfeffer zum Tatar geben. Alles gut mischen.

3. Jeweils die Hälfte des Tatars in einem leicht geölten Vorspeisenring zu einem Taler formen. Vorzugsweise 30 Minuten im Kühlschrank ruhen lassen. Dann herausnehmen und auf jedes Tatar 1 Eigelb setzen, mit Olivenöl beträufeln und mit frisch gemahlenem Pfeffer bestreuen. Abschließend die Ringe vorsichtig abziehen.

PRO PORTION 34 g EW, 6 g F, 2 g KH

»Tipp
Dazu etwa einen Blattsalat mit Smart-Aging-Vinaigrette (s. S. 71) servieren.

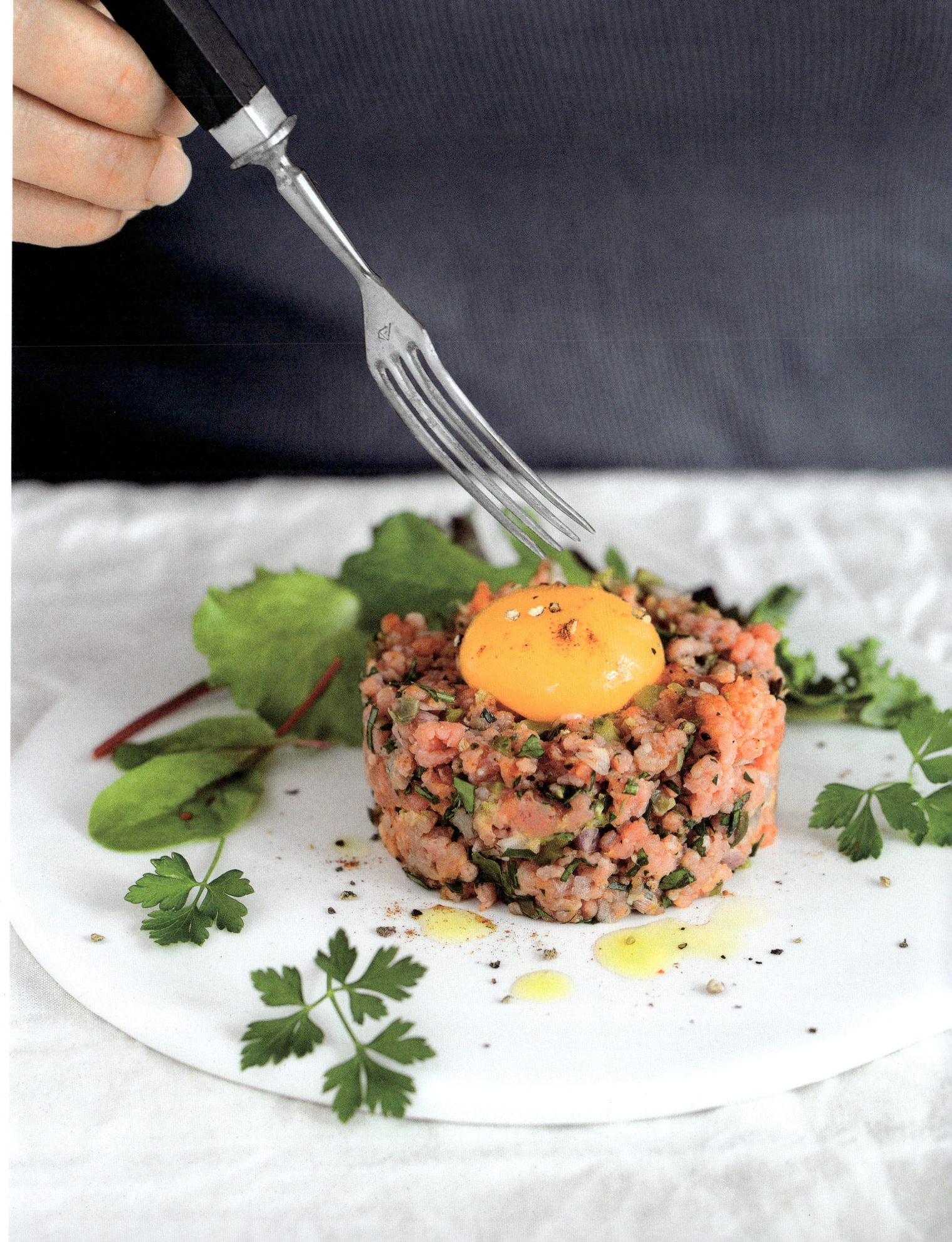

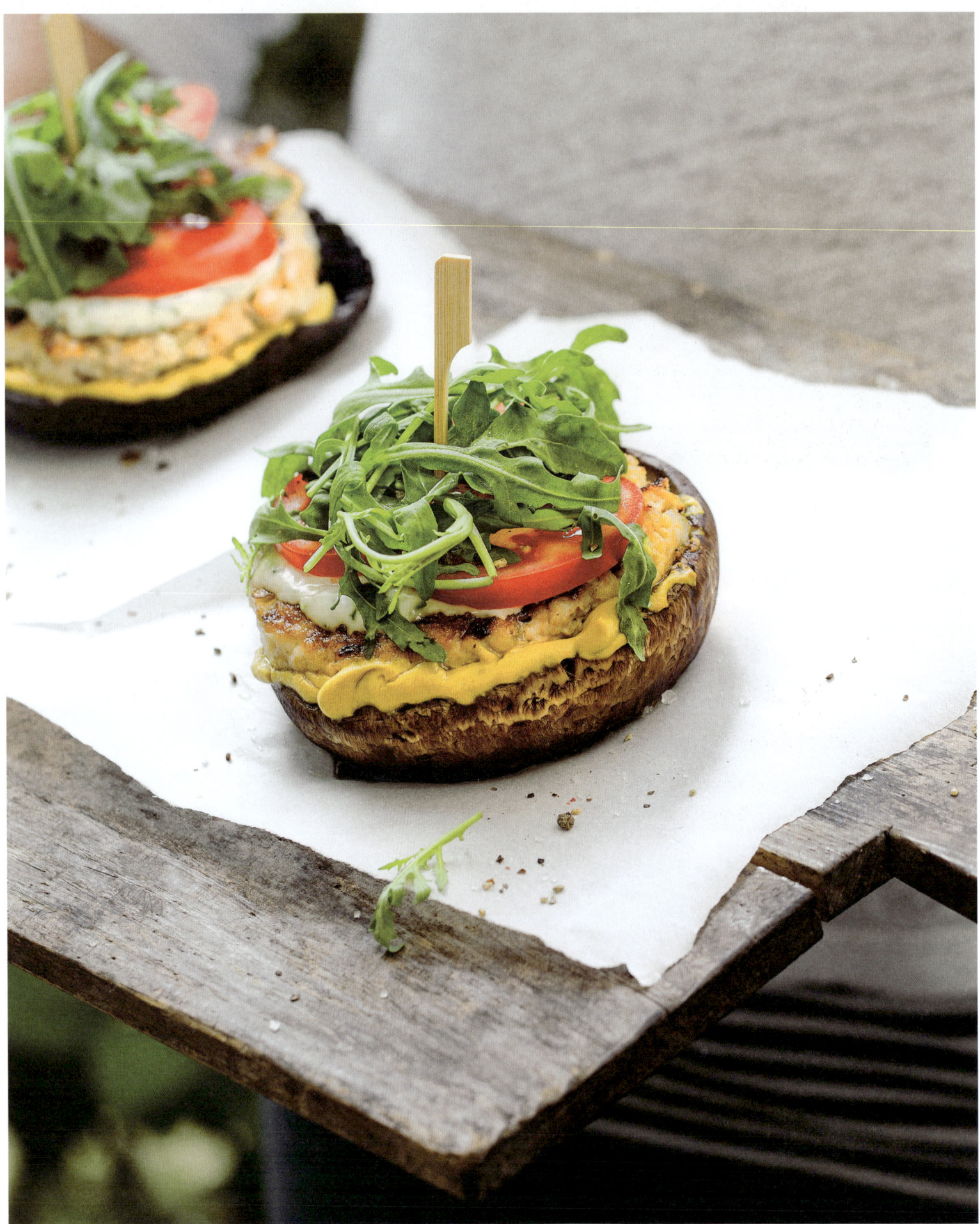

Weißer Burger

Einen Hamburger kann man sich, so wie er ist, gleich auf die Hüfte denken. Die Kombi 40 / 60 Fett / Zucker macht nicht nur dick, sondern auch noch süchtig. Hier die Lösung: No Carb und ohne rotes Fleisch. Mit Huhn oder Tofu im verjüngenden Portobellopilz. Dieser Burger wirkt anti-inflammatorisch. Und hält jede Körperzelle jung.

FÜR 2 PERSONEN – 40 MIN.

250 g Hähnchenbrust
1 Zwiebel
½ TL Paprikapulver
½ TL zerstoßener Szechuanpfeffer
1 EL Bio-Tamari (glutenfreie
    Sojasauce)
Meersalz
frisch gemahlener schwarzer Pfeffer
2 EL Olivenöl
4 Portobello-Pilze
1 Handvoll Rucola
1 Strauchtomate
1–2 EL Tofunese (s. S. 71 oder
    Mayonnaise aus dem Glas)
2 EL Schnittlauchröllchen
1 EL Senf

1. Die Hähnchenbrust in dicke Streifen schneiden und durch die grobe Scheibe des Fleischwolfs drehen. Die Zwiebel abziehen und würfeln. Zwiebel, Paprikapulver, Szechuanpfeffer und Tamari zum Fleisch geben. Salz und Pfeffer zugeben. Alles kräftig verrühren, zwei flache Pattys daraus formen und mit etwas Olivenöl bestreichen.

2. Eine Grillpfanne aufheizen. Die Stiele der Portobello-Pilze abschneiden. Die Pilze mit Salz und Pfeffer bestreuen und mit Olivenöl bestreichen. Pilze und Pattys in der Pfanne von beiden Seiten 2–3 Minuten kräftig anbraten. Die Temperatur auf ein Drittel herunterschalten und beides weitere 5 Minuten braten lassen.

3. Den Rucola waschen und trocken schleudern. Die Tomate waschen, Blütenansatz entfernen und die Tomate in dünne Scheiben schneiden. Die Tofunese mit dem Schnittlauch verrühren.

4. Zwei Portobello-Pilze mit der runden Seite nach unten auf einen Teller setzen. Mit dem Senf bestreichen. Die Hähnchenburger darauf legen, 1 TL Tofunese daraufgeben und mit Tomatenscheiben und Rucola bedecken. Zuletzt nochmals einige Tupfen Tofunese darauf verteilen und mit den anderen beiden Pilzen bedecken. Mit einem Holzspieß feststecken.

PRO PORTION 28 g EW, 17 g F, 2 g KH

»Tipp
Keinen Fleischwolf zu Hause? Dann die Hähnchenbrust kleiner würfeln, 30 Minuten im Gefrierfach kühlen und anschließend im Zerkleinerer portionsweise kurz häckseln.

»Veggie-Tipp
Eine Scheibe gebratenen Tofu anstelle des Hähnchen-Pattys verwenden.

Kretische Antipasti

Lange Zeit lebten die Menschen Europas am längsten auf Kreta: Weinblätter und Rezina, jede Menge Kräuter, Olivenöl, Feta und Sardinen sorgten für glückliche Gemüter und gesunde Herzen. Dann kam das Fast Food. Und die Lebenserwartung sank. Wir machen das anders herum, wir servieren kretisch mit allen Smart-Aging-Komponenten.

Marinierter Feta

FÜR 4 PERSONEN – 10 MIN.

150 g Feta
3 EL Olivenöl
1 TL Chiliflocken
1 TL getrockneter Oregano
Schale von 1 unbehandelten Zitrone
50 g schwarze und grüne Oliven,
   entsteint

1. Den Feta würfeln. Olivenöl mit Chiliflocken, Oregano und Zitronenschale mischen und über dem Feta verteilen. Die Oliven hacken und über den Feta streuen.

PRO PORTION 7 g EW, 22 g F, 1 g KH

Gefüllte Paprika

FÜR 4 PERSONEN – 20 MIN.

   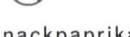

8 bunte Snackpaprika
1 Zweig Rosmarin
1 EL Olivenöl
Meersalz
frisch gemahlener schwarzer Pfeffer
100 g Magerquark
3–4 EL Mineralwasser
1 Knoblauchzehe
60 g Schafskäse
3 EL gehackte Petersilie

1. Die Snackpaprika waschen, den Deckel abschneiden und die Schoten entkernen. Rosmarin waschen und trocken schütteln. Das Olivenöl in einer Pfanne erhitzen, die Snackpaprika mit dem Rosmarin darin 2–3 Minuten anschwitzen. Mit Salz und Pfeffer bestreuen. Aus der Pfanne nehmen und abkühlen lassen.

2. Den Magerquark mit dem Mineralwasser cremig rühren. Den Knoblauch abziehen und hacken. Den Schafskäse raspeln. Knoblauch, Schafskäse und Petersilie unter den Quark rühren. Die Masse in einen Spritzbeutel füllen und die Paprikaschoten damit füllen.

PRO PORTION 6 g EW, 6 g F, 2 g KH

Gebackene Aubergine

FÜR 4 PERSONEN – 20 MIN. + 30 MIN. GAREN

1 Aubergine
2 Knoblauchzehen
½ TL grobes Meersalz
3 EL Olivenöl

Die Aubergine waschen, putzen und grob würfeln. Den Knoblauch abziehen und hacken. Auberginenwürfel mit Knoblauch, Meersalz und Olivenöl mischen. 15 Minuten ziehen lassen. Den Backofen auf 180 °C Ober-/Unterhitze vorheizen. Im Backofen 20–30 Minuten garen, dabei 1–2-mal wenden. Anschließend abkühlen lassen.

PRO PORTION 1 g EW, 11 g F, 0 g KH

Gefüllte Weinblätter

FÜR 4 PERSONEN – 20 MIN. + 40 MIN. KOCHEN

60 g Naturreis
Meersalz
1 Knoblauchzehe
3 EL Olivenöl
2 EL Pinienkerne
1 EL Rosinen
je 1 EL gehackte Minze,
    Petersilie und Dill
frisch gemahlener schwarzer Pfeffer
8 große Weinblätter
    frisch vom Weinstock
½ unbehandelte Zitrone
300 ml Gemüsebrühe (s. S. 50)

1. Den Reis mit 100 ml Wasser und 1 Prise Salz zum Kochen bringen. 10 Minuten bei mittlerer Temperatur köcheln lassen. Den Knoblauch abziehen und würfeln. 1 EL Olivenöl in einer Pfanne erhitzen, Knoblauch, Pinienkerne und Rosinen darin anschwitzen. Den Reis abgießen und mit den Kräutern in die Pfanne geben. Mit Salz und Pfeffer abschmecken. Die Masse abkühlen lassen.

2. Die Weinblätter für 1 Minute in kochendem Salzwasser blanchieren, abgießen und kalt abschrecken. Mit der glatten Seite nach unten auf der Arbeitsfläche auslegen. Der Blattstiel zeigt nach unten. Blattstiel abschneiden. Je 1 gehäuften TL Reisfüllung im unteren Drittel des Weinblatts verteilen. Weinblatt von unten über die Füllung schlagen, Seiten einklappen und locker, aber kompakt aufrollen. So acht Röllchen zubereiten.

3. Die Zitrone heiß waschen und in Scheiben schneiden. Den Boden eines Topfes mit Backpapier auslegen, die gefüllten Weinblätter dicht nebeneinander in den Topf schichten. Gemüsebrühe auffüllen, mit Zitronenscheiben belegen und mit dem restlichen Olivenöl beträufeln. Bei geschlossenem Deckel zum Kochen bringen. 30 Minuten bei mittlerer Temperatur köcheln lassen.

PRO PORTION 3 g EW, 16 g F, 17 g KH

»Tipp
Alternativ zu frischen Weinblättern eingelegte Weinblätter verwenden.
Diese 30 Minuten wässern und gut abtropfen lassen.

Auberginenmus

ERGIBT ETWA 150 G – 20 MIN. + 1,5 STD. GAREN

1 Aubergine
½ TL Meersalz
1 Knoblauchzehe
3–4 EL Olivenöl
Saft von ½ Zitrone
frisch gemahlener schwarzer Pfeffer

1. Die Aubergine waschen und längs halbieren. Das Fruchtfleisch mit einem Messer mehrmals einschneiden, die Schale dabei nicht durchschneiden. Die Schnittfläche mit Salz bestreuen und 5 Minuten Wasser ziehen lassen.

2. Den Backofen auf 180 °C Ober-/Unterhitze vorheizen. Den Knoblauch abziehen und in Scheiben schneiden. Die Auberginenhälften mit der Schnittfläche nach oben in eine Ofenform legen, Knoblauch und Olivenöl darauf verteilen. Im Backofen 1,5 Stunden garen. Die Auberginen aus dem Backofen nehmen und lauwarm abkühlen lassen. Das Fruchtfleisch aus der Schale lösen, mit dem Zitronensaft im Zerkleinerer fein pürieren. Mit Pfeffer würzen.

PRO PORTION (À 75 G) 3 g EW, 15 g F, 5 g KH

Oliven-Sardellen-Kapern-Creme

ERGIBT ETWA 150 G – 10 MIN.

100 g grüne Oliven
10–15 in Öl eingelegte Sardellen
3 EL Kapern
4–5 EL Olivenöl
frisch gemahlener schwarzer Pfeffer

Oliven, Sardellen, Kapern und Olivenöl in einen Zerkleinerer geben und zu einer Paste mixen. Mit Pfeffer würzen und in ein sterilisiertes Glas füllen. Im Kühlschrank 1 Woche haltbar.

PRO PORTION (À 15 G) 1 g EW, 5 g F, 0 g KH

Guacamole

ERGIBT ETWA 150 G – 15 MIN.

1 Knoblauchzehe
1 kleine Chilischote
1 reife Hass-Avocado
Saft von 1 Limette
Meersalz
frisch gemahlener schwarzer Pfeffer

Den Knoblauch abziehen, die Chilischote waschen, entkernen und beides klein würfeln. Die Avocado halbieren, entkernen und das Fruchtfleisch herauslösen. Limettensaft über die Avocado pressen. Knoblauch und Chili zugeben und mit einer Gabel zerdrücken. Mit Salz und Pfeffer würzig abschmecken.

PRO PORTION (À 75 G) 2 g EW, 16 g F, 5 g KH

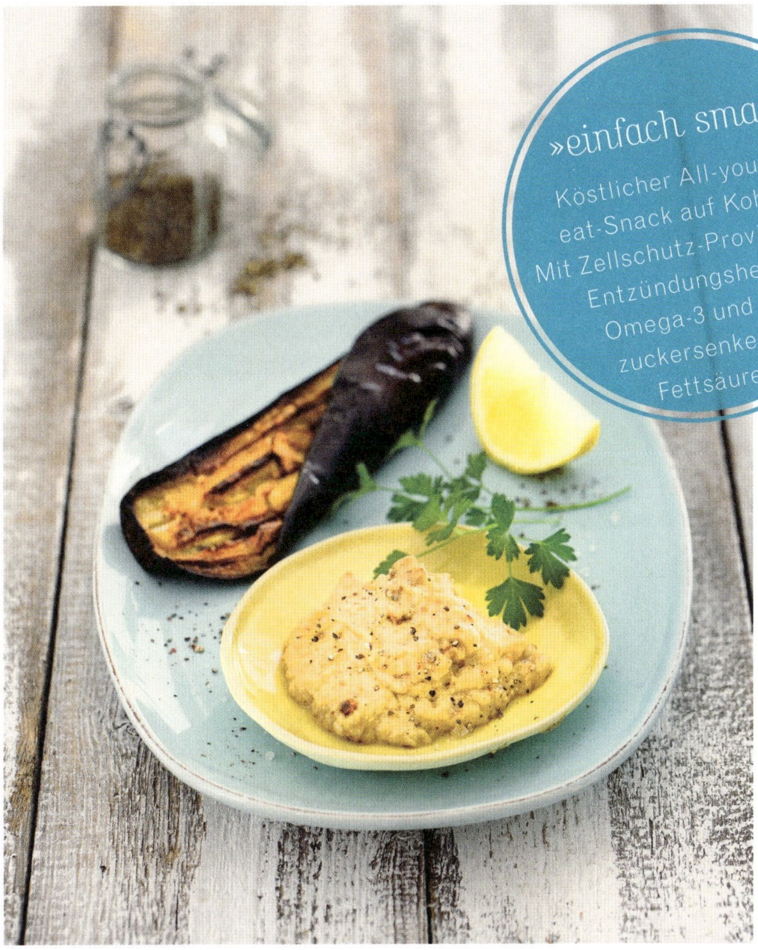

»einfach smart!

Köstlicher All-you-can-eat-Snack auf Kohlrabi. Mit Zellschutz-Provitamin A, Entzündungshemmer Omega-3 und blutzuckersenkenden Fettsäuren.

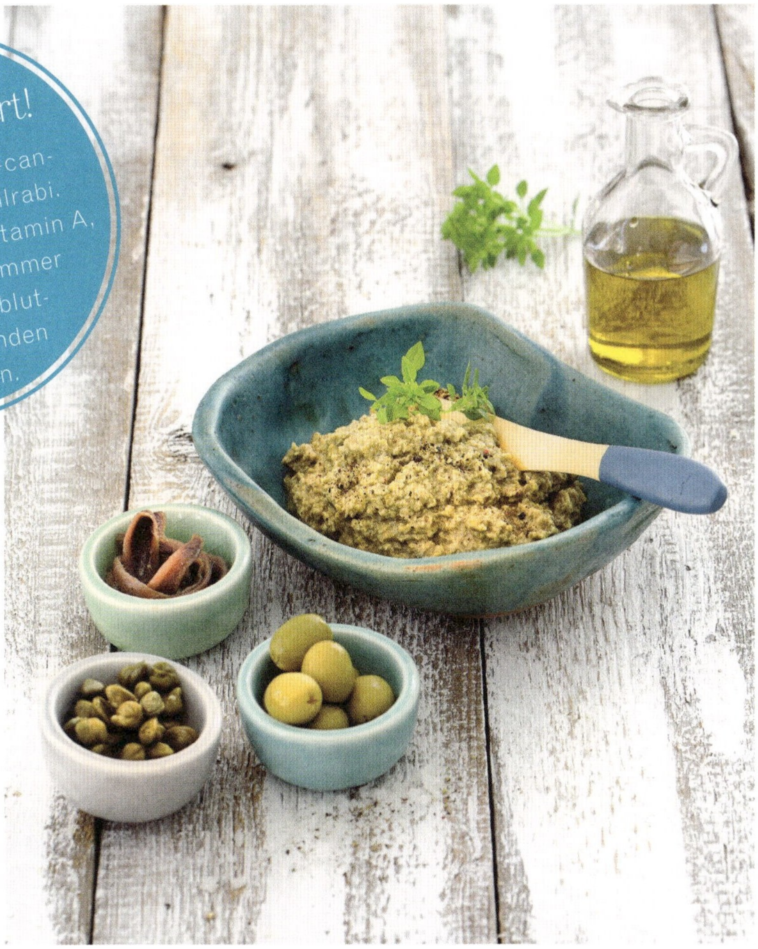

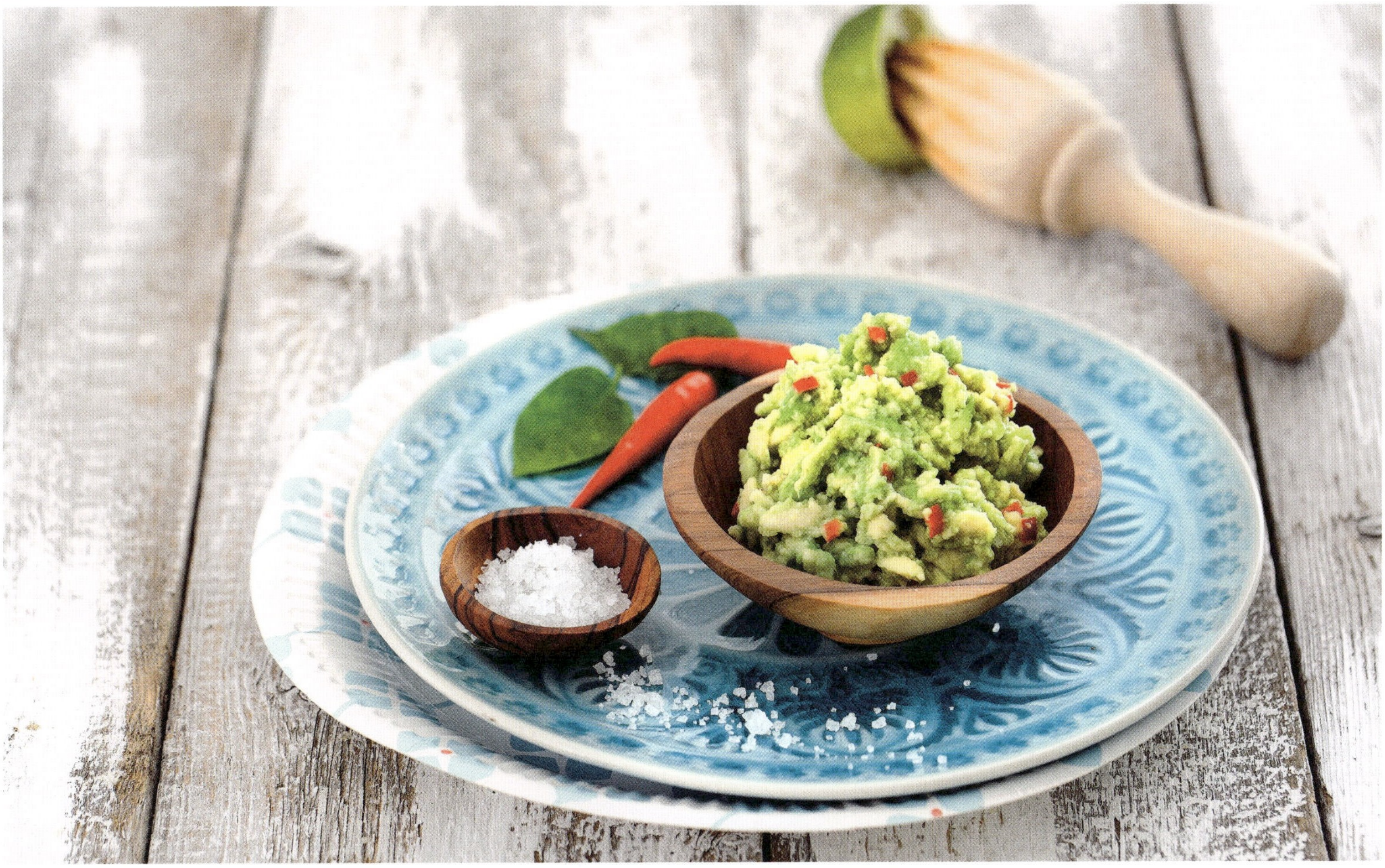

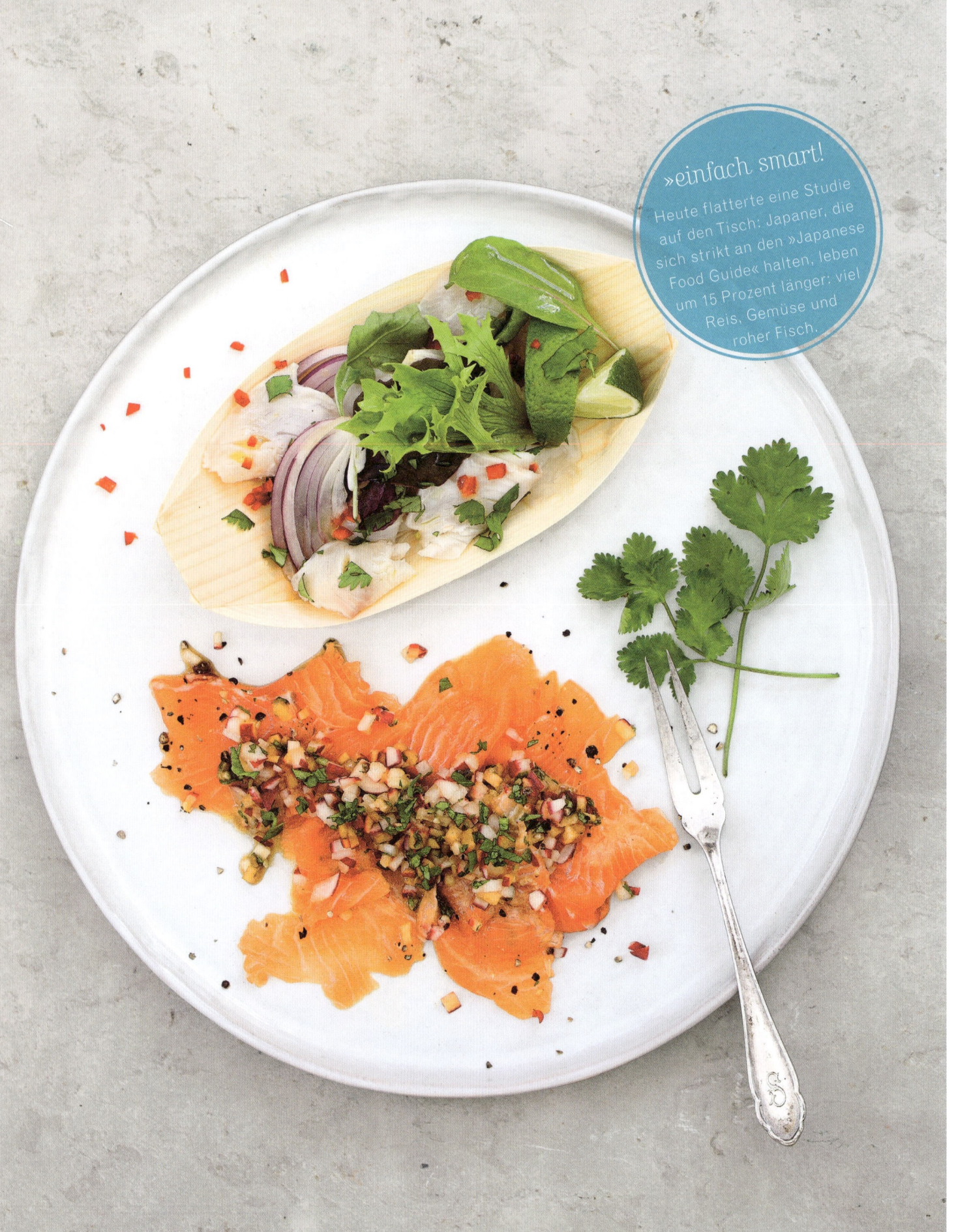

Regenbogenforellen-Ceviche

FÜR 2 PERSONEN – 20 MIN.

2 Regenbogenforellenfilets
  (à etwa 300 g)
2 unbehandelte Limetten
2 kleine Chilischoten
1 rote Zwiebel
2 Handvoll feine Salatmischung
5 Stängel Koriander
2 EL Weißweinessig
1 TL Akazienhonig
3 EL Olivenöl
Meersalz
frisch gemahlener schwarzer Pfeffer

1. Die Fischfilets mit einem flexiblen, scharfen Messer in dünnen Scheiben von der Haut schneiden und auf einer Platte auslegen.

2. Die Limetten heiß abspülen, trocknen und die Schale fein über den Fisch reiben. Den Limettensaft auspressen und über die Fischfiletscheiben träufeln. Die Chilischoten waschen, halbieren, entkernen und würfeln. Die Zwiebel abziehen und in dünne Spalten schneiden. Beides über dem Fisch verteilen. 10 Minuten ziehen lassen.

3. Den Salat waschen und trocken schleudern. Den Koriander abbrausen, trocken schütteln und die Blätter fein hacken. Weißweinessig, Akazienhonig, 1 Prise Salz und Koriander verquirlen. Das Olivenöl unterschlagen und den Salat damit marinieren. Salatblätter auf dem Ceviche verteilen.

PRO PORTION 29 g EW, 25 g F, 3 g KH

Wildlachs-Carpaccio

FÜR 2 PERSONEN – 15 MIN.

200 g Wildlachsfilet, ohne Haut
  und Gräten
2 EL Olivenöl
1 unbehandelte Zitrone
6 Bio-Radieschen mit Grün
2 EL Bio-Tamari (glutenfreie
  Sojasauce)
1 TL Akazienhonig
½ TL rosa Pfefferbeeren (Schinus)
½ TL gerösteter Sesam
frisch gemahlener schwarzer Pfeffer

1. Das Wildlachsfilet in dünne Scheiben schneiden und auf einer Platte auslegen. Alternativ zwei Lagen Backpapier mit 1 EL Olivenöl bestreichen, den Lachs in 0,5 cm dicke Scheiben schneiden und dazwischen mit einem Plattiereisen oder Stieltopf durch sanftes Schlagen etwa 2 mm dünn klopfen.

2. Die Zitrone heiß waschen, trocknen und die Schale fein abreiben. Den Saft auspressen. Die Radieschen mit Grün gründlich waschen. Radieschen putzen und klein würfeln, Blätter hacken. Zitronenschale, -saft, Radieschen und Blätter mit dem restlichen Olivenöl, Tamari, Akazienhonig, rosa Pfefferbeeren und Sesam verrühren. Die Marinade über dem Wildlachs verteilen. Mit grob gemahlenem Pfeffer würzen.

PRO PORTION 22 g EW, 22 g F, 4 g KH

HAUPTGERICHTE

Einmal am Tag etwas Warmes zu essen hält schlank und verlängert das Leben. Das lieben wir! Vor allem in Form von Gemüsespaghetti mit Bolognese oder No-Carb-Pizza. Unter den Rezepten der Hundertjährigen finden sich auch ein Fischeintopf, Coq au vin und freilich Indisches Dal. Auch hier haben wir für jeden Geschmack und jedes Bedürfnis (vegan, glutenfrei, no carb …) Wundervolles an Wirkpower zu bieten, verpackt in pures Gaumenglück. Blättern Sie sich durch den Smart-Aging-Gourmethimmel!

Gemüsespaghetti mit Hähnchen-Bolognese

Der Spiralschneider verwandelt Zucchini, Karotten und Kohlrabi in leckere No-Carb-Spaghetti.
Ein »Tris di Pasta« und keiner merkt's! Die Bolognese aus dem Landhuhn liefert wertvolles
Eiweiß – mit Gemüse die beste Kombi für den Darm. Abends genossen (No Carb!) kommt
man nachts in ein Insulintief, heißt: Das Wachstumshormon macht schlank im Schlaf.

FÜR 2 PERSONEN – 45 MIN.

400 g Hähnchenbrust

1 Zwiebel

1 Knoblauchzehe

2 EL Olivenöl

2 EL Tomatenmark

100 ml Gemüsebrühe (s. S. 50)

50 g süße Sahne

Meersalz

frisch gemahlener schwarzer Pfeffer

3 Stängel Oregano

2 Karotten

1 Kohlrabi

2 dünne Zucchini

1 Bund Petersilie

Saft von ½ Zitrone

Chilisalz (s. S. 59; alternativ
   Cayennepfeffer und Salz)

2 Stängel Basilikum

1. Für die Bolognese die Hähnchenbrust grob würfeln und durch die grobe Scheibe des Fleischwolfs lassen (s. Tipp S. 153). Zwiebel und Knoblauch abziehen und würfeln. 1 EL Olivenöl in einem Bräter erhitzen, das Fleisch darin kurz scharf anbraten. Die Zwiebel- und Knoblauchwürfel zugeben und anschwitzen. Das Tomatenmark unter Rühren anrösten. Mit Gemüsebrühe und Sahne aufgießen, Salz und Pfeffer zugeben. Den Oregano abbrausen, trocken schütteln und zugeben. Die Sauce bei mittlerer Temperatur offen 15 Minuten köcheln lassen.

2. Inzwischen das Gemüse waschen, die Karotten und den Kohlrabi schälen. Mit Hilfe eines Spiralschneiders das Gemüse in lange dünne Spaghetti schneiden. Die Petersilie abbrausen, trocken schütteln und hacken.

3. Das restliche Olivenöl in einer Pfanne erhitzen, die Gemüsespaghetti darin etwa 2 Minuten anschwitzen. Mit Salz und Pfeffer bestreuen. Oregano aus der Sauce nehmen und die Sauce mit Zitronensaft und Chilisalz abschmecken, die Petersilie unterrühren.

4. Die Gemüsespaghetti mit der Sauce anrichten. Basilikum waschen, trocken schütteln und die Blätter darüber streuen.

PRO PORTION 45 g EW, 19 g F, 14 g KH

» Veggie-Tipp

Vegetarisch wird's, wenn man die Hähnchenbrust durch 400 g festen Tofu ersetzt. Diesen im Mixer zu Krümeln zerkleinern und das Gericht wie beschrieben zubereiten.

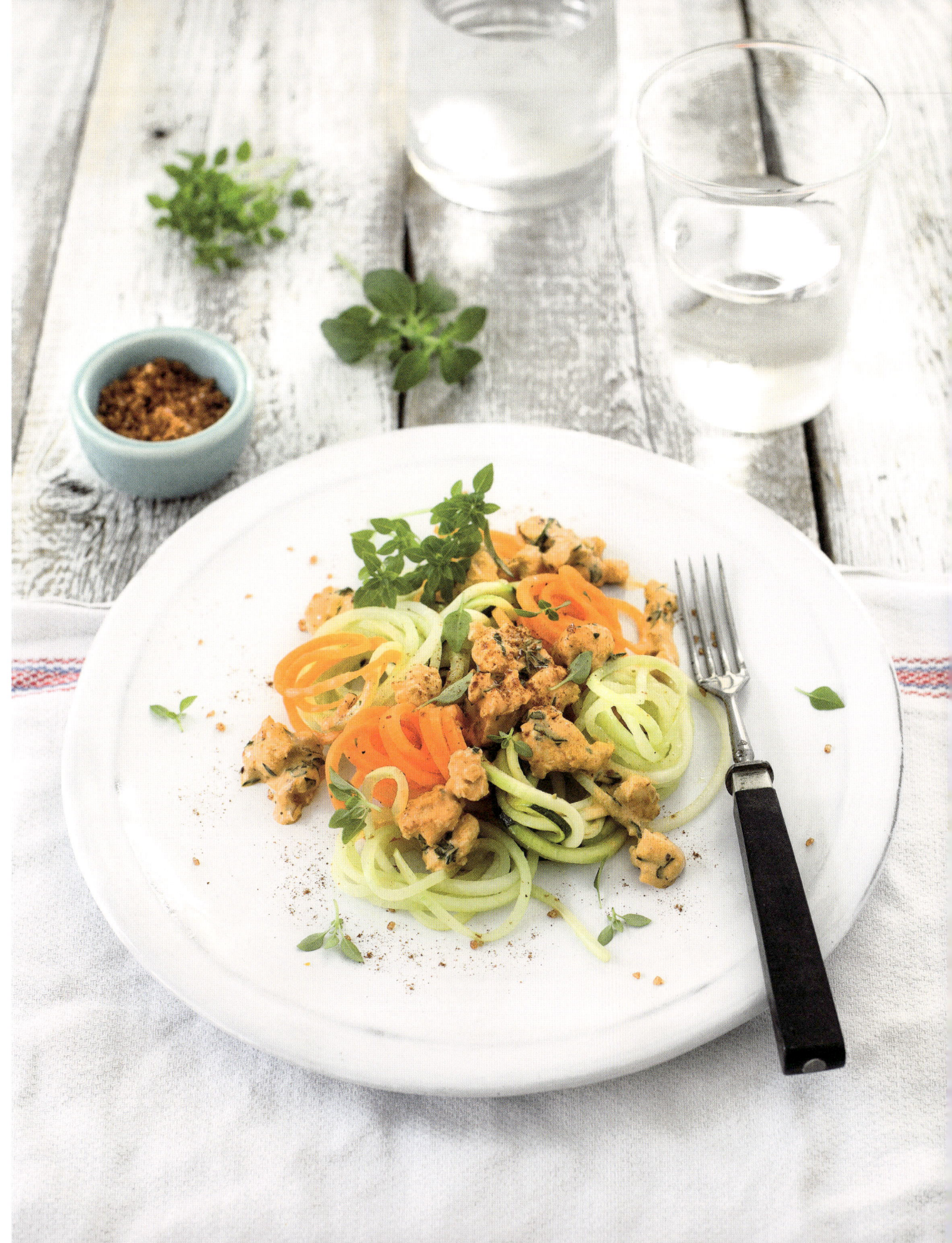

»einfach smart!

Pizzateig aus Blumenkohl? Jupp! Superlecker, glutenfrei, Low Carb und voller Vitalstoffe: Kalium entstresst und verjüngt mit Magnesium das Herz.

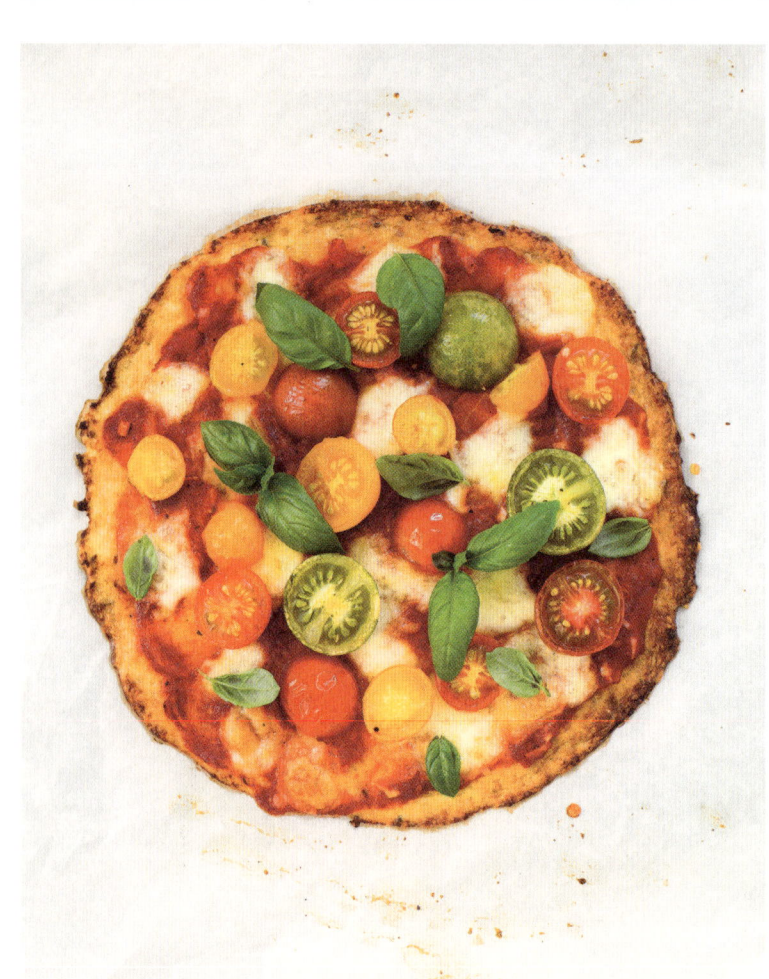

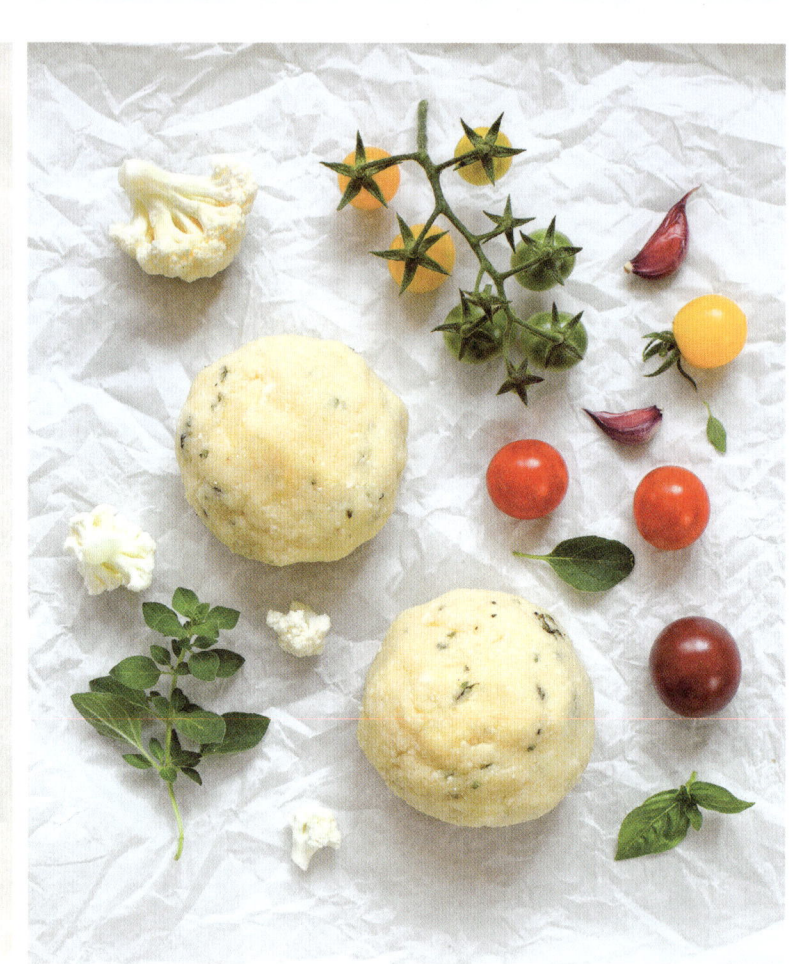

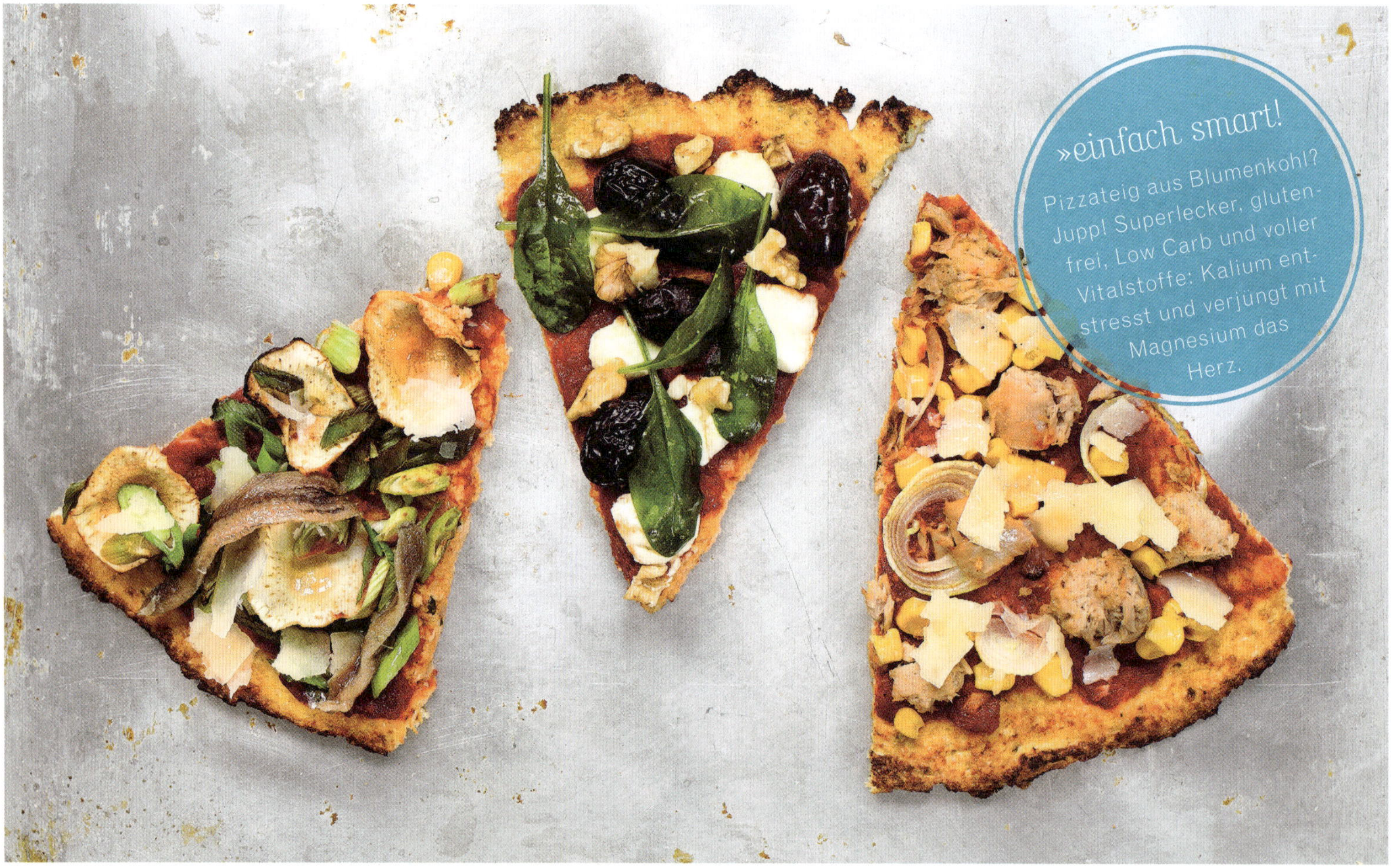

No-Carb-Pizza Margherita

ERGIBT 2 PIZZAS (20 CM Ø) – 30 MIN. + 35 MIN. BACKEN

500 g Blumenkohl, geputzt
1 Bio-Ei
70 g geriebener Parmesan
1 TL getrockneter Oregano
200 g Tomatensugo (s. S. 74;
    alternativ 200 g gehackte
    Tomaten aus der Dose)
2 EL Tomatenmark
Meersalz
frisch gemahlener schwarzer Pfeffer
4 Stängel Basilikum
1 Mozzarella, in Scheiben
100 g bunte Kirschtomaten, halbiert

1. Den Blumenkohl in der Küchenmaschine fein zermahlen, danach in einem Topf unter Rühren 3–4 Minuten erhitzen. Auf ein frisches, sauberes Küchentuch verteilen und abkühlen lassen. Den Blumenkohl fest ausdrücken, bis keine Flüssigkeit mehr austropft. Mit Ei, Parmesan und Oregano mischen.

2. Den Backofen auf 180 °C Ober-/Unterhitze vorheizen. Ein Backblech mit Backpapier auslegen, die Masse darauf zu zwei runden, gleichmäßigen Pizzaböden formen und diese 15–20 Minuten goldbraun backen.

3. Für die Sauce den Tomatensugo mit Tomatenmark verrühren. Mit Salz und Pfeffer abschmecken. Basilikum abbrausen, trocken schütteln und die Blättchen abzupfen.

4. Die Pizzaböden aus dem Ofen nehmen. Tomatensauce, Mozzarellascheiben und Kirschtomaten darauf verteilen und weitere 10–15 Minuten goldbraun backen. Aus dem Ofen nehmen und Basilikumblätter darüber streuen.

PRO PORTION 31 g EW, 23 g F, 15 g KH

»VARIANTEN — FÜR JE 2 VORGEBACKENE PIZZABÖDEN MIT TOMATENSAUCE

PIZZA TONNO
½ Dose Thunfisch, 1 kleine, in Ringe geschnittene Zwiebel und 2–3 EL Maiskörner auf der Tomatensauce verteilen. 10–15 Minuten backen. Mit frisch gehobeltem Parmesan bestreuen.

PRO PORTION 30 g EW, 21 g F, 9 g KH

PIZZA SPINACI
2 Ziegenfrischkäsetaler zerbröckeln. 2 EL entsteinte Kalamata-Oliven darüberstreuen und 10 Minuten backen. 1 Handvoll Baby-Spinat mit 1 EL gehackten Walnusskernen auf der heißen Pizza verteilen.

PRO PORTION 26 g EW, 26 g F, 11 g KH

PIZZA ARTISCHOCKE-SARDELLE
2 eingelegte Artischocken in dünne Scheiben schneiden. Die vorgebackenen Böden mit der Tomatensauce bestreichen. Artischocken und 2 in Ringe geschnittene Frühlingszwiebeln darauf verteilen. Im Ofen 10 Minuten goldbraun backen. 6 Sardellenfilets in Öl abtropfen lassen und auf der Pizza verteilen. Mit frisch gehobeltem Parmesan bestreuen.

PRO PORTION 24 g EW, 15 g F, 9 g KH

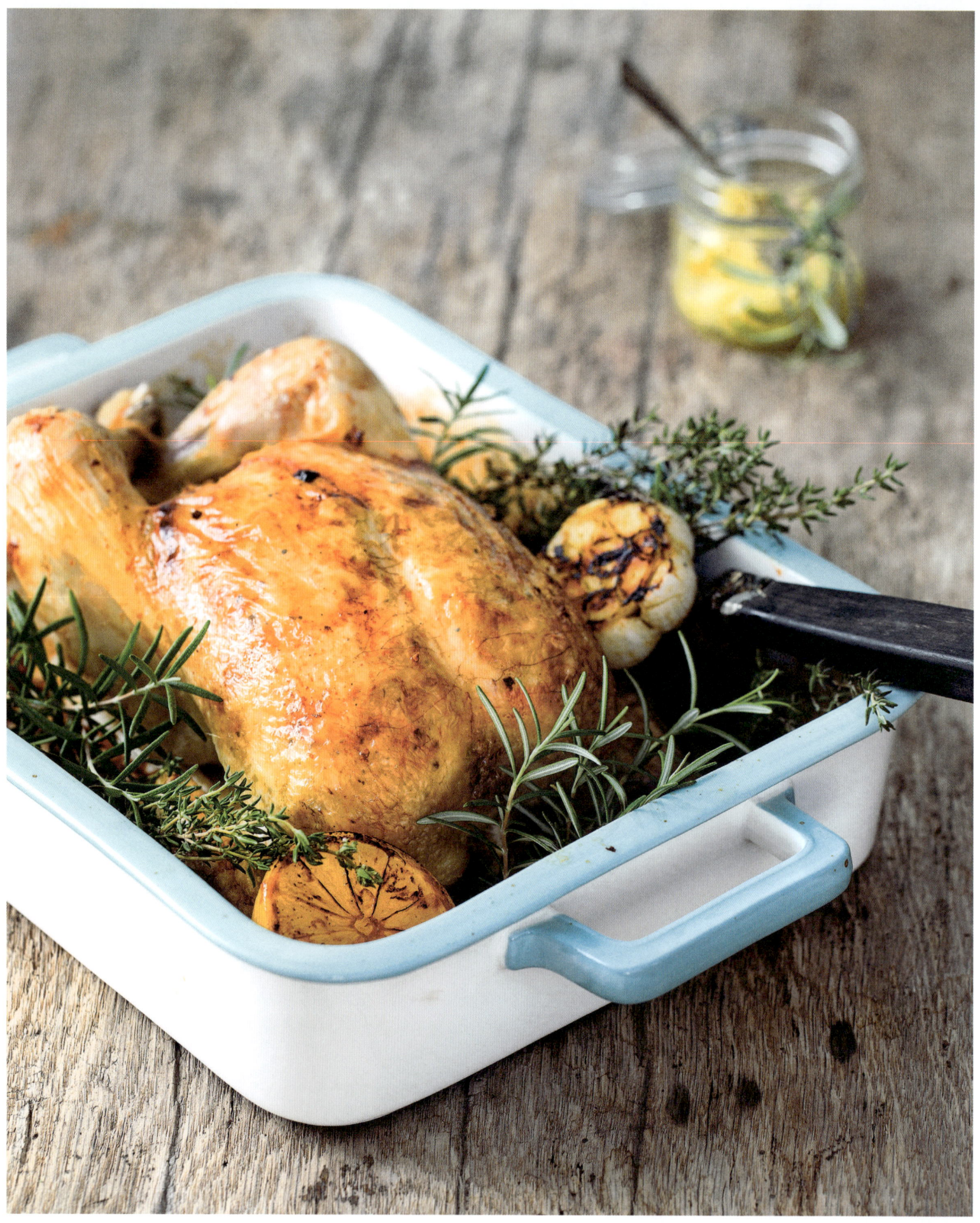

Knoblauch-Ingwer-Hähnchen

Ein Brathähnchen clever präpariert mit »Gesundstoffen« der Natur: Ingwer verbessert die Durchblutung, kräftigt das Herz, heilt Entzündungen. Knoblauch stärkt mit seinem natürlichen Antibiotikum Allicin das Immunsystem. Zitrone senkt den Blutdruck. Rosmarin regt den Gallenfluss an. Thymian hemmt Entzündungen und das Wachstum von Pilzen wie Candida albicans.

FÜR 4–6 PERSONEN – 30 MIN. + 1 STD. 40 MIN. GAREN

1 Brathähnchen (1,4–1,8 kg)
4 Knoblauchzehen
4 cm frischer Ingwer
1 unbehandelte Zitrone
1 TL grob zerstoßener schwarzer
   Pfeffer
Meersalz
4 EL Olivenöl
2 EL Butter, zimmerwarm
4 Zweige Rosmarin
1 kleines Bund Thymian

1. Das Brathähnchen innen und außen waschen, trocken tupfen und mit der Brust nach oben legen. Am Bürzel beginnend mit den Fingern vorsichtig die Haut vom Fleisch lösen. Darauf achten, dass sie nicht einreißt.

2. 4 Knoblauchzehen und den Ingwer schälen. Beides fein hacken. Die Zitrone heiß waschen, trocknen und die Schale fein abreiben. Knoblauch, Ingwer und Zitronenschale mit Pfeffer, 1 TL Meersalz, Olivenöl und Butter vermischen. Die Masse unter die gelöste Hähnchenhaut streichen und diese wieder glatt über das Fleisch legen. Die Haut mit Zahnstochern am Bürzel feststecken.

3. Den Backofen auf 160 °C Ober-/Unterhitze vorheizen. Rosmarin und Thymian waschen. Die Zitrone und den restlichen Knoblauch grob würfeln und mit Rosmarin und Thymian in den Bauchraum des Hähnchens füllen. Mit Zahnstochern verschließen. Die Keulen mit Küchengarn an den Körper drücken und mit Küchengarn fixieren. Das Hähnchen in eine flache ofenfeste Schale legen und im vorgeheizten Backofen 1,5 Stunden garen.

4. 50 ml Wasser mit ½ TL Salz verrühren. Die Temperatur im Backofen auf 220 °C erhöhen. Das Hähnchen nach Ende der Garzeit weitere 10 Minuten im Ofen knusprig braten, währenddessen zweimal mit dem Salzwasser einstreichen. Zahnstocher und Küchengarn entfernen, die Brüste und Keulen ablösen und den entstandenen Sud zum Fleisch servieren.

PRO PORTION 60 g EW, 42 g F, 1 g KH

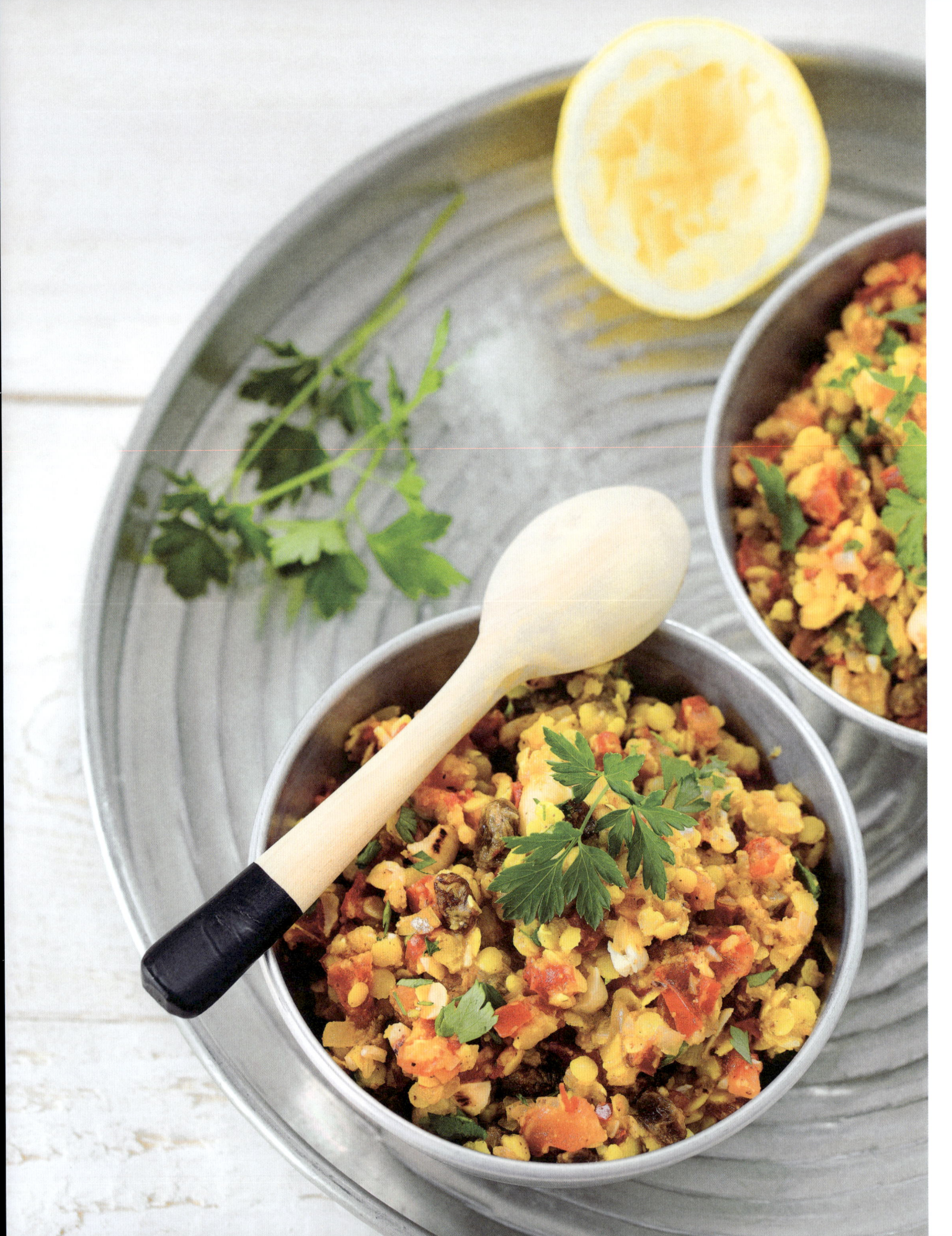

Indisches Dal

Dal serviert man in Indien und Pakistan in 1001 Varianten. Gelbe Linsen fördern die Verdauung, reinigen den Darm, schenken neue Lebensenergie. Kombiniert mit Gewürzen echte ayurvedische Arznei. In der Kurkuma stecken über 600 Heilstoffe, gegen Krebs und Alzheimer, Leberprobleme und Reizdarm. Kreuzkümmel, Zimt und Pfeffer schützen vor Entzündungen.

FÜR 2 PERSONEN – 30 MIN.

100 g gelbe Linsen
400 ml Gemüsebrühe (s. S. 50)
1 TL gemahlene Kurkuma
1 Zwiebel
2 Knoblauchzehen
3 Strauchtomaten
1 TL schwarze Senfsaat
1 TL Kreuzkümmel
1 TL Koriandersamen
1 EL Bio-Kokosöl
½ TL gemahlener Zimt
Meersalz ·
frisch gemahlener schwarzer Pfeffer
Saft von ½ Zitrone
1 Bund Petersilie
1 EL Cashewkerne, geröstet und
   gehackt
1 EL Rosinen

1. Die Linsen gründlich waschen und mit der Gemüsebrühe und der Kurkuma in einem Topf zum Kochen bringen. Bei geschlossenem Deckel auf mittlerer Temperatur etwa 15 Minuten weich kochen.

2. Zwiebel und Knoblauch abziehen und klein würfeln. Tomaten waschen, vom Stielansatz befreien und klein würfeln. Die Gewürze, bis auf Zimt, in einer Pfanne ohne Fett anrösten, bis sie zu duften beginnen. Kurz abkühlen lassen und mörsern.

3. Das Kokosöl in einem Topf schmelzen, Zwiebel und Knoblauch darin goldbraun anbraten. Die gerösteten Gewürze und den Zimt zugeben und einige Sekunden anschwitzen. Tomatenwürfel zufügen. Alles bei mittlerer Hitze 5 Minuten köcheln lassen. Die weich gekochten Linsen zugeben und weitere 5 Minuten garen. Das Dal mit Salz, Pfeffer und Zitronensaft würzig abschmecken.

4. Petersilie abbrausen, trocken schütteln und die Blätter grob hacken. Mit den Cashewkernen und den Rosinen mischen und zum Dal servieren.

PRO PORTION 21 g EW, 9 g F, 39 g KH

»Tipp
Das Dal mit etwas Joghurt oder Kokosmilch genießen.

Omega-3-Fischeintopf

Der Seemannseintopf bringt Urlaub in die Küche, Protein und Vitalstoffpower in den Körper. Praktisch für die »Überfahrt« ins Büro ist der moderne Henkelmann. Die Omega-3-Fettsäuren des Eintopfs halten jede Zelle jung, normalisieren den Stoffwechsel, machen fröhlich und agil. Omega-3s unterbinden die Produktion entzündlicher Stoffe, verbessern die Insulinwirkung.

FÜR 2 PERSONEN – 35 MIN.

1 Zwiebel

1 Knoblauchzehe

1 Fenchel

1 Lauchstange

3 EL Olivenöl

50 ml Weißwein

650 ml Fisch- oder Gemüsefond

1 Dose Safranfäden (0,1 g)

1 Lorbeerblatt

400 g Fischfilet ohne Haut (etwa
    Makrele, Lachs, Thunfisch oder
    Regenbogenforelle)

Meersalz

frisch gemahlener schwarzer Pfeffer

1. Zwiebel und Knoblauch abziehen und klein würfeln. Den Fenchel putzen, das Grün beiseite legen. Die Knolle halbieren, Strunk entfernen und den Fenchel in dünne Spalten schneiden. Die Lauchstange putzen, halbieren und waschen. Nochmals längs halbieren und in Scheiben schneiden.

2. Das Olivenöl erhitzen, Gemüse darin anschwitzen. Mit Weißwein ablöschen und 1 Minute köcheln lassen. Den Fischfond aufgießen, die Gewürze zur Suppe geben. Alles aufkochen und im offenen Topf etwa 20 Minuten köcheln lassen.

3. Die Fischfilets trocken tupfen und ggf. die Gräten entfernen. Die Filets in etwa 3 cm große Würfel schneiden, in den Gemüsesud geben und 3–4 Minuten garziehen lassen. Mit Salz und Pfeffer abschmecken. Lorbeer entfernen. Das Fenchelgrün zerzupfen und über den Eintopf streuen.

PRO PORTION 42 g EW, 38 g F, 7 g KH

»Tipp

Dazu eine Aioli-Tofunese mit reichlich Knoblauch (s. S. 71) und zwei Scheiben geröstetes Dinkel-Focaccia (s. S. 54) reichen.

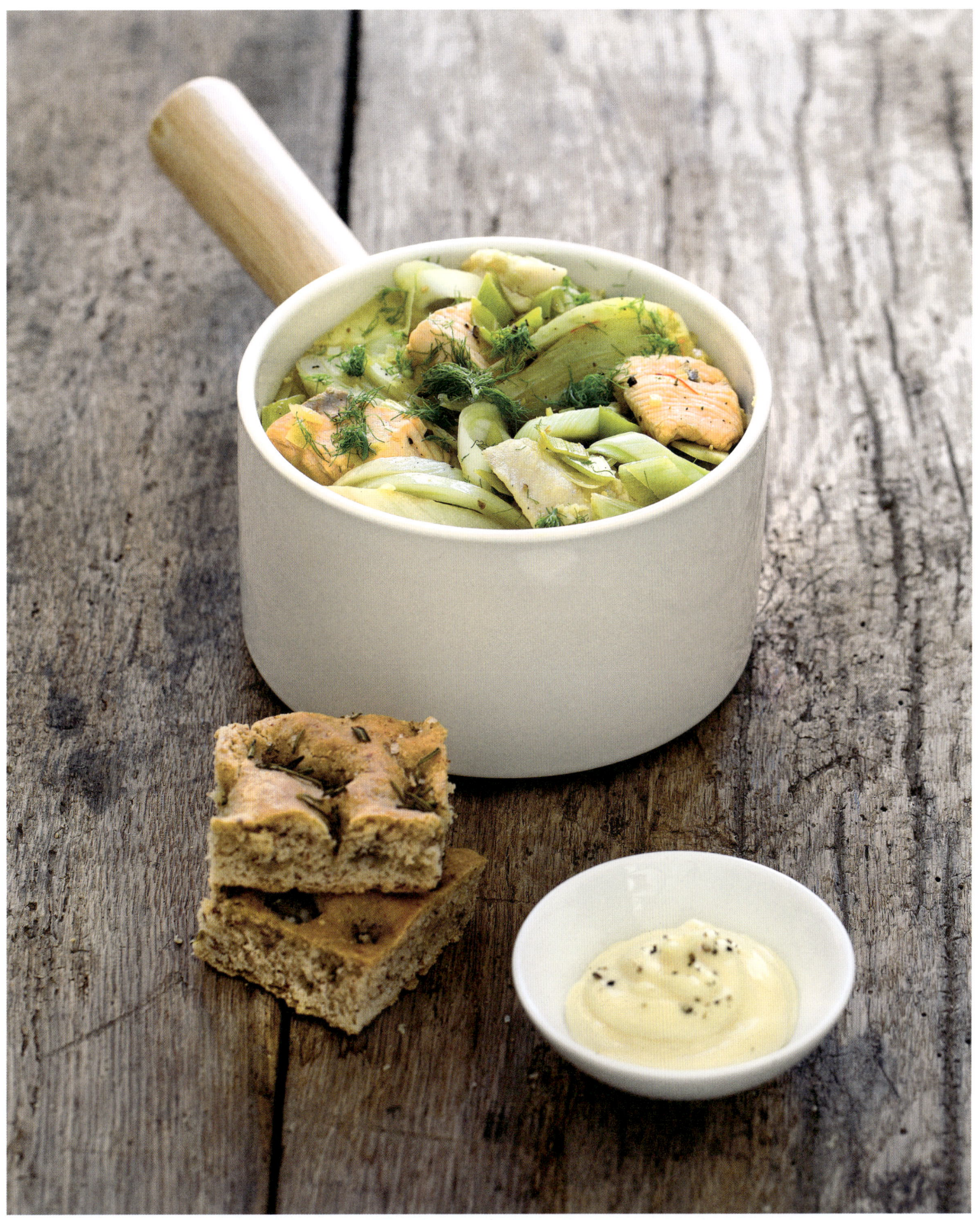

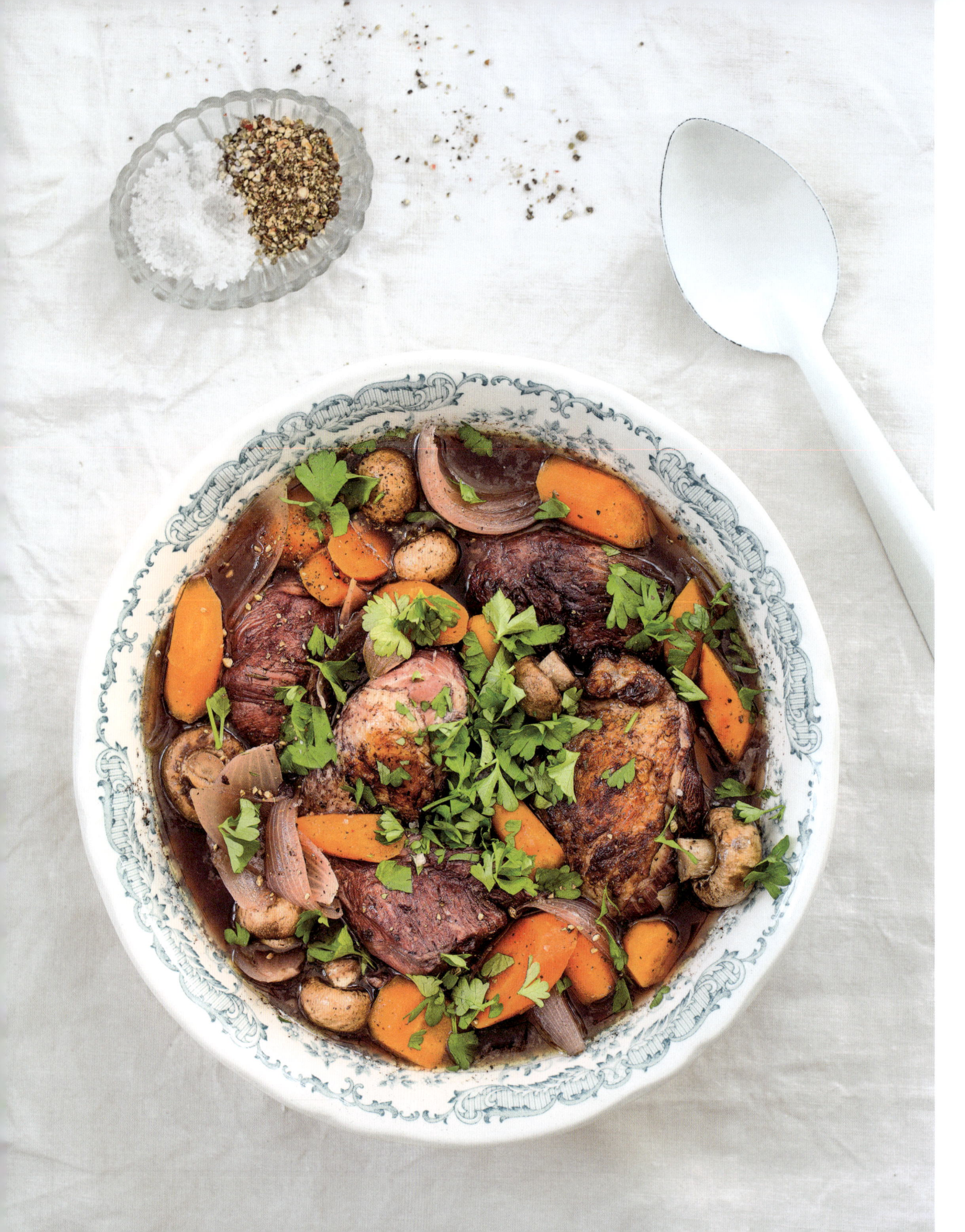

Coq au vin

Anti-Aging aus dem Bräter: Protein gewürzt mit Resveratrol. Früher schmorte der älteste Hahn (coq) vom Hof stundenlang in Rotwein, nur so wurde sein Fleisch zart. Heute verwendet man für den französischen Slow-Food-Klassiker ein Landhuhn, steckt ein Sträußchen mit Thymian, Petersilie und Lorbeer dazu und übt sich in verjüngender Geduld.

FÜR 4–6 PERSONEN – 30 MIN. + 12 STD. MARINIEREN + 1 STD. GAREN

1 Poularde (1,6–1,8 kg)
2 Knoblauchzehen
je ½ Bund Thymian und Rosmarin
2 Lorbeerblätter
je ½ TL Nelken und Piment
1 Flasche roter Landwein aus
 dem Burgund
2 Zwiebeln
3 EL Olivenöl
250 ml Hühnerbrühe
Meersalz
frisch gemahlener Pfeffer
400 g Karotten
400 g kleine Champignons
1 Bund Petersilie

1. Am Vortag die Poularde mit einer Geflügelschere oder einem großen Küchenmesser in 8 Teile schneiden (je zwei Flügel, Unterschenkel, Oberschenkel, Brüste). Die Poulardenbrüste jeweils noch mal halbieren. Den Knoblauch abziehen und halbieren. Die Kräuter abbrausen und trocken schütteln.

2. Die Poulardenstücke mit Knoblauch, Kräutern, Lorbeer, Nelken und Piment in eine Schale geben und mit dem Rotwein übergießen. Über Nacht abgedeckt im Kühlschrank marinieren.

3. Am nächsten Tag die Zwiebeln abziehen und in Spalten schneiden. Das Fleisch aus der Marinade nehmen und abtropfen lassen. Die Marinade durch ein Sieb gießen, Rotwein auffangen. Die Marinadegewürze und -kräuter in ein Gewürzsäckchen geben und beiseitestellen.

4. Das Olivenöl in einem Bräter erhitzen, das Fleisch darin rundum kräftig anbraten. Zwiebelspalten zugeben und 2–3 Minuten anbraten. Das Gewürzsäckchen zugeben, Rotwein und Hühnerbrühe angießen. Etwas Salz und Pfeffer zugeben. Einmal aufkochen lassen. Bei geschlossenem Deckel 45 Minuten leise köcheln lassen.

5. Die Karotten schälen und in Scheiben schneiden. Die Champignons trocken abreiben. Die Karotten nach 45 Minuten zum Fleisch geben und 10 Minuten in der leicht siedenden Flüssigkeit garen. Anschließend die Champignons zugeben und weitere 5–8 Minuten darin garen. Den Coq au vin mit Salz und Pfeffer abschmecken, die Gewürze entfernen. Petersilie waschen, trocken schütteln und hacken. Frisch gehackte Petersilie über das Fleisch streuen.

PRO PORTION 54 g EW, 52 g F, 9 g KH

Pilzpfanne

Glückspilze ziehen ihre Pilze zu Hause in einer Kiste. Drei Wochen Geduld werden belohnt mit festem Fleisch, nussigem Aroma und Vitalstoffgarantie. Was alles drin steckt? B-Vitamine für die Nerven, Kalium fürs Herz, das Multivitamin D, Eisen und Zink. Und mit ihren essenziellen Aminosäuren sind sie ein guter Eiweißlieferant. Das kommt alles in die Pfanne!

FÜR 2 PERSONEN – 30 MIN.

50 g Buchweizen, ganz
500 g gemischte Pilze (etwa
    Champignons, Shiitake-Pilze,
    Austernseitlinge, Pfifferlinge,
    Steinpilze)
1 rote Zwiebel
1 Zweig Rosmarin
1 kleine Chilischote
3 EL Olivenöl
Meersalz
frisch gemahlener schwarzer Pfeffer
50 g schwarze Oliven, entsteint
4 EL Schnittlauchröllchen

1. Den Buchweizen in einem Topf 2–3 Minuten anrösten. 100 ml Wasser angießen, auf niedrigste Temperatur zurückschalten und bei geschlossenem Deckel 10 Minuten köcheln lassen. Anschließend vom Herd nehmen, Deckel öffnen und ausdampfen lassen.

2. Die Pilze trocken abreiben und putzen. Die Stiele der Shiitake-Pilze abschneiden. Die Pilze je nach Größe halbieren, vierteln oder in Scheiben schneiden. Die Zwiebel abziehen und in Spalten schneiden. Den Rosmarin waschen, trocken schütteln und hacken. Die Chilischote waschen, halbieren, entkernen und klein schneiden.

3. Die Pilze im heißen Olivenöl goldbraun anbraten. Zwiebel, Rosmarin und Chili zugeben. 1–2 Minuten anschwitzen und mit Salz und Pfeffer abschmecken. Die Oliven und den Buchweizen zugeben. Kurz unterschwenken und mit Schnittlauch bestreuen.

PRO PORTION 15 g EW, 18 g F, 20 g KH

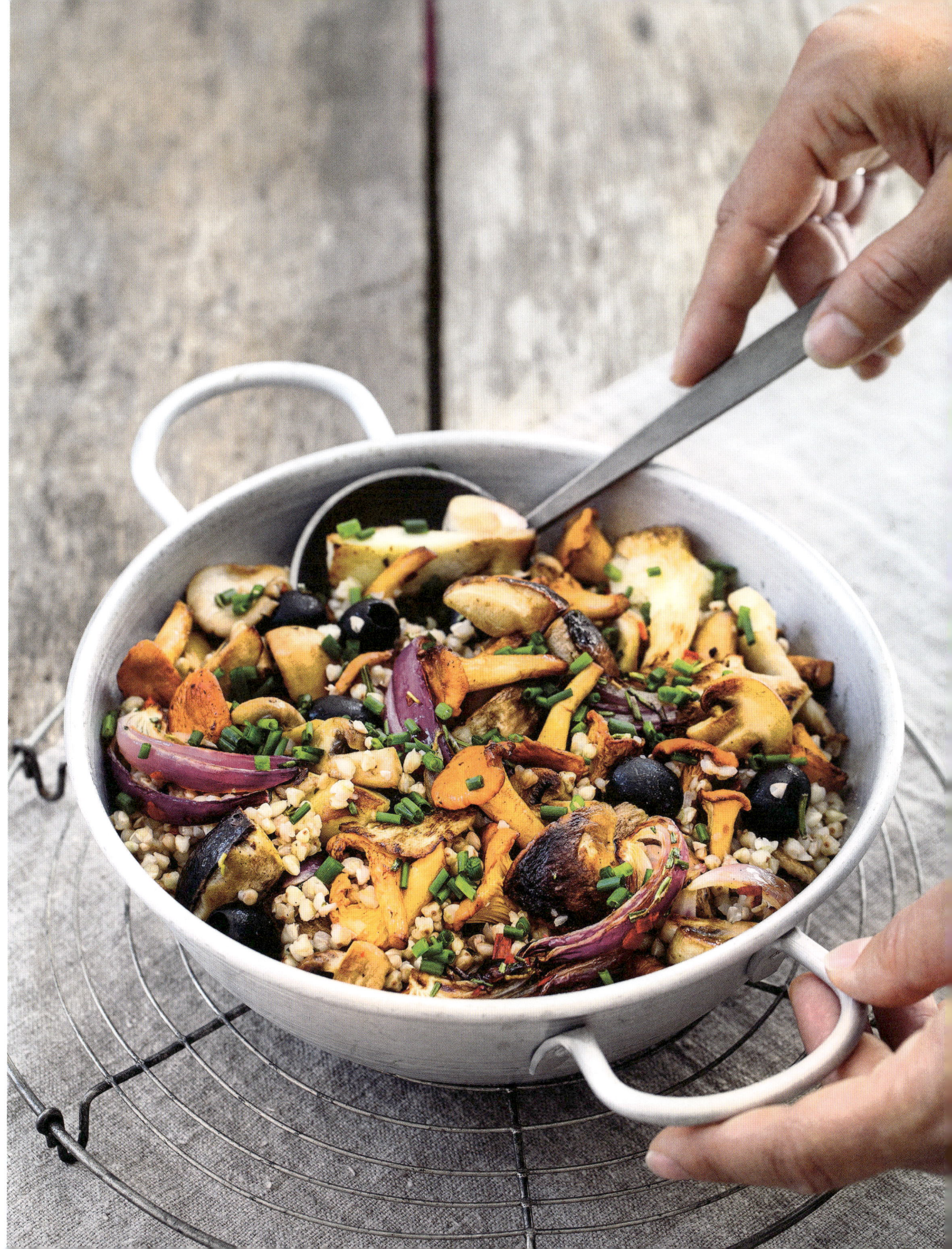

Mein täglich Lifting

Wer will schon Falten, müde Haut und Krähenfüße? Der Schlüssel für mehr Frische und jugendliches Aussehen heißt auch hier: Muskelarbeit und satte, gut durchblutete Zellen. Ein kleines Fitnessprogramm und ein wenig Gesichtsmassage zaubern in Sekundenschnelle ein Strahlen ins Gesicht.

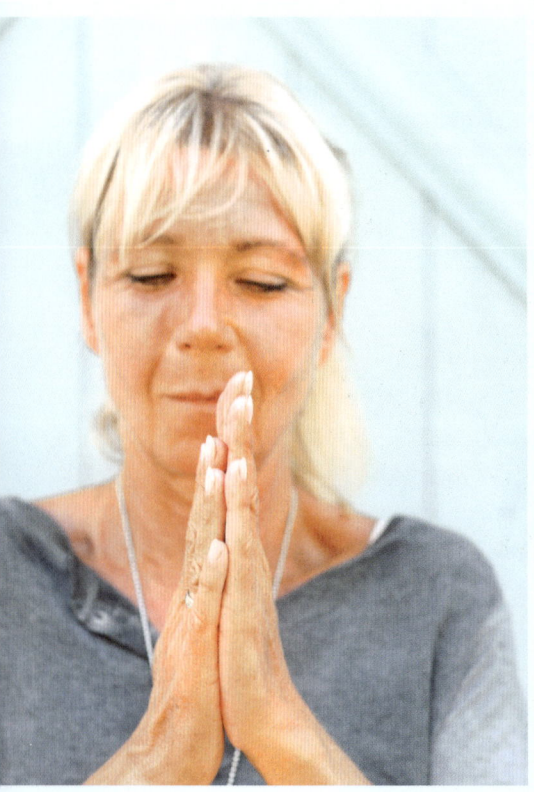

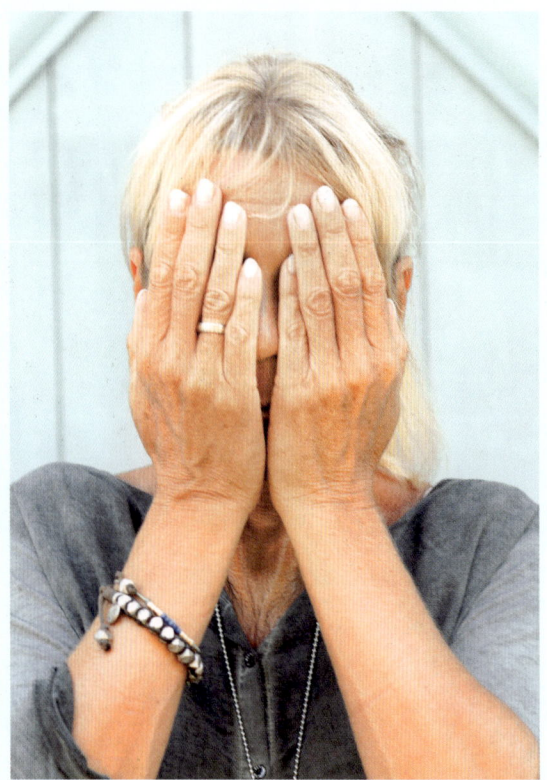

HEALING ENERGY
Rezept gegen müde Haut und müde Momente: Hände aneinander reiben, sodass sie warm werden und Energie abgeben. Dann auf Gesicht und Augen auflegen, dabei tief ein- und ausat-men. Dem Prickeln nachspüren.

LAUT BRÜLLEN
Gucken ob jemand schaut. Nein? Dann wie ein Löwe brüllen. Das ist Anti-Stress, Anti-Aging, Anti-Alles. Das strafft Gesichts- und selbst Halsmuskeln, schenkt Energie und befreit. Los geht's: Einatmen durch die Nase. Ausatmen, Mund und Augen weit aufreißen, Zunge raus, dreimal nacheinander.

AEIOU-AKROBATIK
Um die Mundpartie bilden sich gerne mal ein paar Falten. Das beste Training dagegen? Gesichtsakrobatik! Mag komisch aussehen, wirkt dafür Wunder. Vor den Spiegel stellen: Mund weit auf und übertrieben A-E-I-O-U mit den Lippen formen. Über sich selbst lachen.

GESICHTSMASSAGE

Entspannt und aktiviert das Gewebe. So geht's: Mit den Fingerkuppen das Gesicht abklopfen, die Wangen, um die Augen, die Stirn. Dann alle Gesichtspartien mit der Handinnenfläche sanft drücken und die Blutzirkulation anregen. Drittes Auge (Stirnmitte über den Augenbrauen) und die Stirn ausmassieren.

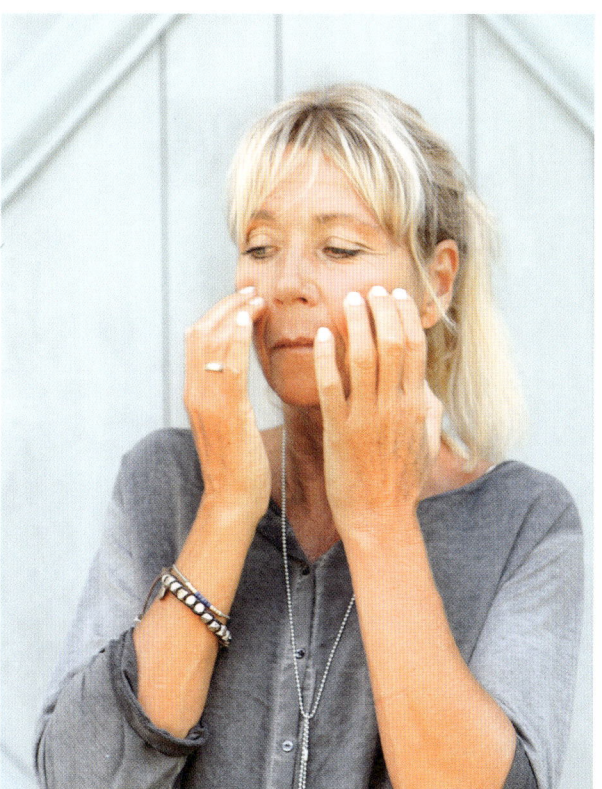

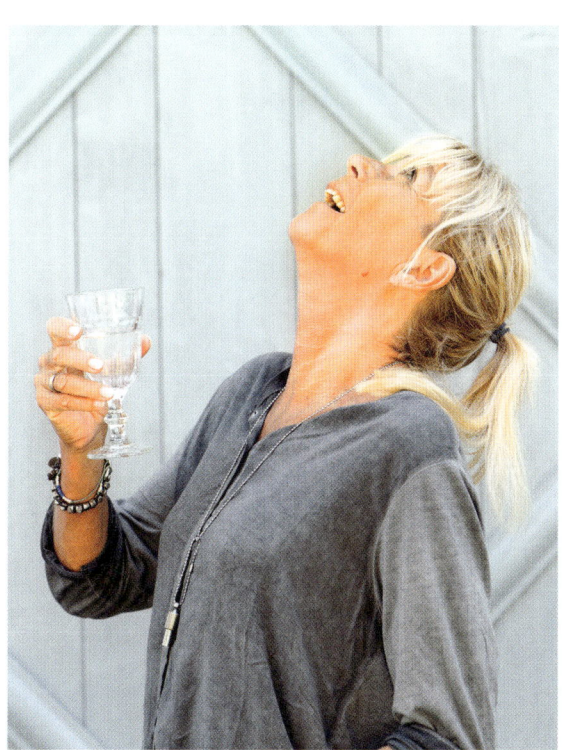

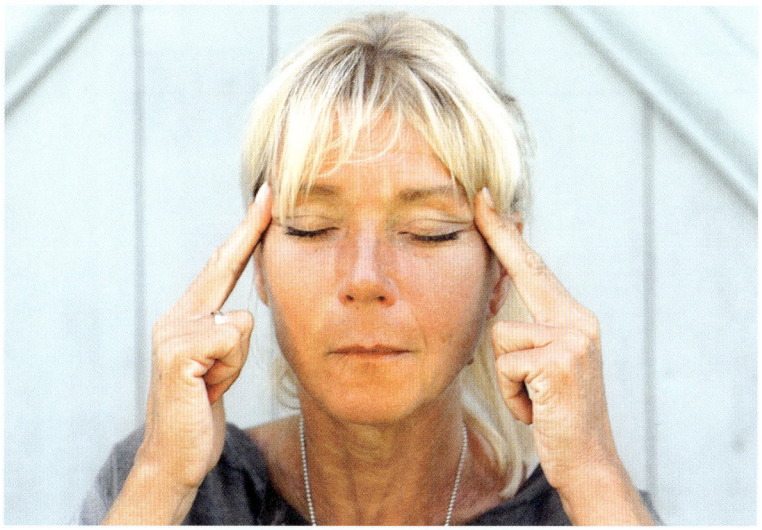

WASSER TRINKEN

Einfachste Anti-Falten-Maßnahme: Genug trinken. So zwei bis drei Liter pro Tag. Ein Großteil des Körperwassers liegt unter der Haut. Elastizitätstest: Mit Daumen und Zeigefinger auf dem Handrücken Haut anheben. Loslassen. Bleibt die Falte stehen, zeigt das: zu wenig Wasser.

AUGEN-GYM

Bodybuilding für die Muskeln rund um die Augen. So geht's: Mit den Fingerspitzen auf Höhe der Schläfen die Haut sanft nach hinten oben ziehen. Gleichzeitig schnell mit den Augen »blinzeln«, mindestens zwanzigmal.

Anti-Aging-Buchweizen-Wraps

ERGIBT 4 STÜCK – 20 MIN.

100 g Buchweizenvollkornmehl
½ TL gemahlene Kurkuma
½ TL Meersalz
2 EL Olivenöl zum Braten

1. Das Buchweizenvollkornmehl mit Kurkuma, Salz und 200 ml Wasser zu einem glatten, geschmeidigen Teig verrühren. Abgedeckt 10 Minuten ruhen lassen.

2. Etwas Olivenöl in einer Pfanne (24–26 cm Durchmesser) erhitzen. Eine Kelle Teig in die Pfanne geben und sofort dünn in der Pfanne verstreichen. 1 Minute backen, wenden und 1 weitere Minute backen. Zwischen Backpapier stapeln, dann bleiben die Wraps zum Rollen geschmeidig.

»FÜLLUNGEN — FÜR JE 4 WRAPS

SPINAT
200 g Hüttenkäse mit Meersalz, schwarzem Pfeffer und etwas Zitronensaft bestreuen und beträufeln. 2 EL Walnusskerne grob zerdrücken. 2 Handvoll Baby-Spinat waschen und trocken schleudern. Hüttenkäse auf die Wraps streichen, Spinat und Walnusskerne darauf verteilen. Mit 2 EL Walnussöl beträufeln und zusammenrollen.

PRO PORTION 8 g EW, 10 g F, 19 g KH

GRANATAPFEL
Von ½ Granatapfel die Samen aus der Schale lösen. 1 kleine Fenchelknolle waschen, Strunk herausschneiden und die Knolle fein hobeln. Die Fenchelstreifen mit 3 EL Smart-Aging-Vinaigrette (s. S. 71) in einer Schüssel mischen. 2 EL Sonnenblumenkerne in einer Pfanne ohne Fett kurz anrösten, auf einer Platte abkühlen lassen. Vier Wraps mit Guacamole (s. S. 156) bestreichen, Fenchelsalat darauf verteilen und mit Granatapfelsamen und Sonnenblumenkernen sowie mit Salz und Pfeffer bestreuen, dann aufrollen.

PRO PORTION 3 g EW, 14 g F, 7 g KH

ROTKOHL
200 g Rotkohl in Streifen hobeln und mit 2–3 EL Koriander-Pesto (s. S. 62) mischen. Mit Meersalz und schwarzem Pfeffer abschmecken. 2 EL getrocknete Cranberrys untermischen. Die Wraps mit 150 g Hummus (s. S. 68) bestreichen, Rotkohlsalat darauf verteilen und zusammenrollen.

PRO PORTION 7 g EW, 20 g F, 16 g KH

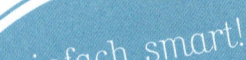

»einfach smart!
Ideale Allianz: die heimische, GLYX-niedrige Getreidealternative Buchweizen gefüllt mit Anti-Aging-Zutaten wie Süßkartoffeln, Spinat, Fenchel, Kürbis, Radicchio, Kohl, Paprika, Koriander ... wirklich unschlagbar. Hüttenkäse, schwarze Bohnen und Kichererbsen spenden wertvolles Eiweiß. Walnüsse und Kerne punkten mit Mineralien und essenziellen Fettsäuren.

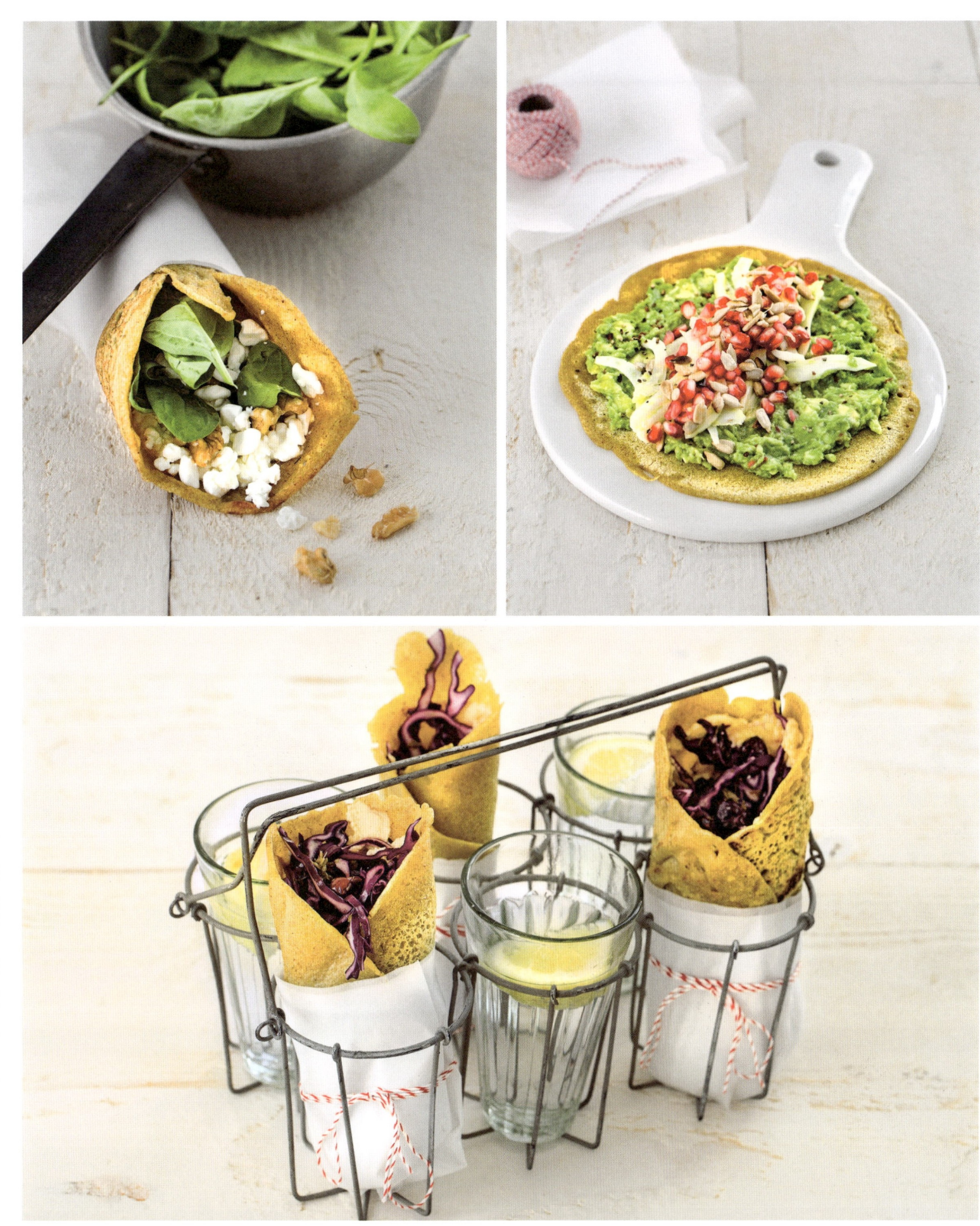

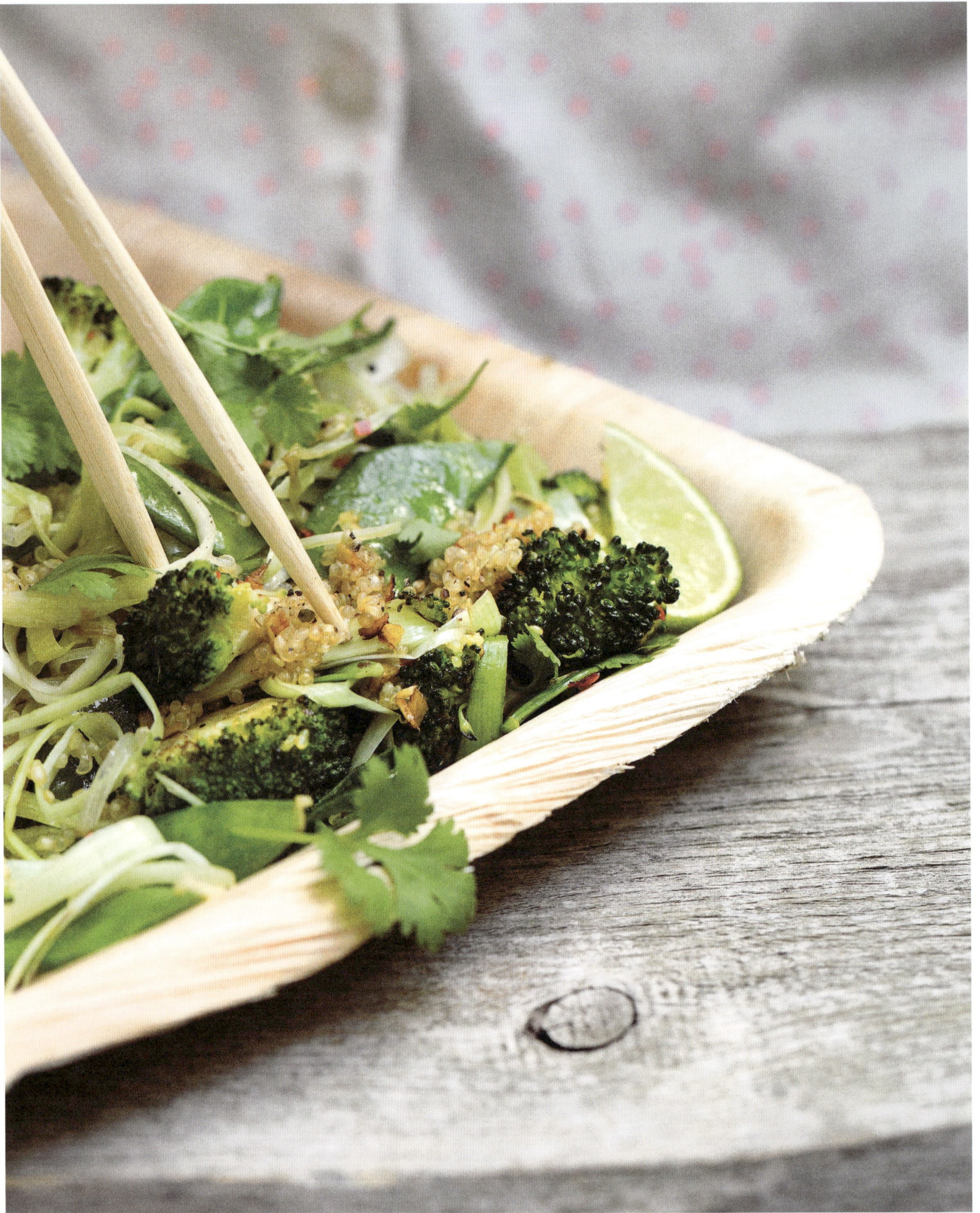

Gemüse-Wok mit Quinoa

In den Anden nennt man Quinoa »Speise der Götter«. Proteinreich, mit viel glücklich machenden Omega-3s – und über die Ballaststoffe freut sich der Darm. Die glutenfreie Weizenalternative hält mit einem niedrigen GLYX von 35 schlank und steckt voller Mineralien. Kombiniert mit den *local* Superfoods Brokkoli, Zuckerschoten & Lauch eine natürliche Bleib-einfach-Jung-Mahlzeit.

FÜR 2 PERSONEN – 20 MIN. + 20 MIN. KOCHEN

60 g Quinoa
160 ml Gemüsebrühe (s. S. 50)
1 Lauchstange
1 kleiner Kopf Brokkoli
100 g Zuckerschoten
2 cm frischer Ingwer
1 Knoblauchzehe
1 Chilischote
½ Bund Koriander
1 EL Erdnussöl
Meersalz
1 TL zerstoßener Szechuanpfeffer
2 EL Bio-Tamari (glutenfreie
  Sojasauce)
2 EL Fischsauce
1 unbehandelte Limette

1. Quinoa in einem Sieb unter heißem Wasser abspülen. Mit der Gemüsebrühe aufkochen und bei geschlossenem Deckel und mittlerer Temperatur etwa 20 Minuten bissfest garen.

2. Den Lauch putzen, längs aufschneiden und gründlich unter fließendem Wasser abspülen. Erst in 10 cm lange Stücke, anschließend in dünne Streifen schneiden. Den Brokkoli putzen, waschen, in kleine Röschen teilen und diese halbieren. Die Zuckerschoten waschen und schräg halbieren. Ingwer und Knoblauch schälen, Chili waschen, halbieren und entkernen. Alles fein hacken. Koriander abbrausen, trocken schütteln und die Blätter abzupfen.

3. Erdnussöl im Wok erhitzen, die Ingwer-Knoblauch-Chili-Mischung und den Brokkoli darin unter Wenden 2–3 Minuten anbraten. Lauch und Zuckerschoten zugeben, alles weitere 2 Minuten braten. Mit Salz, Szechuanpfeffer, Tamari und Fischsauce abschmecken. Quinoa und Koriander darüber streuen und unterschwenken. Die Limette in Spalten schneiden und dazu servieren.

PRO PORTION 15 g EW, 10 g F, 36 g KH

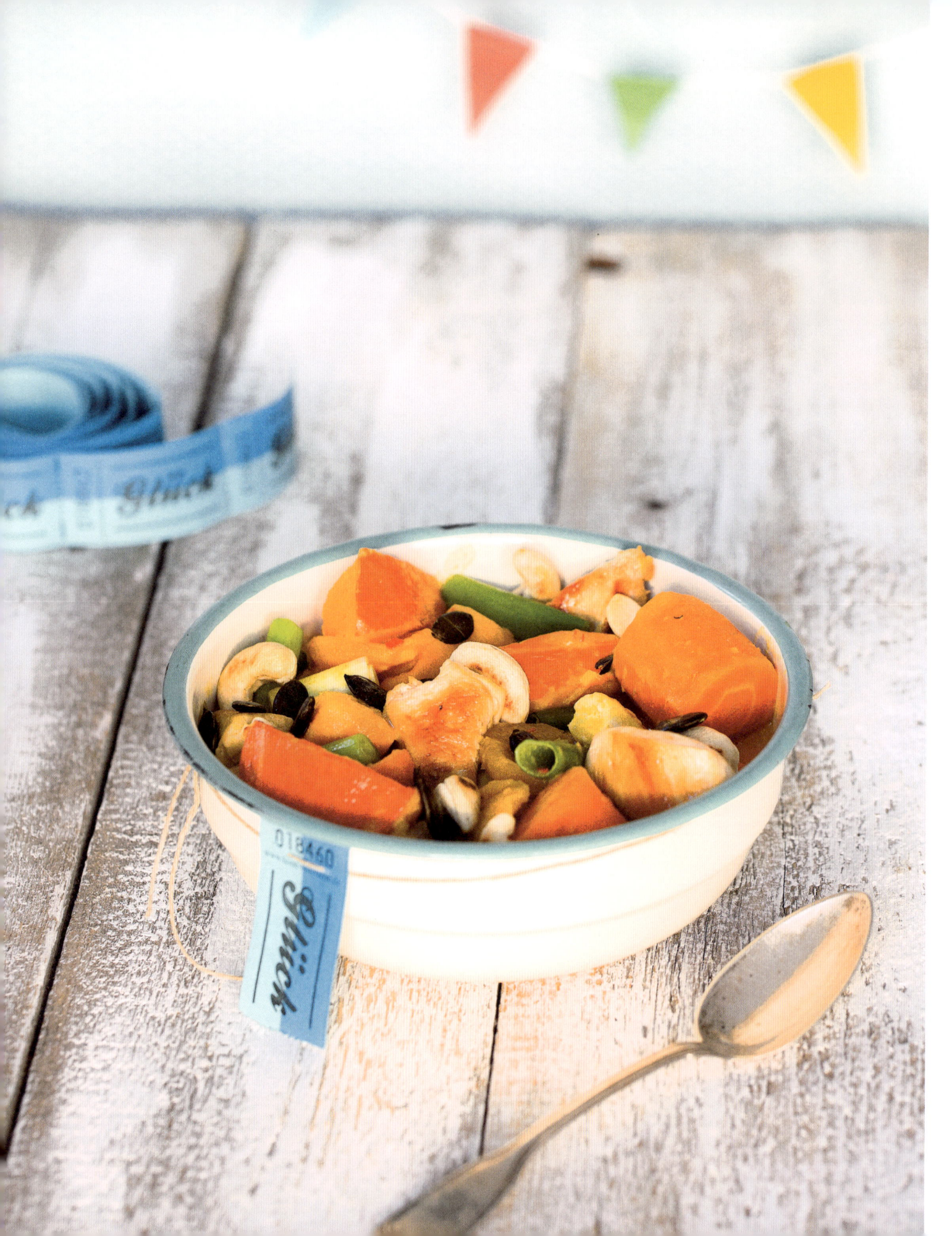

Glückstopf

Das Glück trägt Farbe: Gelber Kürbis aktiviert mit Folsäure und Eisen die Glückshormone Serotonin und Dopamin. Chilis machen über Capsaicin glücklich. Karotten puffern mit Beta-Carotin freie Radikale ab, die Süßkartoffel liefert viel vom Zellschutz-Vitamin E. Vitamin C der Aprikose verbessert das Bindegewebe. Das Hühnchen sorgt mit Zink für gute Nerven.

FÜR 4 PERSONEN – 30 MIN.

300 g Hähnchenbrustfilet
1 Süßkartoffel
4 Karotten
¼ Hokkaidokürbis
1 Chilischote
2 cm frischer Ingwer
6 getrocknete Aprikosen
1 Bund Lauchzwiebeln
2 EL Olivenöl
400 ml Kokosmilch
400 ml Gemüsebrühe (s. S. 50)
je 2 EL Kürbis- und Cashewkerne
Meersalz
frisch gemahlener schwarzer Pfeffer
Saft von ½ Limette

1. Das Hähnchenbrustfilet kalt abspülen, trocken tupfen und würfeln. Süßkartoffel, Karotten und Kürbis waschen. Süßkartoffel und Karotten schälen, Kürbis entkernen. Alles in walnussgroße Stücke schneiden. Chili waschen, halbieren, entkernen und hacken. Ingwer schälen und fein reiben. Die Aprikosen halbieren. Die Lauchzwiebeln waschen und in 2 cm lange Stücke schneiden.

2. Olivenöl in einem großen Topf erhitzen, das Fleisch darin 2–3 Minuten goldbraun anbraten. Herausnehmen und beiseitestellen. Süßkartoffeln, Karotten und Kürbis in den Topf geben und anschwitzen. Chili und Ingwer zugeben, kurz anschwitzen. Mit Kokosmilch und Gemüsebrühe aufgießen. Bei geschlossenem Deckel 5–8 Minuten köcheln lassen, bis das Gemüse weich ist.

3. Inzwischen die Kürbis- und Cashewkerne in einer Pfanne ohne Fett goldgelb rösten. Zum Abkühlen auf eine Platte geben. Das Fleisch mit den Aprikosen und Lauchzwiebeln zum Eintopf geben. Mit Salz, Pfeffer und Limettensaft abschmecken, 2–3 Minuten köcheln lassen. Zuletzt mit den Kernen bestreuen und servieren.

PRO PORTION 23 g EW, 33 g F, 38 g KH

Fisch-Gemüse-Päckchen

Der Bitterstoff Cynarin in Artischocken kurbelt die Fettverbrennung an, lindert Blähungen, senkt den Blutzuckerspiegel. Die Kalamata-Olive ist ein Leckerbissen, der mit Bitterstoffen und essenziellen Fettsäuren schlank hält. Makrelen versorgen uns mit Omega-3s und Jod, schenken Energie, halten das Gehirn jung und hemmen Entzündungen.

FÜR 2 PERSONEN – 30 MIN. + 20 MIN. BACKEN

2 große Artischocken
Saft von ½ Zitrone mit 200 ml
   Wasser gemischt
1 Knoblauchzehe
1 Frühlingszwiebel
100 g Kirschtomaten
1 Zucchini
2 getrocknete, in Öl eingelegte
   Tomatenfilets
2 EL entsteinte Kalamata-Oliven
2 frischer Makrelenfilets, mit Haut
   und entgrätet
Meersalz
frisch gemahlener schwarzer Pfeffer
2 EL Olivenöl
1 SchaleBasilikumkresse

1. Die Artischocken putzen. Dafür den Stiel herausdrehen. Die Blattspitzen mit einem Sägemesser etwa 4 cm oberhalb des Artischockenbodens abschneiden. Die restlichen holzigen Blätter abreißen. Die äußere harte Blattschicht und den Stiel mit einem Küchenmesser abschälen. Das Heu vom Boden mit einem Löffel auskratzen. Die Artischockenböden waschen und in dünne Spalten schneiden. In Zitronenwasser einlegen.

2. Den Knoblauch abziehen und in Scheiben schneiden. Die Frühlingszwiebeln putzen, waschen und in dünne Ringe schneiden. Die Kirschtomaten waschen, halbieren. Zucchini waschen und in Scheiben schneiden. Die Tomatenfilets in Streifen schneiden. Die Artischocken abgießen und abtropfen lassen.

3. Den Backofen auf 200 °C Ober-/Unterhitze vorheizen. Zwei Bögen Backpapier auslegen, Gemüse, Knoblauch, getrocknete Tomaten und Oliven darauf verteilen. Makrelenfilets auf das Gemüse legen. Mit Salz und Pfeffer bestreuen und mit Olivenöl beträufeln. Das Backpapier oben zusammenfassen und einschlagen. Die Ränder ebenfalls zusammenfalten und mit einem Tacker verschließen.

4. Im Backofen 20 Minuten garen. Die Päckchen vor dem Servieren öffnen und mit Basilikumkresse bestreuen.

PRO PORTION 36 g EW, 37 g F, 10 g KH

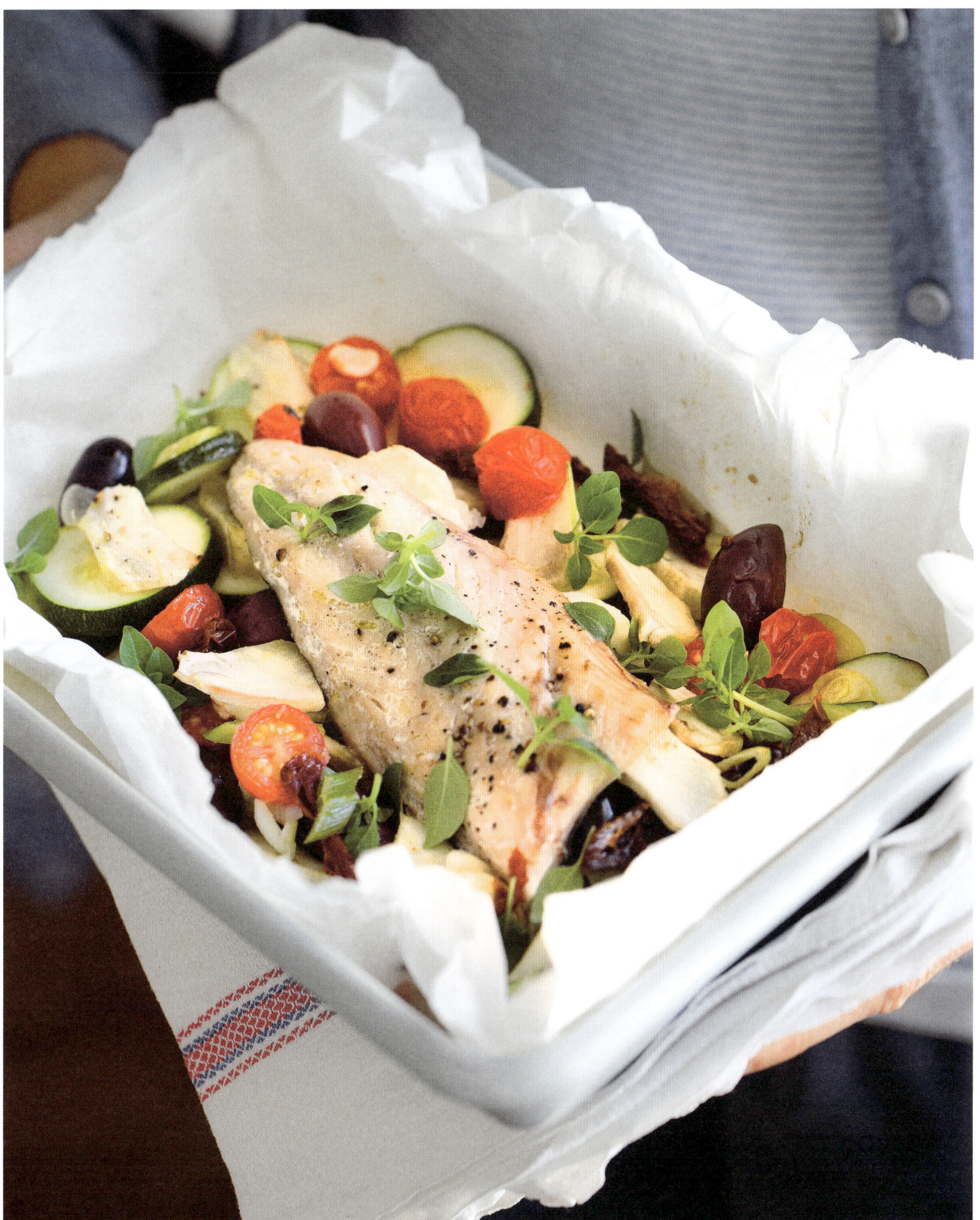

Kreolisches Limetten-Kokos-Hähnchen

Das Herz der kreolischen Küche: Kurkuma, Koriander, Zimt. Dazu Kokos, Ingwer und Limette. Mehr braucht karibisches Moodfood nicht. Warum es jung macht? Kokosöl sorgt sich um die Haut, von innen und außen. Zimt reguliert Insulin runter, Kurkuma feit vor Krebs und Alzheimer, Ingwer verbessert die Durchblutung. Die ätherischen Öle der Limette stärken die Abwehr.

FÜR 2 PERSONEN – 30 MIN.

2 EL Bio-Kokosöl
je ½ TL gemahlene Kurkuma,
   gemahlener Koriander und
   gemahlener Zimt
2 Hähnchenbrüste, ohne Haut
2 cm frischer Ingwer
1 Chilischote
2 Strauchtomaten
1 unbehandelte Limette
100 ml Kokosmilch
Meersalz
frisch gemahlener schwarzer Pfeffer
2 EL Erdnusskerne, geröstet und
   gehackt
1 Handvoll Korianderblättchen

1. 1 EL Kokosöl mit den Gewürzen zu einer Paste verrühren. Die Hähnchenbrüste trocken tupfen, schräg in je drei Teile schneiden und mit der Kokos-Gewürz-Paste bestreichen.

2. Den Ingwer schälen und fein würfeln. Chili waschen, entkernen und in feine Streifen schneiden. Tomaten waschen, Stielansatz entfernen, Tomaten vierteln und nochmals halbieren. Die Limette heiß abspülen, trocknen, vierteln und nochmals halbieren.

3. Eine Grillpfanne erhitzen und die Fleischstücke darin bei mittlerer Temperatur von allen Seiten etwa 10 Minuten braten. Das Fleisch auf eine Platte legen und beiseitestellen. Dieselbe Pfanne wieder erhitzen. Das restliche Kokosöl hineingeben, Ingwer, Chili und Tomaten darin anbraten. Mit der Kokosmilch ablöschen, salzen und pfeffern. Die Limettenstücke und das Fleisch in die Pfanne geben. Mit Erdnusskernen sowie Korianderlättchen bestreut servieren.

PRO PORTION 50 g EW, 30 g F, 7 g KH

» Veggie-Tipp
Vegetarisch wird's, wenn man die Hähnchenbrust durch 300 g festen Tofu ersetzt. Diesen nur 5–8 Minuten in der Grillpfanne garen.

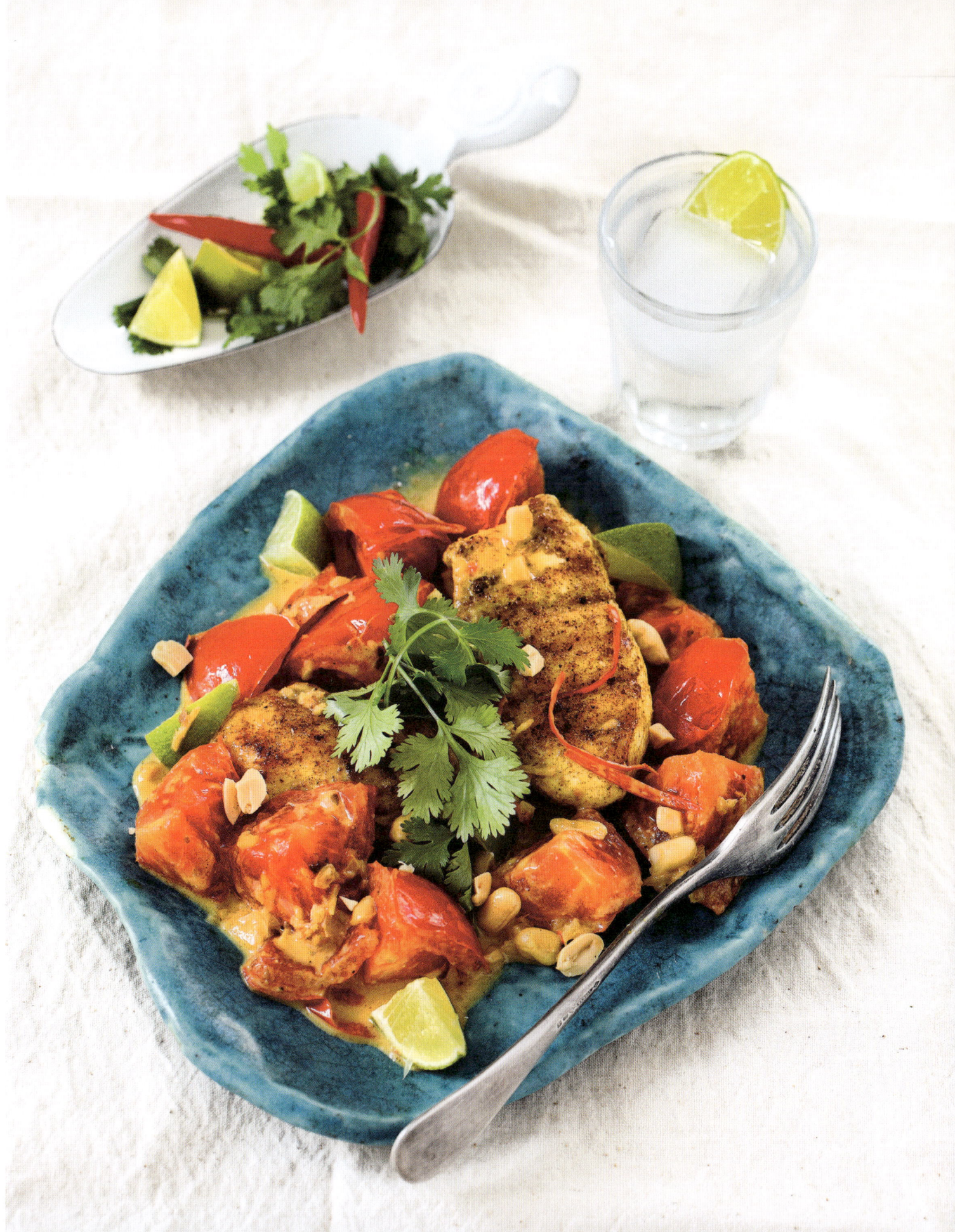

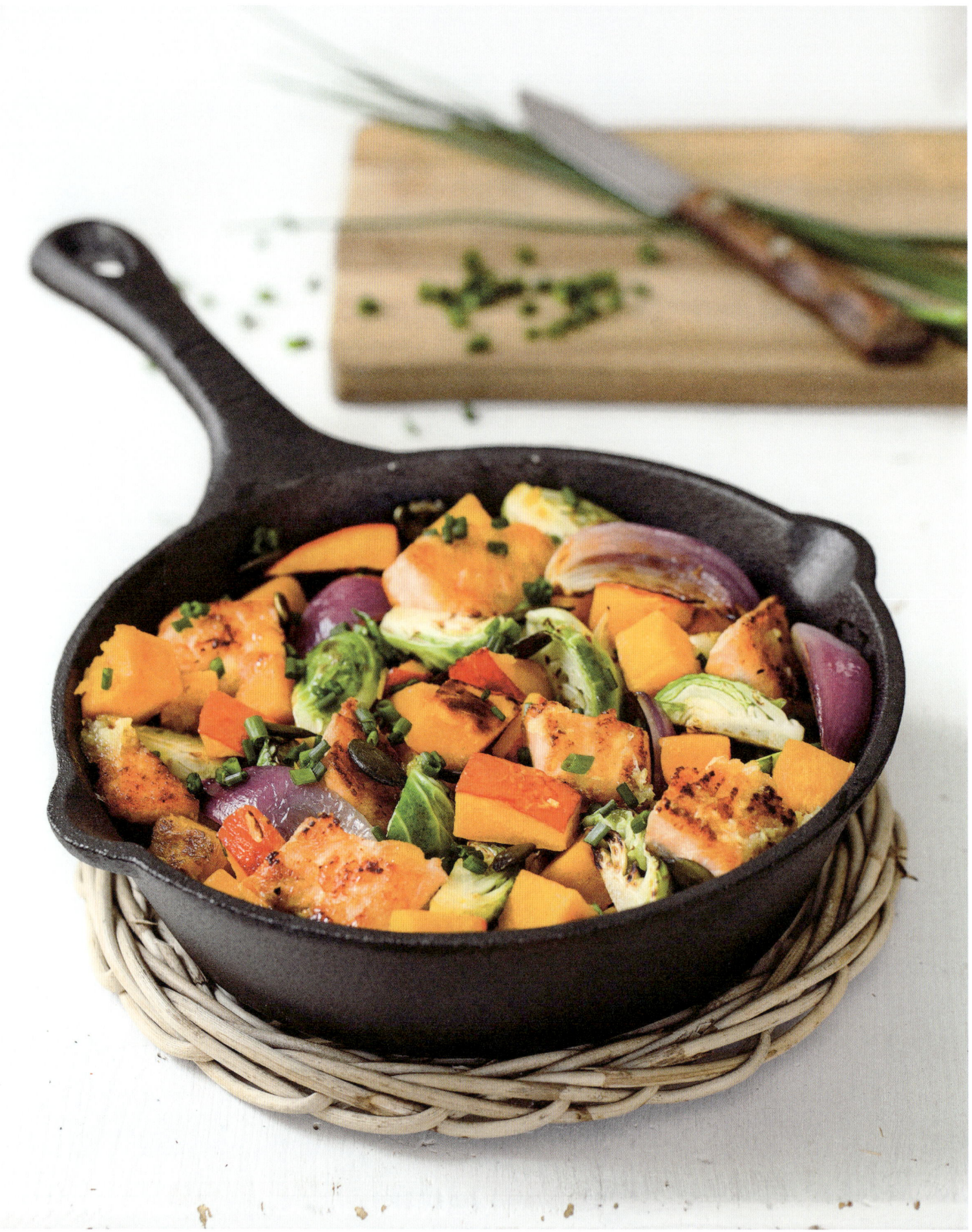

Anti-Aging-Pfanne

Lachs deckt den So-bleib-ich-jung-Omega-3-Bedarf für die ganze Woche. Eine weitere Haupt-rolle spielt hier Rosenkohl. Er hemmt Entzündungen, stärkt mit Senfölglykosiden Darm und Im-munsystem. Sein Kalium senkt Bluthochdruck, über Vitamin K freuen sich die Knochen. Die Schwefelstoffe im Schnittlauch fördern die Verdauung. Kürbiskerne schützen die Prostata.

FÜR 2 PERSONEN – 30 MIN.

1 unbehandelte Zitrone
1 TL geriebener Ingwer
1 TL Akazienhonig
250 g Lachsfilet, ohne Haut
 und Gräten
Meersalz
frisch gemahlener schwarzer Pfeffer
2 EL Olivenöl
200 g Rosenkohl
250 g Hokkaidokürbis
1 rote Zwiebel
100 ml Gemüsebrühe (s. S. 50)
2 EL Kürbiskerne, geröstet
3 EL Schnittlauchröllchen

1. Den Backofen auf 80 °C Ober-/Unterhitze vorheizen. Die Zitrone heiß waschen, trocknen, die Schale fein abreiben, den Saft auspressen. Beides mit Ingwer und Akazienhonig mischen. Das Lachsfilet in 3 cm große Würfel schneiden, mit Salz und Pfeffer bestreuen.

2. 1 EL Olivenöl in einer Pfanne erhitzen und die Lachswürfel darin von allen Seiten 1–2 Minuten anbraten. Die Zitronen-Ingwer-Mischung zugeben und unterschwenken. Den Lachs in eine Ofenform geben und im Backofen warm stellen.

3. Den Rosenkohl putzen, waschen und vierteln. Den Kürbis waschen, ent-kernen und in 1–2 cm große Würfel schneiden. Die Zwiebel abziehen und in Spalten schneiden.

4. Das restliche Olivenöl in derselben Pfanne erhitzen, Rosenkohl, Kürbis und Zwiebeln darin goldbraun anbraten. Salz und Pfeffer zugeben. Gemüse-brühe angießen und das Gemüse bei geschlossenem Deckel etwa 5 Minuten bissfest garen.

5. Die Lachswürfel aus dem Ofen nehmen, über dem Gemüse verteilen und mit den Kürbiskernen und dem Schnittlauch bestreuen.

PRO PORTION 35 g EW, 30 g F, 13g KH

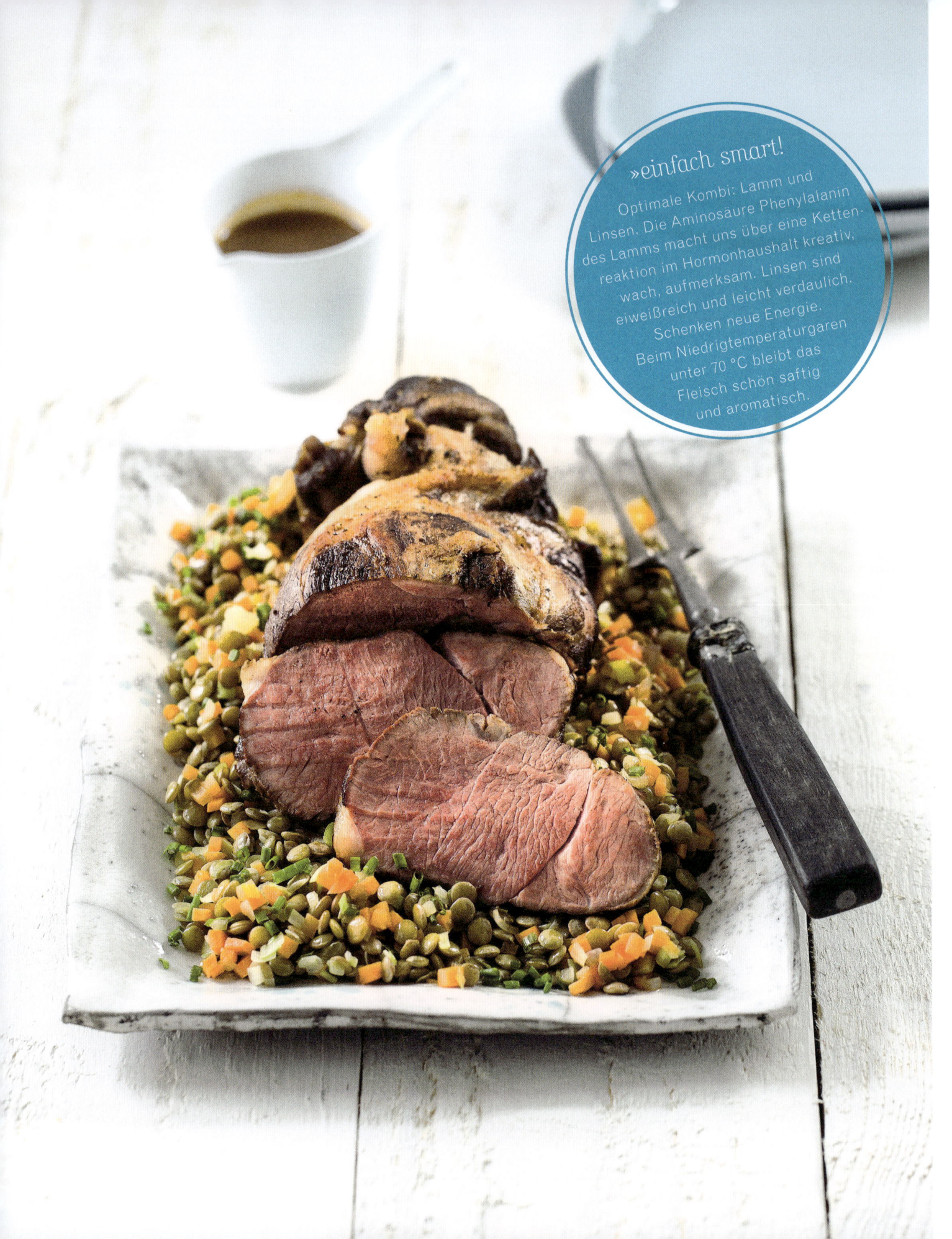

Lammbraten mit Linsengemüse

FÜR 4 PERSONEN — ETWA 1 STD. + 4–5 STD. GAREN

Für den Lammbraten

3 Tomaten
2 Karotten
je ½ Bund Rosmarin, Thymian und
Oregano
6 Knoblauchzehen
2 EL Olivenöl
1 Lammkeule (etwa 1 kg; vom
  Metzger ausgelöst und gebunden)
Meersalz
1 TL grob zerstoßener schwarzer
  Pfeffer
250 ml trockener Rotwein
300 ml Gemüsebrühe (s. S. 50)
frisch gemahlener schwarzer Pfeffer

Für das Linsengemüse

200 g grüne Linsen
2 Karotten
1 Lauchstange
1 Zwiebel
1 EL Olivenöl
Meersalz
frisch gemahlener schwarzer Pfeffer
4–5 EL Aceto balsamico
1–2 EL Akazienhonig
2 EL Schnittlauchröllchen

1. Für den Lammbraten die Tomaten und Karotten waschen. Tomaten vierteln, Karotten in Scheiben schneiden. Die Kräuter abbrausen. Knoblauchzehen mit Schale andrücken.

2. Einen Bräter erhitzen, Olivenöl zugeben und die Lammkeule bei mittlerer Temperatur etwa 10 Minuten von allen Seiten anbraten. Das Fleisch salzen und pfeffern. Aus dem Bräter nehmen und beiseitestellen.

3. Den Backofen auf 80 °C Ober-/Unterhitze vorheizen. Tomaten, Karotten, Knoblauch und Kräuter in den Bräter geben, anbraten und Farbe annehmen lassen. Mit dem Rotwein ablöschen. Aufkochen und den Bratensatz lösen. Die Lammkeule auf das Gemüse legen und im Backofen auf dem untersten Einschub 4–5 Stunden garen. Die Kerntemperatur des Fleischs mit einem Thermometer überprüfen, sie sollte durchgängig bei etwa 60 °C liegen.

4. Das fertig gegarte Fleisch aus dem Bräter nehmen, auf eine Platte legen und im Ofen warm stellen. Die Sauce mit der Gemüsebrühe aufgießen und aufkochen. Mit einem Pürierstab kurz grob durchmixen, durch ein Sieb passieren, dabei mit einer Suppenkelle kräftig durchdrücken. Die Sauce etwa 10 Minuten einkochen lassen. Mit Salz und Pfeffer abschmecken.

5. Für das Linsengemüse die Linsen in einem Sieb waschen, abtropfen lassen und mit 600 ml Wasser in einem Topf zum Kochen bringen. Bei mittlerer Temperatur etwa 20 Minuten (Packungsangabe beachten) bissfest garen.

6. Die Karotten schälen. Den Lauch längs aufschneiden, gründlich unter fließendem Wasser waschen. Die Zwiebel abziehen. Das Gemüse und die Zwiebel klein würfeln. Olivenöl in einem Topf erhitzen, Gemüse und Zwiebel darin anschwitzen. Die fertig gegarten Linsen abgießen und zum Gemüse geben. Mit Salz und Pfeffer abschmecken. Balsamico und Akazienhonig zugeben und 2–3 Minuten köcheln lassen. Beiseitestellen.

7. Zum Anrichten das Fleisch in Scheiben schneiden. Das Linsengemüse nochmals erhitzen und Schnittlauch darüberstreuen. Das Fleisch auf den Linsen anrichten, die Sauce dazu servieren.

PRO PORTION 58 g EW, 54 g F, 38 g KH

Szegediner Gulasch mit Räuchertofu

Die herrlichste Art und Weise, Sauerkraut dem Darm anzubieten. No Carb und Veggie!
Das Szegediner Gulasch gebar die Not: Einem ungarischen Wirt wurde das Essen knapp,
er schüttete Kraut und Eintopf zusammen … und kreierte ein Festessen für die Darmbakterien, das mit Tofu und ohne Kartoffeln den ganzen Menschen jung hält.

FÜR 4 PERSONEN – 20 MIN. + 30 MIN. KOCHEN

2 Zwiebeln
1 Knoblauchzehe
200 g Räuchertofu
2 EL Olivenöl
2 EL scharfes Tomatenmark
1 TL edelsüßes Paprikapulver
200 ml Gemüsebrühe (s. S. 50)
600 g Sauerkraut (s. S. 57)
1 EL Akazienhonig
2 EL Bio-Tamari (glutenfreie
    Sojasauce)
Meersalz
frisch gemahlener schwarzer Pfeffer
2 EL Schnittlauchröllchen
Joghurt zum Verfeinern

1. Die Zwiebeln und den Knoblauch abziehen und würfeln. Den Räuchertofu ebenfalls würfeln. Olivenöl in einem Topf erhitzen und den Tofu darin 2–3 Minuten anbraten. Mit einem Schaumlöffel herausheben und beiseitestellen. Die Zwiebeln und den Knoblauch anschwitzen, Tomatenmark und Paprikapulver dazugeben, kurz anrösten und mit der Gemüsebrühe aufgießen. Den Sud 2 Minuten kochen lassen.

2. Das Sauerkraut auflockern und zugeben. Mit Akazienhonig, Tamari, Salz und Pfeffer abschmecken und alles gut mischen. Bei geschlossenem Deckel und niedriger Temperatur etwa 30 Minuten köcheln lassen.

3. Den Räuchertofu zum Kraut geben, mit Schnittlauch und Joghurt servieren.

PRO PORTION 13 g EW, 11 g F, 6 g KH

»VARIANTE

200 g Zanderfilet in Streifen schneiden, mit Salz und Pfeffer bestreuen. Im heißen Öl anstelle des Räuchertofus anbraten. Für die weitere Zubereitung wie oben beschrieben fortfahren.

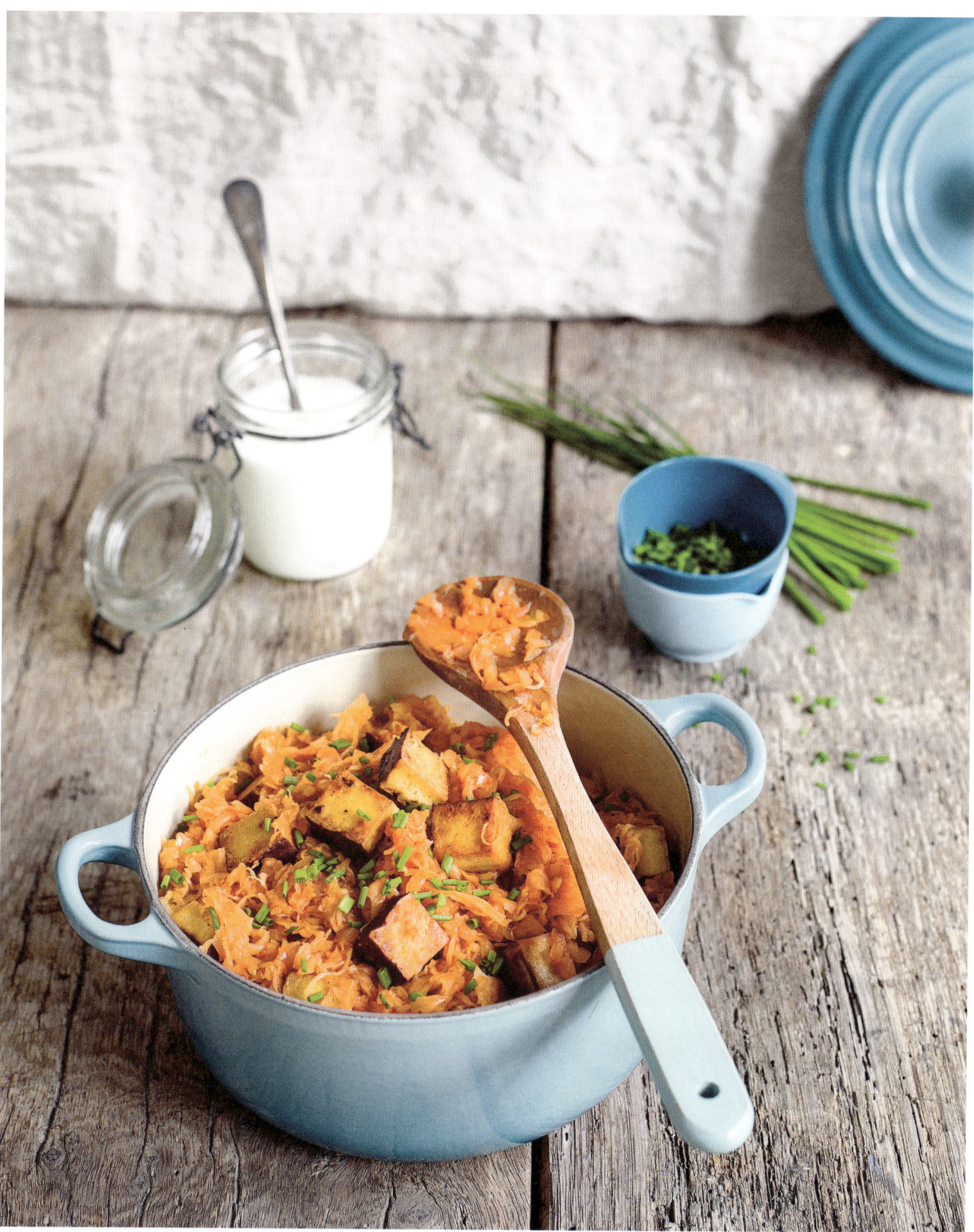

SÜSSES

Alt werden und dabei jung bleiben ohne zu Naschen? Nö. Keine sonderlich fröhliche Aussicht. Das Ganze geht auch mit Süßem. Auf clevere Art und Weise. Mit vielen Vitalstoffen und wenig Kohlenhydraten. Das Ganze heißt dann Haselnuss-Chia-Pudding, Schoko-Kaffee-Crunch, Aprikosen-Lavendel-Fruchtaufstrich, Heidelbeer-Hafer-Muffins, Schwarze-Bohnen-Brownies, Granatapfel-Crumble ... Jupp, auch da schwebt man im siebten Süß-Himmel.

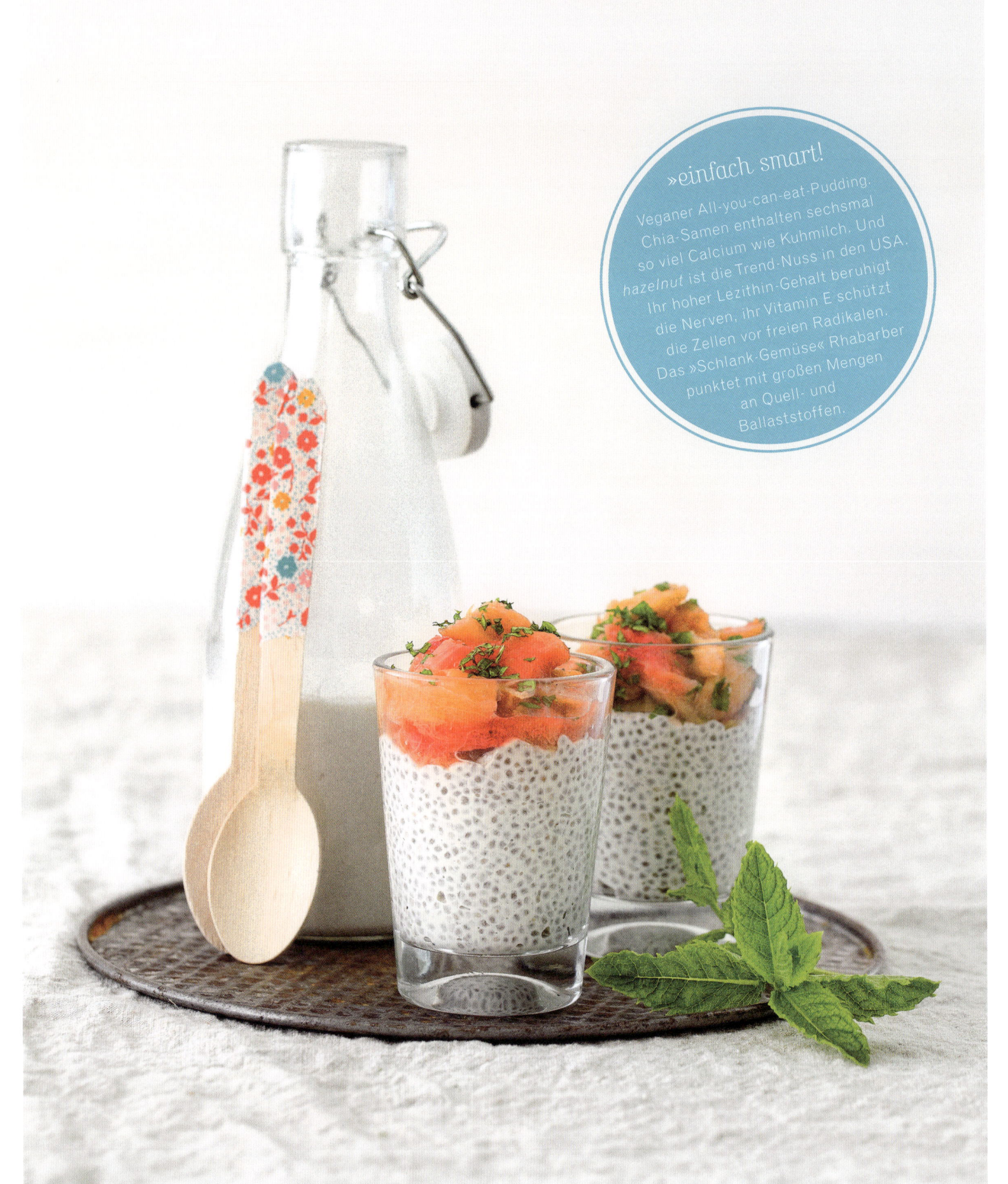

Haselnuss-Chia-Pudding mit Kompott

FÜR 4 GLÄSER À 200 ML – 10 MIN. + 3–12 STD. QUELLEN

600 ml Haselnussmilch (s. unten)
7 EL Chia-Ssamen
2 TL Leinöl
500 g Rhabarber
Mark von ½ Vanilleschote
2 EL Akazienhonig
2 EL gehackte Minze

1. Haselnussmilch, Chia-Samen und Leinöl verrühren. In vier Gläser verteilen, Deckel schließen und mindestens 3 Stunden, am besten über Nacht, quellen lassen.

2. Rhabarber waschen, Schale dünn abziehen, die Enden abschneiden. Stiele in 2 cm lange Stücke schneiden. Mit Vanillemark und Akazienhonig mischen und 30 Minuten Saft ziehen lassen. Anschließend in einer Pfanne einige Minuten weich dünsten. Abkühlen lassen. Die Minze unterrühren und als Topping auf den Chia-Pudding geben.

PRO GLAS 4 g EW, 9 g F, 10 g KH

»HASELNUSSMILCH SELBST GEMACHT

100 g Haselnusskerne über Nacht in kaltem Wasser einweichen. Abgießen und abspülen. Mit **500 ml frischem kaltem Wasser** im Mixer sehr fein pürieren. Die milchig weiße Flüssigkeit durch ein Passiertuch seihen und ausdrücken. Im Kühlschrank 4–5 Tage haltbar.

»Vegan-Tipp

Vegan wird das Dessert mit Kokosblütenzucker statt Honig. Alternativ können natürlich für das Kompott jegliche Früchte der Saison verwendet werden.

All-you-can-eat-Schoki

ERGIBT 1 TAFEL (À 150 G) – 10 MIN.

75 g Kakaobutter
60 g Rohkakaopulver
Mark von ½ Vanilleschote
1 Prise Meersalz
20–40 g Akazienhonig
(nach Belieben)

Die Kakaobutter in einem Topf bei niedrigster Temperatur (max. 42 °C) schmelzen. Kakaopulver, Vanillemark, Salz und Akazienhonig in eine Schüssel geben. Die geschmolzene Kakaobutter zugeben und mit dem Schneebesen kräftig verrühren, bis eine glatte Schokoladenmasse entstanden ist. Diese in eine flache Form oder in Pralinenförmchen gießen. Festwerden lassen.

PRO TAFEL 14 g EW, 87 g F, 33 g KH

»Tipp
Die All-you-can-eat-Schoki langsam in einem kühlen Raum festwerden lassen, so bekommt sie einen schönen Glanz.

Schoko-Kaffee-Crunch

ERGIBT ETWA 30 STÜCK – 20 MIN.

30 g Haselnusskerne
20 g Kaffeebohnen
½ TL Szechuanpfeffer, zerstoßen

1. Die Haselnusskerne grob hacken und in einer Pfanne ohne Fett anrösten, bis sie zu duften beginnen. Auf einer Platte abkühlen lassen. Die Kaffeebohnen im Mörser grob zerstoßen. Ein halbes Rezept All-you-can-eat-Schoki (s. oben) zubereiten.

2. Haselnusskerne, Kaffeebohnen und Szechuanpfeffer zur flüssigen Schokoladenmasse geben und alles gut mischen. Mit einem Teelöffel kleine Häufchen auf einen Bogen Backpapier setzen. Abkühlen und festwerden lassen.

PRO 3 STÜCK 2 g EW, 6 g F, 3 g KH

»Tipp
Sollte die Schokomasse zu schnell fest werden, kurz über ein heißes Wasserbad stellen und unter Rühren verflüssigen.

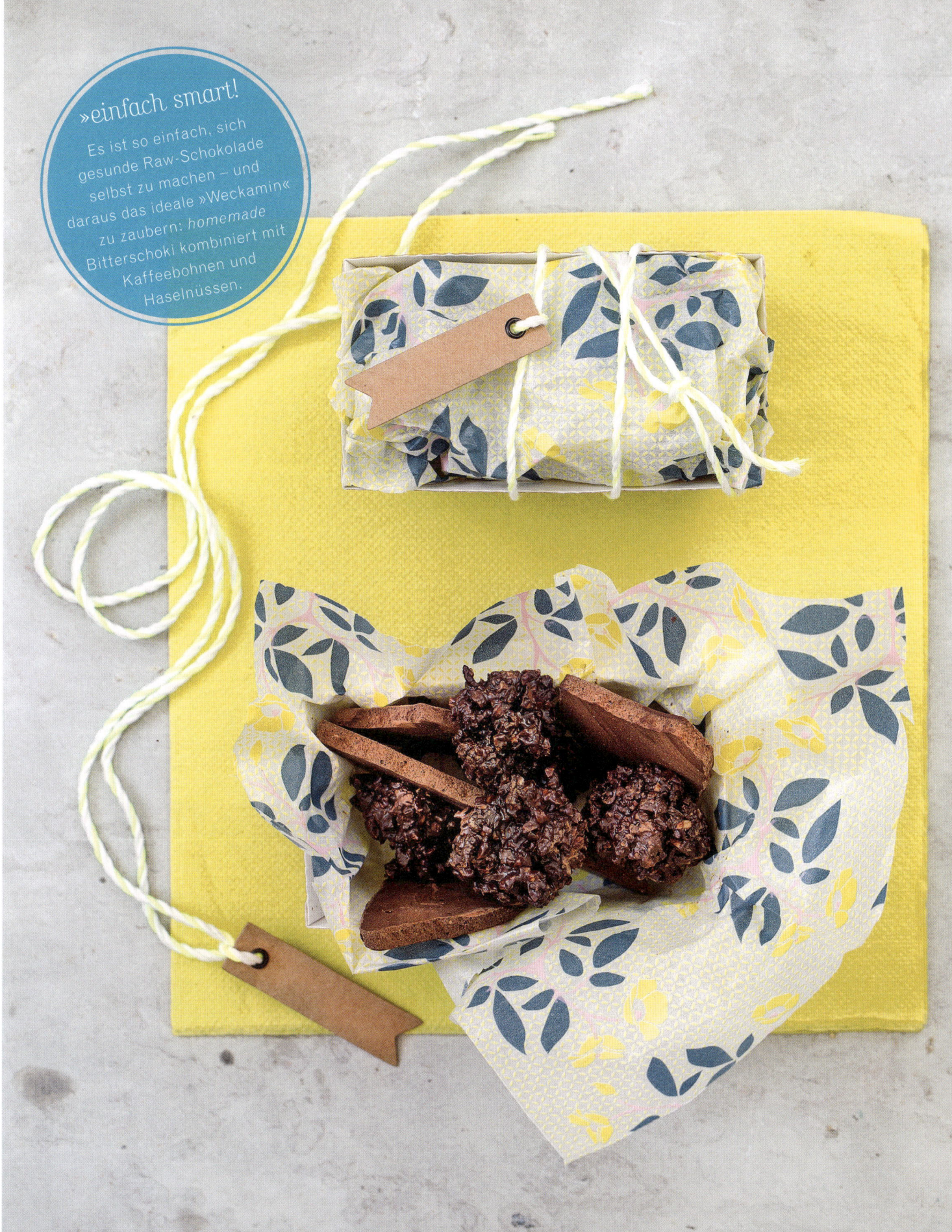

Exotische Fruchtschnitten

Heißhunger? Eine Fruchtschnitte stillt ihn sofort auf ideale Art und Weise. Die Kombi Dattel, das »Brot der Wüste«, und Trockenobst schickt uns einen Energieschub mit zahlreichen Mineralien, Vitaminen, Ballaststoffen sowie Folsäure. Und die Mandeln liefern das Tryptophan, aus dem der Körper das appetitzügelnde Serotonin bildet.

FÜR ETWA 20 STÜCK – 15 MIN.

50 g getrocknete Datteln

50 g gemischtes Trockenobst
(etwa Mango, Ananas und
kandierter Ingwer)

50 g gemahlene Mandeln

20 runde Oblaten
(40 mm Durchmesser)

Die Datteln mit dem Trockenobst und den Mandeln in einer Küchenmaschine fein zerhacken, bis eine gut formbare Masse entstanden ist. Die Fruchtmasse auf einem Stück Backpapier 2–3 mm dünn ausrollen. Mit einem runden Ausstecher in der Größe der Oblaten etwa 20 Kreise ausstechen. Diese jeweils auf eine Oblate legen und mit einer weiteren bedecken. In einer gut schließenden Dose aufbewahren. Je länger die Fruchtschnitten aufbewahrt werden, umso fester und trockener werden sie.

PRO STÜCK 1 g EW, 1 g F, 4 g KH

»Tipp
Es eignen sich auch rechteckige oder kleinere runde Oblaten.

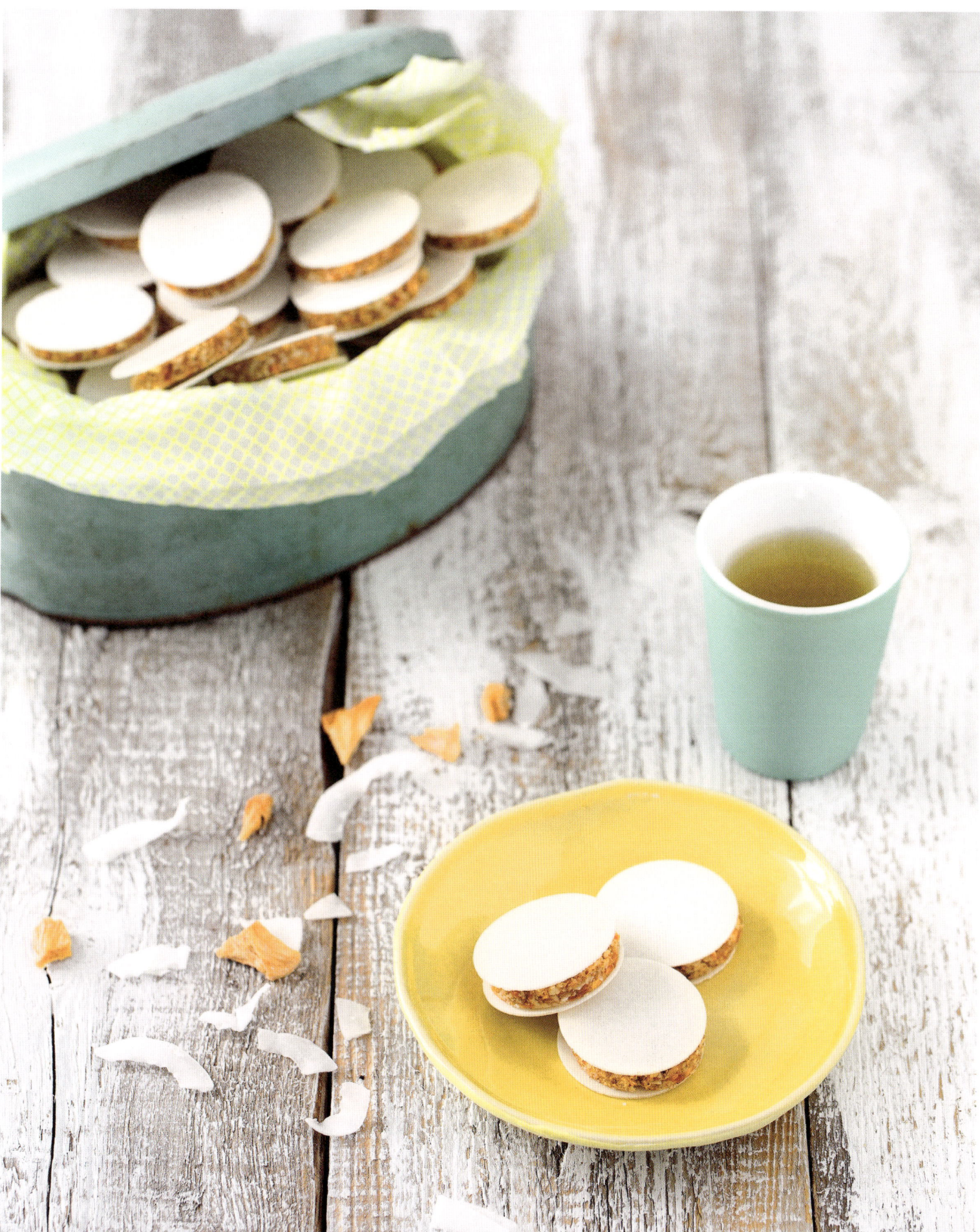

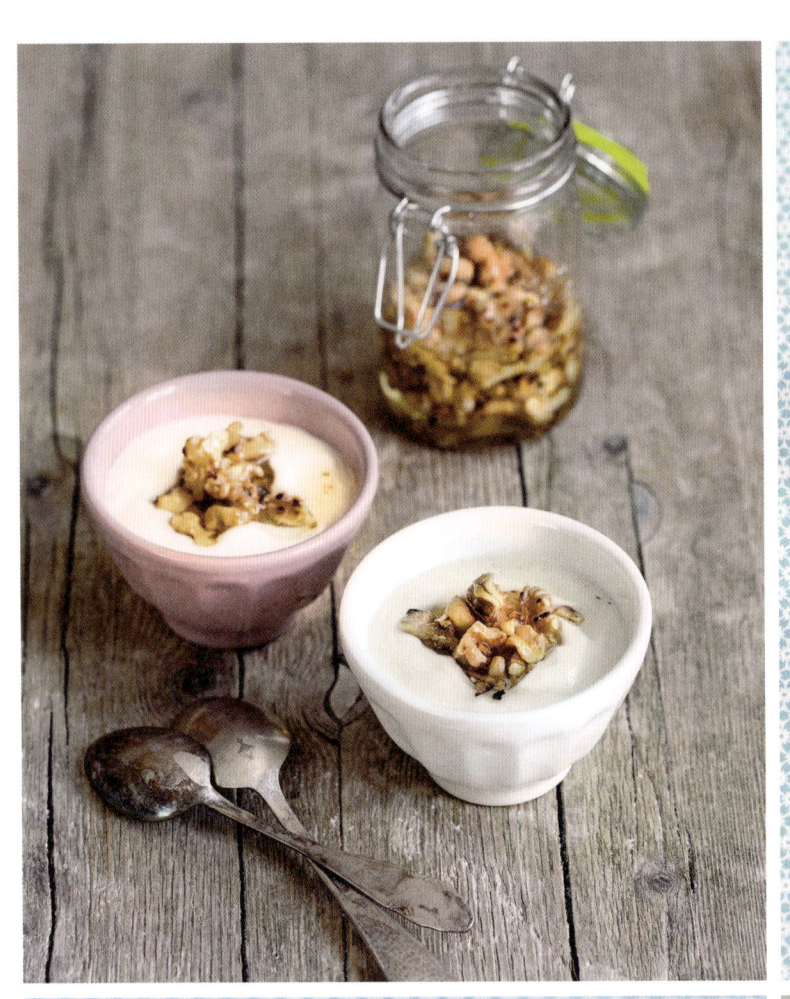

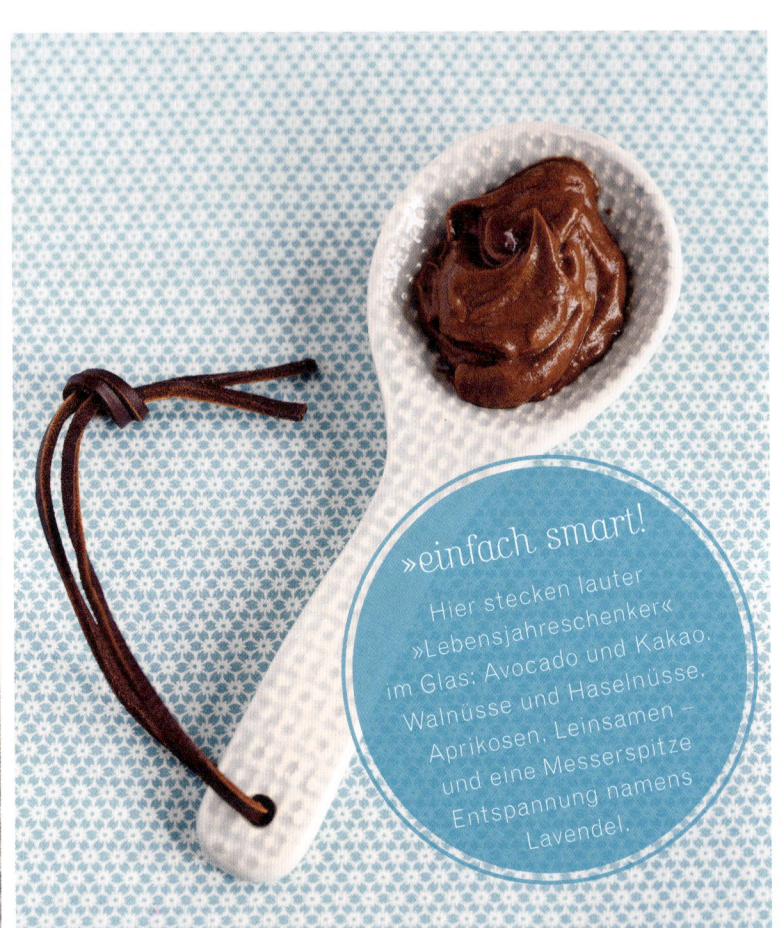

»einfach smart!

Hier stecken lauter »Lebensjahreschenker« im Glas: Avocado und Kakao, Walnüsse und Haselnüsse, Aprikosen, Leinsamen – und eine Messerspitze Entspannung namens Lavendel.

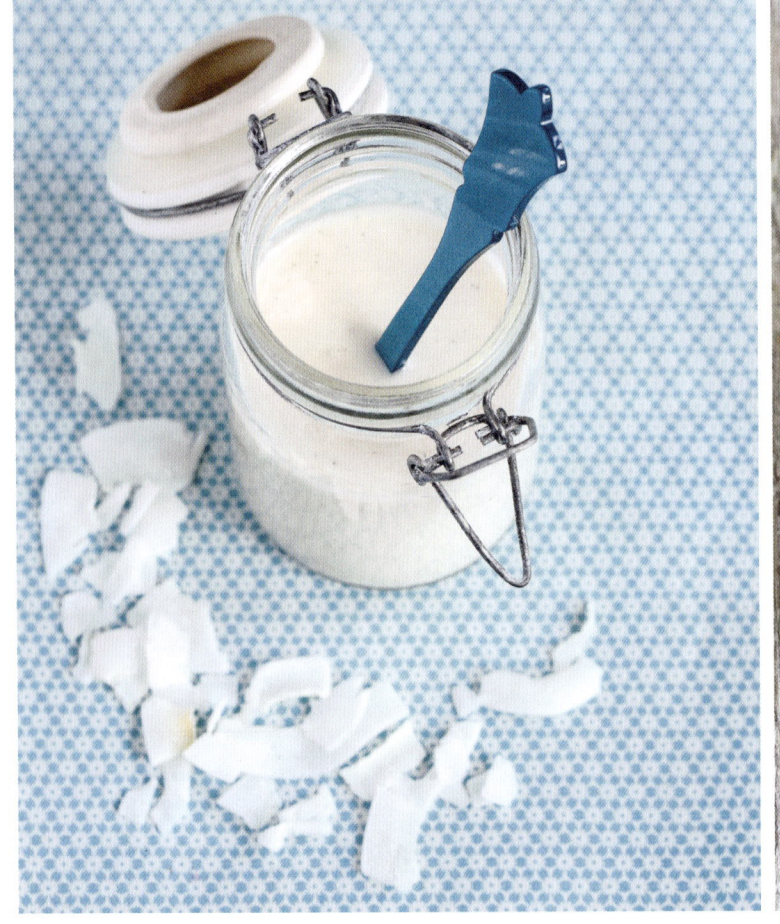

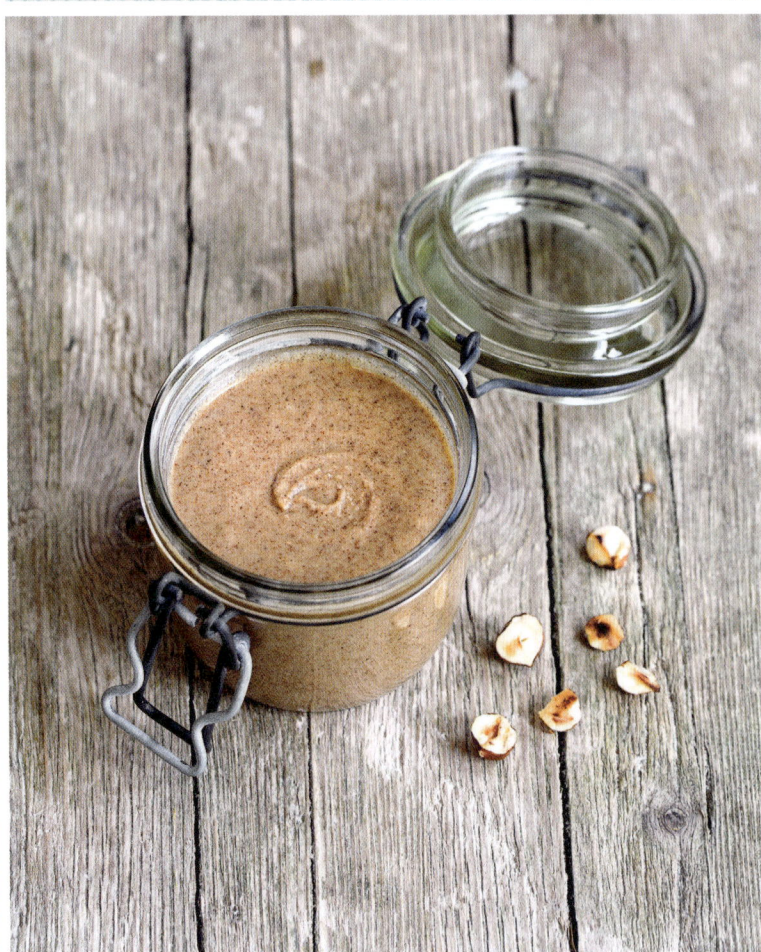

Walnusshonig

FÜR ETWA 250 G – 10 MIN.

   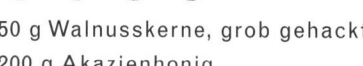

50 g Walnusskerne, grob gehackt
200 g Akazienhonig

Die Walnusskerne ohne Fett kurz anrösten und abkühlen lassen. Mit Honig in ein Schraubglas füllen. 1 Woche durchziehen lassen.

PRO PORTION (À 25 G) 1 g EW, 3 g F, 15 g KH

Schokomus

FÜR ETWA 160 G – 10 MIN.

1 Hass-Avocado
2 EL Rohkakaopulver
1–2 EL Akazienhonig
2 TL Zitronensaft
4 EL Mandelmilch

Die Avocado halbieren, Kern herauslösen, das Fruchtfleisch aus der Schale heben. Alle Zutaten mit dem Pürierstab zu einem feinen Mus verarbeiten. In ein Schraubglas füllen und im Kühlschrank aufbewahren. Etwa 4 Tage haltbar.

PRO PORTION (À 40 G) 3 g EW, 9 g F, 6 g KH

Kokosmus

FÜR 250 G – ETWA 30 MIN.

250 g Kokoschips

Kokoschips im Hochleistungsmixer immer wieder kurz mixen, bis eine cremige Masse entstanden ist. In ein sterilisiertes Glas füllen. Etwa 4 Wochen haltbar.

PRO PORTION (À 25 G) 2 g EW, 16 g F, 2 g KH

Haselnussmus

FÜR ETWA 200 G – ETWA 30 MIN.

200 g Haselnusskerne

»Tipp
So lässt sich auch aus Mandeln, Walnusskernen oder einer Mischung tolles Nussmus zaubern.

Den Backofen auf 180 °C Umluft vorheizen. Die Haselnusskerne auf ein Backblech geben und 5–8 Minuten anrösten, bis sie duften. Auf ein Küchentuch geben. Zwischen den Händen reiben und die Schalen entfernen. Die Haselnusskerne in einem Hochleistungsmixer immer wieder kurz mixen, bis eine cremige Masse entstanden ist. In ein sterilisiertes Glas füllen. 2–3 Wochen haltbar.

PRO PORTION (À 25 G) 4 g EW, 15 g F, 3 g KH

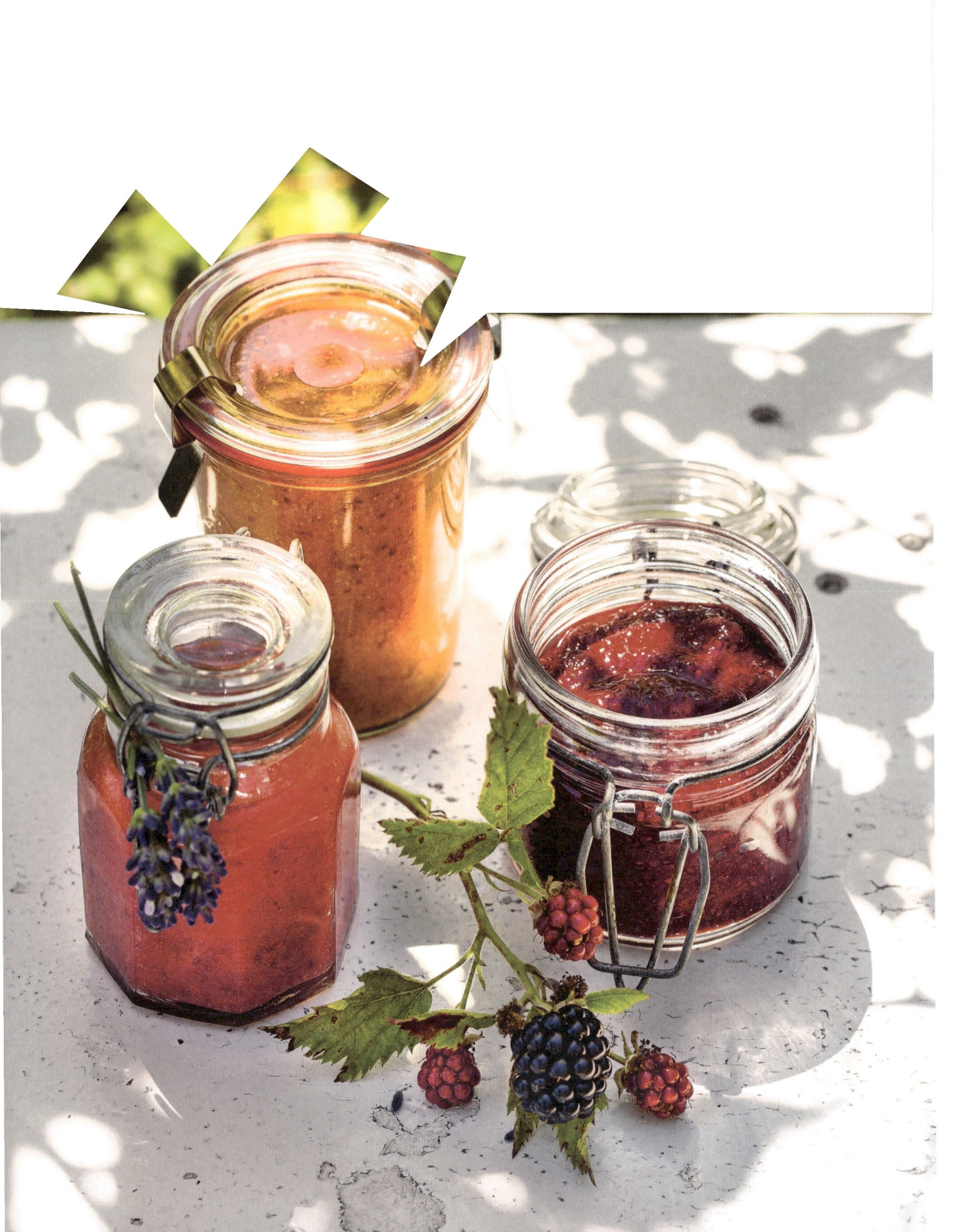

Raw Aprikosen-Lavendel-Fruchtaufstrich

ERGIBT ETWA 150 G – 10 MIN.

150 g Aprikosen
1 gehäufter EL Leinsamen
1 Msp. getrocknete Lavendelblüten
1–2 TL Akazienhonig
2 TL frisch gepresster Zitronensaft

1. Die Aprikosen waschen, halbieren, entsteinen und würfeln. Die Leinsamen in einem Zerkleinerer fein mahlen. Aprikosen, Lavendelblüten, Akazienhonig und Zitronensaft zugeben und fein pürieren. Je nach Süße der Früchte den Anteil des Akazienhonigs anpassen.

2. Den Fruchtaufstrich in ein sterilisiertes Schraubglas füllen. Im Kühlschrank 2–3 Tage haltbar.

PRO PORTION (À 25 G) 1 g EW, 1 g F, 5 g KH

»Tipp

Je nach Saison Früchte auswählen: Erdbeeren, Himbeeren, Heidelbeeren, Brombeeren, Johannisbeeren, Papaya, Pfirsiche, Mirabellen.

Alternative zum Leinsamen gesucht? Chia passt perfekt. 250 g pürierte Früchte mit etwas Akazienhonig, Zitronensaft und 2 EL Chia-Samen verrühren. Über Nacht quellen lassen. Im Kühlschrank 2–3 Tage haltbar.

Dinkel-Scones

FÜR 4 PERSONEN – 20 MIN. + 15–20 MIN. BACKEN

150 g Dinkelvollkornmehl
½ TL Backpulver
1 Msp. Natron
¼ TL Meersalzflocken
25 g Vollrohrzucker
40 g kalte Butter
1 Bio-Ei
25 ml Milch

1. Den Backofen auf 220 °C Ober-/Unterhitze vorheizen. Ein Backblech mit Backpapier auslegen.

2. Die trockenen Zutaten vermischen. Die Butter in Würfel schneiden und zur Mehlmischung geben. Zwischen den Fingern zu Streuseln zerreiben, bis alles grob vermischt ist.

3. Das Ei mit der Milch verquirlen und zur Teigmischung geben. Alles zu einem nicht zu glatten Teig vermischen, dabei nur so lange wie nötig rühren.

4. Den Teig auf das Backpapier geben und mit den Fingern zu einem etwa 2 cm dicken, rechteckigen Fladen drücken. Den Fladen in etwa 3 cm große Rauten schneiden. Im heißen Backofen 15–20 Minuten goldbraun backen.

PRO PORTION 5 g EW, 10 g F, 30 g KH

Heidelbeer-Hafer-Muffins

ERGIBT 12 STÜCK – 10 MIN. + 20–25 MIN. BACKEN

100 g gemahlene Haselnusskerne
100 g Dinkelmehl Type 630
60 g zarte Haferflocken
2 TL gemahlener Zimt
1 Prise Salz
2½ TL Backpulver
½ TL Natron
150 g Naturjoghurt
1 Bio-Ei
100 g Akazienhonig
50 g Butter, geschmolzen
150 g Heidelbeeren (tiefgekühlt)

Den Backofen auf 180 °C Ober-/Unterhitze vorheizen. Ein 12er-Muffinblech mit Papierförmchen vorbereiten. Die Haselnusskerne mit Dinkelmehl, Haferflocken, Zimt, Salz, Backpulver und Natron in einer Schüssel mischen. Naturjoghurt, Ei, Akazienhonig und Butter verquirlen und zu den trockenen Zutaten geben. Kurz verrühren, bis gerade alles gemischt ist. Die Masse auf die Förmchen verteilen. Je 1 TL Heidelbeeren auf jedem Muffin verteilen. Im vorgeheizten Backofen 20–25 Minuten backen.

PRO STÜCK 5 g EW, 10 g F, 18 g KH

Karotten-Muffins

ERGIBT 12 STÜCK – 15 MIN. + 20–25 MIN. BACKEN

200 g Karotten, fein gerieben
Mark von ½ Vanilleschote
80 g Vollrohrzucker
2 Bio-Eier
250 g Naturjoghurt
60 ml Walnussöl
Schale von 1 unbehandelten Zitrone
200 g Dinkelmehl Type 630
50 g Buchweizenmehl
2½ TL Backpulver
½ TL Natron
1 Prise Salz

Den Backofen auf 180 °C Ober-/Unterhitze vorheizen. Ein 12er-Muffinblech mit Papierförmchen vorbereiten. Die Karotten mit Vanillemark, Vollrohrzucker, Eiern, Naturjoghurt, Walnussöl und Zitronenabrieb mischen. Dinkelmehl mit Buchweizenmehl, Backpulver, Natron und Salz mischen. Zu den flüssigen Zutaten geben und kurz verrühren, bis gerade alles gemischt ist. Die Masse auf die Förmchen verteilen. Im vorgeheizten Backofen 20–25 Minuten backen.

PRO STÜCK 5 g EW, 7 g F, 21 g KH

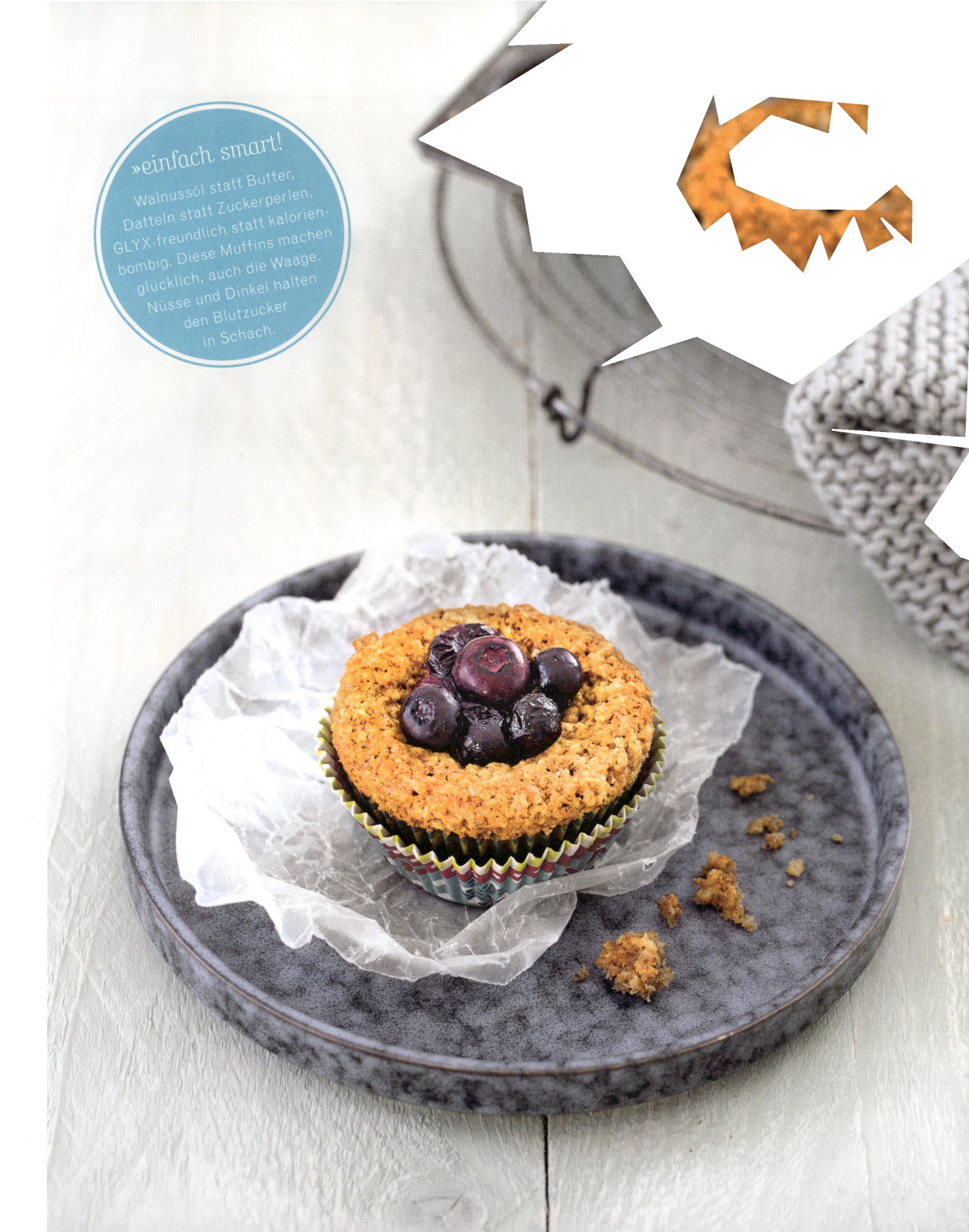

»einfach smart!

Walnussöl statt Butter,
Datteln statt Zuckerperlen,
GLYX-freundlich statt kalorien-
bombig. Diese Muffins machen
glücklich, auch die Waage.
Nüsse und Dinkel halten
den Blutzucker
in Schach.

Schwarze-Bohnen-Brownies

FÜR 1 FORM (ETWA 14 x 20 CM)/ETWA 12 STÜCK – 20 MIN. + 30 MIN. BACKEN

80 g zarte Haferflocken
50 g Kakao-Nibs
2–3 EL Vollrohrzucker
1 EL Backpulver
50 g Haselnusskerne, gehackt
4 getrocknete Aprikosen,
   fein gewürfelt
200 g schwarze Bohnen, gekocht
2 Bio-Eier
100 ml Hafermilch
2–3 EL Vollrohrzucker

1. Den Backofen auf 180 °C Ober-/Unterhitze vorheizen.

2. Die Haferflocken mit den Kakao-Nibs im Zerkleinerer fein zermahlen. Mit Vollrohrzucker, Backpulver, Haselnusskernen und Aprikosen in einer Schüssel mischen. Die Bohnen mit den Eiern und der Hafermilch fein pürieren. Die Bohnenmasse zu den trockenen Zutaten geben und vermischen.

3. Eine ofenfeste Form (14 x 20 cm) mit Backpapier auslegen und die Masse einfüllen. Im Backofen 30 Minuten backen. Die Garprobe mit einem Holzstäbchen machen. Haftet kein Teig mehr daran, sind die Brownies fertig.

4. Den Vollrohrzucker im Blitzhacker zu feinem Staubzucker mahlen und den Brownie damit bestauben.

PRO STÜCK 5 g EW, 7 g F, 14 g KH

»Tipp

Für einen Schwarze-Bohnen-Vorrat 200 g getrocknete schwarze Bohnen über Nacht in kaltem Wasser einweichen. Am nächsten Tag abgießen, abspülen und mit reichlich frischem Wasser bedeckt zum Kochen bringen. 1,5–2 Stunden weich garen. Gegebenenfalls Wasser nachgießen, damit die Bohnen nicht ansetzen. Anschließend abgießen und abkühlen lassen. Portionsweise einfrieren.

Nuss-Muffins

ERGIBT 12 STÜCK – 15 MIN. + 20 MIN. BACKEN

50 g Sonnenblumenkerne
10 Datteln, entsteint
200 g gemischte Nusskerne
2½ TL Backpulver
½ TL Natron
100 g Dinkelmehl Type 630
250 ml Buttermilch
2 Bio-Eier
40 ml Walnussöl

Den Backofen auf 180 °C Ober-/Unterhitze vorheizen. Ein 12er-Muffinblech mit Papierförmchen vorbereiten. Die Sonnenblumenkerne und Datteln fein mahlen, die Nusskerne grob mahlen. Die Sonnenblumenkern-Mischung mit den Nusskernen, Backpulver, Natron und Dinkelmehl in eine Schüssel geben. Alles verrühren. Buttermilch, Eier und Walnussöl verquirlen und unter die trockenen Zutaten rühren. Die Masse auf die Förmchen verteilen. Im vorgeheizten Backofen etwa 20 Minuten backen.

PRO STÜCK 7 g EW, 17 g F, 1 g KH

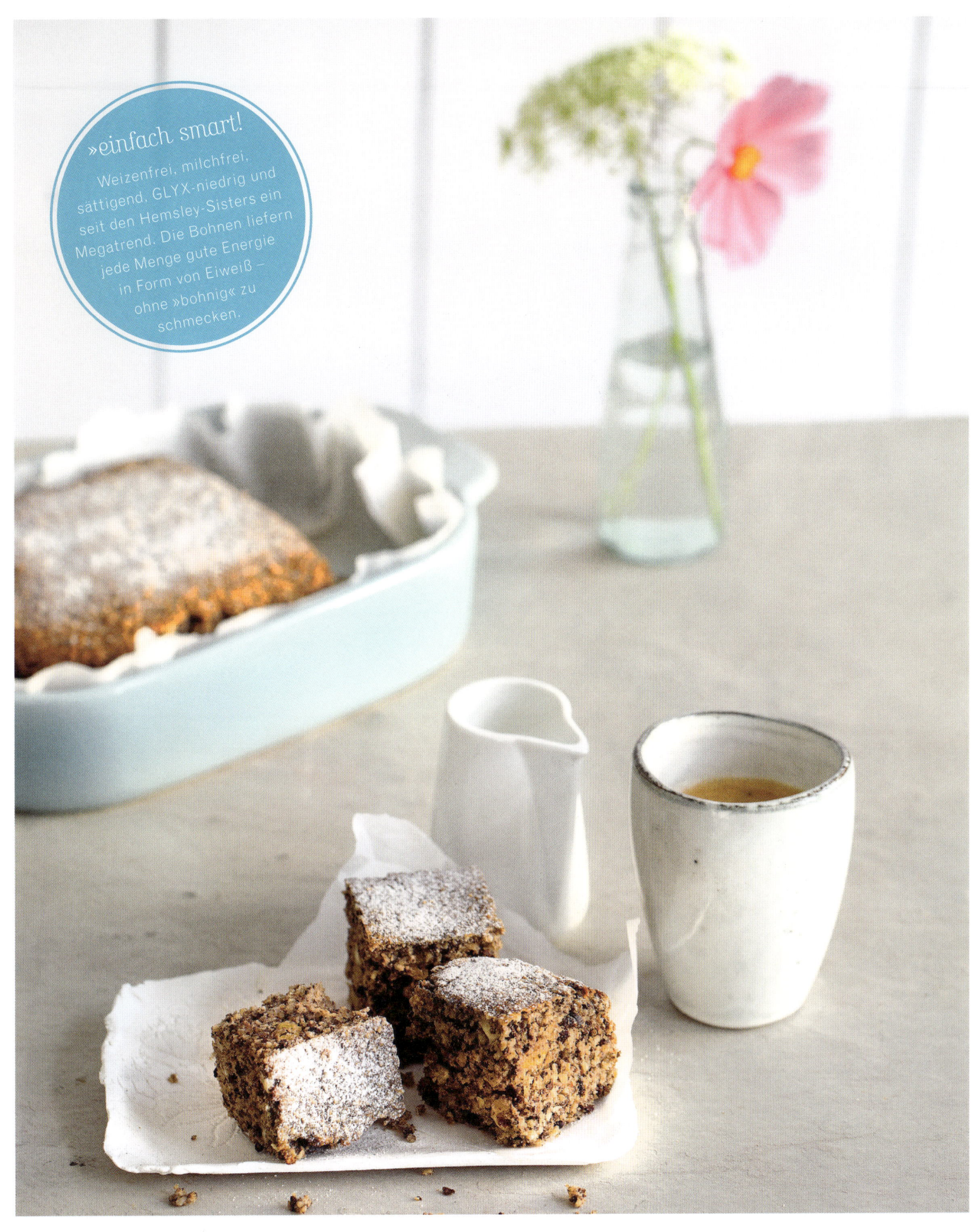

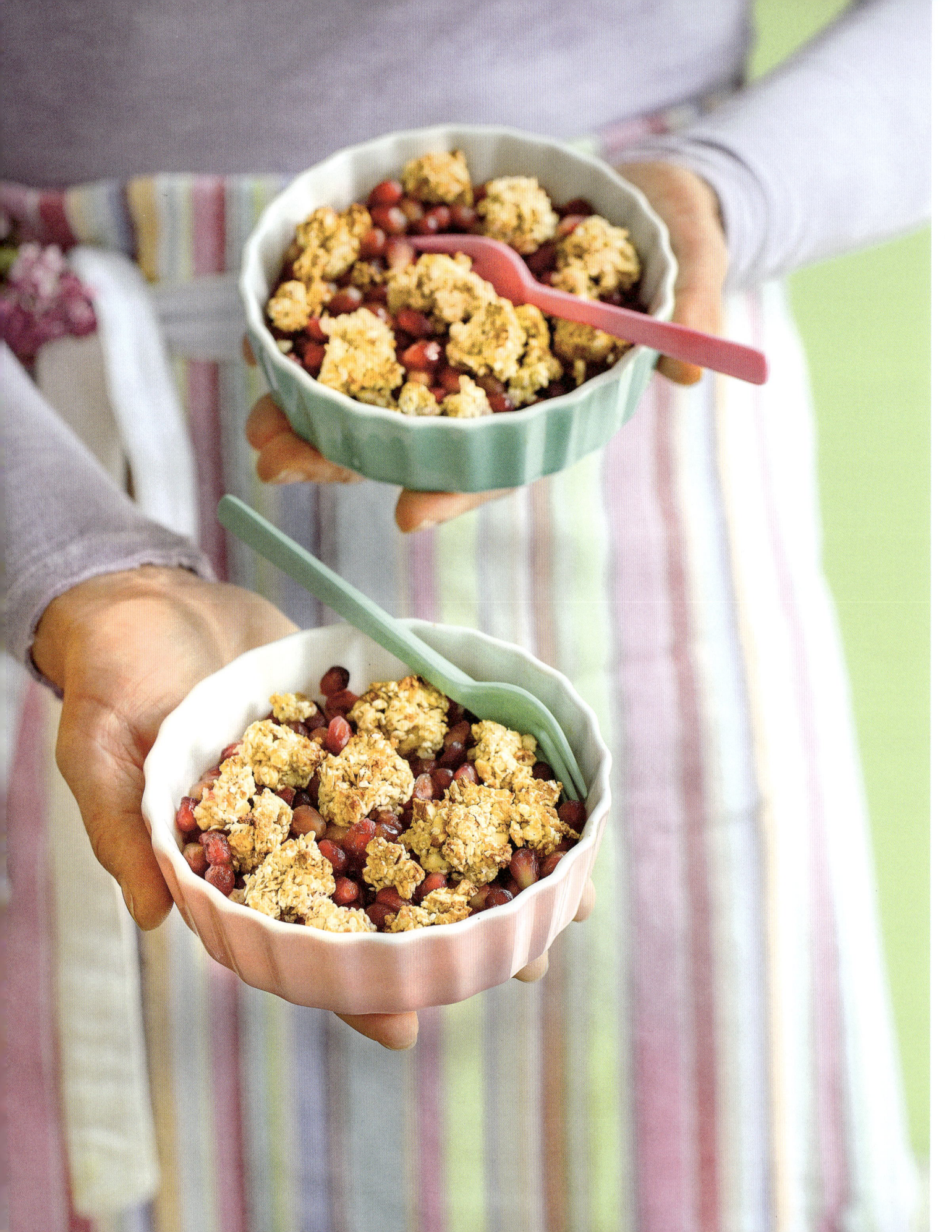

Granatapfel-Crumble

Seit Jahrtausenden Kult: Der Granatapfel wird bereits in der Bibel erwähnt und gilt als göttliches Symbol für Fruchtbarkeit, ewige Jugend, Schönheit und Liebe. Er punktet mit Punicalaginen, besonders starken Antioxidantien, seine Vitalstoffe hemmen Entzündungen im Körper und helfen unserem Gedächtnis auf die Sprünge.

FÜR 2 PERSONEN – 20 MIN. + 30 MIN. BACKEN

1 Granatapfel (250 g Granatapfelsamen)
30 g zarte Haferflocken
60 g Mandelblättchen
1 EL Vollrohrzucker
50 g Magerquark

1. Den Backofen auf 180 °C Ober-/Unterhitze vorheizen.

2. Den Granatapfel aufschneiden, vierteln und die Samen herauslösen. Dafür mit der offenen Seite in die hohle Hand legen und durch Klopfen auf die Schale die Kerne herausfallen lassen.

3. Die Haferflocken mit Mandeln, Vollrohrzucker und Magerquark zwischen den Fingern zu Streuseln verarbeiten. Die Granatapfelsamen in eine Auflaufform (etwa 22 x 18 cm) oder zwei ofenfeste Portionsschalen geben und die Haferstreusel darüber streuen. Im Backofen 30 Minuten backen.

PRO PORTION 12 g EW, 18 g F, 38 g KH

ANHANG

Wie jedes Buch hat auch dieses einen Anhang. Ruhig einen Blick reinwerfen. Neben dem praktischen Register gibt es einen Smart-Aging-Einstiegsplan mit Vorschlägen, wie man so eine Ich-bleib-jung-Woche mal gestalten könnte – ohne Urlaub nehmen zu müssen. Dann gibt es ein Glossar mit Bezugsquellen für all die Dinge, die man nicht einfach um die Ecke findet, wie zum Beispiel die Essigmutter. Und auch Empfehlungen für Trampolin & Co. oder einen richtig guten Mixer findet man hier.

Der Smart-Aging-Einstiegsplan

Überliefertes von der Oma, Neues aus der Wissenschaft, 75 Tipps für jeden Tag, mehr als 150 Rezepte … So viele neue Ideen, doch womit anfangen? Der Wochenplan gibt Vorschläge für den Einstieg. Was könnte ich kochen, was passt gut zusammen? Und welche Übungen und Tricks probiere ich als Erstes aus? Auch hier gilt: Alles kann, nichts muss. Das Wichtigste bleibt nach wie vor: Neugierig sein, ausprobieren! Und natürlich: Was Spaß macht und gut funktioniert, einfach beibehalten!

	MORGENS	MITTAGS	ABENDS	GETRÄNKE …	SNACKS …
MONTAG	Budwig-Quark (S. 96)	Asiatische Kohlsuppe (S. 136)	Wildkräutersalat mit Belugalinsen (S. 128)	… während des ganzen Tages:	… für alle, die ab und zu zwischendurch etwas brauchen:
DIENSTAG	Aprikosen-Hirse Frühstück (S. 108)	Pilzpfanne (S. 174)	No-Carb-Wraps (S. 146)	Stay-Young-Water (oder Mineralwasser) (S. 78)	Flüssig und energetisch: Smoothies (S. 82),
MITTWOCH	Protein-Kerne-Samen-Brot mit veganem Aufstrich (S. 53 u. 94/95)	Shaking Salad (S. 131)	Weißer Burger (S. 153) und Haselnuss-Chia-Pudding (S. 197)	Chia fresca (S. 88) Knochenbrühe (S. 50)	Mandel Chai (S. 90), Black Energy (S. 90), Sauerkraut-Mango-Smoothie (S. 57)
DONNERSTAG	Müsli-Mix mit Nussmilch (S. 99 u. 197)	Indisches Dal (S. 169)	Veggie-Sushi (S. 149)	… am Abend auch gern mal ein Glas Wein	Für unterwegs und als Notfallknabberei: Energieriegel (S. 114), Power-Kugeln (S. 116/117), Big-Five-Chips (S. 120/121), Schoko-Kaffee-Crunch (S. 198)
FREITAG	Quinoa-Goji-Bowl (S. 108)	Veggie-Soup to go (S. 132)	No-Carb-Pizza (S. 165)		
SAMSTAG	Protein-Kerne-Samen-Brot mit Schokomus oder Raw Fruchtaufstrich (S. 53 u. 203 o. 205)	Gemüsespaghetti mit Hähnchen-Bolognese (S. 162)	Kalbstatar und Dinkel-Focaccia (S. 150 u. 54)		Für den Kaffeeklatsch am Wochenende: Schwarze-Bohnen-Brownies (S. 208), Karotten-Muffins (S. 206)
SONNTAG	Superfood-Omelett oder Ghee-Obst (S. 104 o. 96)	Knoblauch-Ingwer-Hähnchen (S. 167)	Tatort-Platte (S. 125)		

Montags fällt das Aufstehen besonders schwer. Da bleiben wir am besten ein paar Minuten länger im Bett liegen und probieren mal die Brummübung (s. S. 41) aus. So starten wir entspannt und voller Energie in die neue Woche.

Am **Dienstag** passt als Frühstück auch perfekt ein Bulletproof-Drink (s. S. 41 u. 81). Einfach den Kaffee oder Tee pimpen und schon ist man für den Stress des Dienstags gewappnet.

Am **Mittwoch** fühlt sich die Woche schon sehr lang an und wir brauchen eine extra Portion Energie. Daher am Nachmittag 10 Minuten für die kleine Energierunde auf S. 118 einplanen, am besten im Freien. Danach vielleicht noch einen Energieriegel und – schwupps – läuft's wieder rund.

So kurz vor dem Wochenende am **Donnerstag** probieren wir mal was ganz Einfaches aus: *Primen* (s. S. 43). Einen Zettel nehmen und etwas Positives drauf schreiben. Ein schönes Lebensmotto. An den Spiegel pinnen oder auf den Frühstückstisch legen und den Tag über immer wieder dran erinnern.

Freitag ist Yoga-Tag! Einfach 15–20 Minuten am Abend dafür einplanen und in Ruhe einmal die Übungen von S. 138/139 ausprobieren. Noch besser: In ein Yoga-Studio gehen und eine Schnupperstunde mitmachen.

»Täglich

In dieses Buch schauen und z.B. auf S. 22/23 was ganz Neues entdecken, ab S. 24 ein bisschen Wissenschaft schnuppern, sich ab S. 46 mental durchschlemmen und, und, und …

Das **Wochenende** bringt normalerweise mehr Zeit mit sich. Da probieren wir mal, ob wir nicht die 10 000 Schritte knacken können (s. S. 43). Spazieren, joggen oder wandern gehen, am besten mit einem lieben Menschen zusammen. Geht übrigens auch beim Bummeln in der Stadt. Die Schritte zählt eine App auf dem Smartphone für uns mit.

Glossar & Bezugsquellen

Acerola-Muttersaft
Puren Direktsaft aus der vitaminreichen Acerolakirsche findet man im Bioladen.

Algen
Getrocknete Wakame-Algen und **Chlorella-Pulver,** aus chlorophyllhaltigen Grünalgen, gibt's online, z.B. unter www.pureraw.de,

Aronia-Beeren, getrocknet
Getrocknete Aronia-Beeren in Bio-Qualität sind online, z.B. unter www.obsthof-stockinger.de, erhältlich.

Buchweizen ganz/Buchweizenmehl
Buchweizen ist eine hervorragende GLYX-niedrige Getreidealternative. Er ist ganz oder als Mehl im Bioladen erhältlich.

Chia-Samen
Die gesunden Omega-3-Lieferanten bekommt man im Bioladen und inzwischen auch in gut sortierten Supermärkten.

Erdmandeln/Erdmandelmehl
Erdmandeln und daraus hergestelltes Mehl bekommt man im Bioladen oder beispielsweise unter www.erdmandelhaus.de.

Essigmutter
Bakterien, die Essig in Wein verwandeln, sind zum Beispiel hier erhältlich: www.arauner.com/kochen-haushalt.

Galgant
Die Wurzel, die in Aussehen und Geschmack Ingwer ähnelt, bekommt man frisch in gut sortierten Asialäden. Ersatzweise ist Galgant-Pulver im Bioladen erhältlich.

Gerstengraspulver
Das dunkelgrüne Blattgemüse Gerstengras gibt es getrocknet und in Pulverform online zu kaufen, z.B. hier: www.vitanatura.de.

Ghee
Das indische Butterschmalz ist erhältlich im Bio- oder Asialaden. Man kann es aber auch ganz leicht selbst aus herkömmlicher Butter herstellen. Die Butter wird dazu bei niedriger bis mittlerer Temperatur erhitzt und der dabei entstehende Molkeschaum abgeschöpft.

Goji-Beeren
Die kleinen Vitalstoffbomben sind im Bioladen und online erhältlich, beispielsweise unter www.floresfarm-shop.com.

Hanfsamen, geschält
Das proteinreiche Superfood bekommt man im Bioladen oder im Reformhaus.

Hefeflocken
Hefeflocken sind nicht nur für Veganer eine reiche Quelle an Nährstoffen und Vitaminen. Zu finden sind sie im Bioladen.

Kakao-Nibs
Kakao-Nibs sind Stückchen von rohen Kakaobohnen, die man im Bioladen oder Reformhaus kaufen kann.

Kelp-Nudeln
Die aus Meeresalgen hergestellten Nudeln sind eine gute Alternative zu asiatischen Glasnudeln. Man kann sie z.B. hier kaufen: www.raw-living.de.

Kokosblütenzucker und Kokosblütensirup
Produkte aus Kokosblüten bestechen durch ihren niedrigen GLYX-Wert und sind im Bioladen oder online erhältlich, z.B. unter www.govinda-natur.de.

Maca-Pulver
Die südamerikanische Knolle macht wach, steigert Leistung und Libido. Das Pulver kann man beispielsweise unter www.terraelements.de kaufen.

Matcha
Das leuchtend grüne japanische Grüntee-Pulver bekommt man im Bioladen oder online.

Miso (in Bioqualität)
Die würzige japanische Sojabohnen-Paste gibt es im Bioladen oder im Reformhaus zu kaufen.

Moringa-Pulver
Moringa-Pulver wird aus den Blättern des Meerrettichbaums hergestellt. Es ist online z.B. unter www.pura-moringa.de erhältlich.

Nori-Algenblätter
Ohne Nori kein Sushi. Man bekommt die gerösteten Algenblätter im Bio- oder Asialaden.

Shiso-Kresse
Am Besten zieht man die japanische Kresseart selbst. Samen gibt es z.B. hier: www.kraeuter-und-duftpflanzen.de.

Süßlupinenmehl
Süßlupinen sind eine hervorragende Eiweißquelle. Das daraus gemahlene Mehl ist im Bioladen erhältlich.

Traubenkerne, gemahlen
Das sehr ballaststoffreiche Bio-Traubenkernmehl gibt es z.B. bei www.govinda-natur.de.

SMARTE BODYGUARDS VOM POSTBOTEN

Manchmal kann man etwas Unterstützung bei Smart Aging sicher brauchen. Der kleine Online-Shop Fidolino berät noch am Telefon – und liefert ausgewählte gute Dinge nach Hause: vom Trampolin über den Spiralschneider zum kohlenhydratfreien Eiweißpulver.

SMART AGING AKTIV

»Fatburner-Trampolin« Den fröhlichsten Hometrainer der Welt gibt's in vier Gewichtsklassen von 30 bis 180 kg Körpergewicht. Passt zum Training: »X-Co-Trainer«. Die Hanteln mit Schwungmasse erhöhen den Trainingseffekt um 33 Prozent.

Kompressions-Leggings verringern den Beinumfang, reduzieren Cellulite, verfeinern das Hautbild, machen formschöne Beine. In verschiedenen Größen, auch als Body-Version bis zum Brustansatz.

Vibrationstraining auf einem guten Hightech-Gerät ist das moderne Training für Zeitlose. Mit seitenalternierender Muskelstimulation (von Massage-Effekt bis HIITraining) trainiert man in wenigen Minuten Beine, Bauch und Rücken, stärkt die Knochen, baut Muskeln auf und Fett ab, entspannt den gesamten Körper.

SMART AGING ENTSPANNT

»Lovetuner« Der Trend aus den USA. Eine Flöte, die der berühmte Arzt und Philosoph Deepak Chopra all denen empfiehlt, die keine Zeit zum Meditieren haben. Ein kleines Juwel, das mit seinem Klang (dem Healing-Ton 528 Hz) mitten ins Herz trifft. Eine Flöte, die mit nur einem Ton eine Welle von Zufriedenheit in uns erzeugt, uns »in tune« bringt mit uns selbst. Ganz nebenbei die Ausatmung verlängert, den für Entspannung zuständigen Parasympathikus aktiviert, die Lungenkapazität vergrößert und unser Nervensystem beruhigt.

SMART AGING VON INNEN

Eiweißpulver (fast) ohne Kohlenhydrate, mit hoher biologischer Wertigkeit und niedrigem GLYX, mit L-Carnitin und organischem Magnesium. Ohne Farb-, Süß- oder synthetische Aromastoffe. Auch vegan. Oder essenzielle Aminosäuren als Pressling.

Bittertrunk: Uralte kaukasische Kräuterrezeptur aus Blüten und Kräutern mit bewährten Bitterstoffen.

Bioaktivstoffkonzentrat aus Obst, Gemüse, Kräutern und Gewürzen. Enthält eine Vielzahl von wertvollen Pflanzenstoffen, etwa alle B-Vitamine, Vitamin C, Provitamin A aus Algen und natürliches Vitamin E.

AUCH DAS HILFT:
Pflanzliches **Kalzium, Vitamin K2** und **Vitamin D3** tragen zur Knochengesundheit bei.
Ein frisch zubereitetes Enzymgetränk versorgt uns mit **aktiven Mikroorganismen** und **probiotischen Bakterien**.
Aktiviertes Kurkuma ist eine der am besten untersuchten Natursubstanzen, ein Tausendsassa.

Wundervolle Kombi: **OPC (Traubenkernextrakt)** plus **Acerola**. **Vitamin B-Komplex** mit allen acht B-Vitaminen. Die Vitamine B2, B3, B6 und B12 unterstützen die normale Funktion des Nervensystems und tragen zur Verringerung von Müdigkeit und Erschöpfung bei. Vitamin B7 (Biotin) trägt zur Erhaltung normaler Haut und Haare bei.

SMART AGING KÜCHENHELFER

Power-Mixer Der Alleskönner ist in der Smoothie-Küche unverzichtbar! Für Nussmus, Pesto, cremige Smoothies, Eis, kalte Suppen und gefrorene Drinks. Mit 32.000 U/Min kriegt er neben Obst und Gemüse auch Nüsse, Linsen, sogar Eiswürfel und Avocadokerne klein. So werden die Zellwände aufgespalten und viele Nährstoffe so erst für den Körper verfügbar.

Raw-Geräte Die trendigen Dörr-Öfchen gibt's in verschiedenen Größen. Sie trocknen vitaminschonend zwischen 30 und 70 °C Obst, Gemüse, Pilze und Kräuter, backen Kuchenböden, Pizza und Brot.

Spiralschneider Er zaubert im Nu aus Zucchini, Möhren, Kohlrabi, Rettich, Äpfeln, Birnen und Co. leckere No-Carb-Spaghetti, dünne Spiralen, Streifen oder Scheiben. Besonders gefragt in der Raw-Food-Küche.

Auch im Sortiment: All-you-can-eat-Schokolade, Analysewaage, Basenbad, Faszienrolle, Flexi-Bar, Getreide-Flocker, Schrittzähler, Puls-Uhr, Schwungmasse-Hanteln, Sling-Trainer, Galileo, Bücher, E-Books, CDs und DVDs …

Bestellen und/oder informieren unter
www.fidolino.com, Telefon: (0049) (0)89 40268135
Fax: (0049) (0)89 40268134, E-Mail: info@fidolino.com

Neues zum Thema Fitness, Smart Aging und Abnehmen
gibt's auch alle zwei Wochen im GLYX-Newsletter
(über www.mariongrillparzer.de)

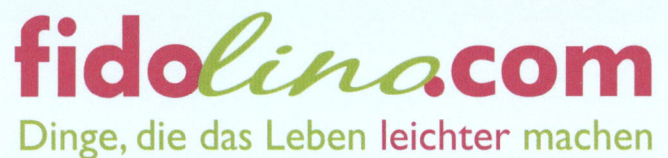

fidolino.com
Dinge, die das Leben leichter machen

Register

Ein großes Dankeschön …

… an meine Kollegin Nina Thiel, die mir immer gesagt hat »Atmen nicht vergessen!«, wenn der Stress … Sie zeichnet auch für die Yoga-Übungen in diesem Buch verantwortlich. An Susann Kreihe, die jeden Rezeptwunsch wundervoll umgesetzt hat (mitunter auch in die Pfanne gehauen). Danke an Tina Engel für die tollen Food-Fotos. Ein Danke natürlich auch an Carolin Friese für die nahezu faltenfreien Porträts. Danke Cora! Meine Lektorin Cora Wetzstein habe ich vor 10 Jahren selbst ausgebildet. Tja, »Smart Aging« eben.

Vielen Dank an Diana Dörfl für das Umsetzen von etwa 1000 Wünschen der verschiedensten Menschen in ein wundervolles Layout Ein dickes Danke an Annemarie Heinel, die höchstgeduldig und hochprofessionell das ganze Werk begleitete. Dankeschön an den Christian Verlag und all die tollen Menschen, die dort ihre Begeisterung und ihr Wissen beisteuern, ohne das gute Bücher nicht entstehen könnten. Dann noch ein Danke an meine an diesem Buch auch mitdenkende Freundin Jutta Christoph und meinen Mann Wolf – die beide dazu beitragen, dass ich gerne älter werde.

Vitae

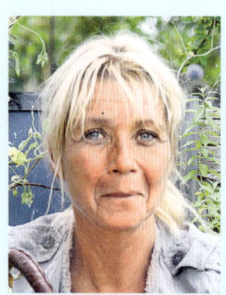

Marion Grillparzer ist studierte Ökotrophologin und Journalistin sowie Kopf und Seele hinter diesem Buch. Mit ihrer Art zu schreiben revolutionierte sie den Ratgeber und schreibt seit 1999 Bücher über die Gesundheit und den Körper. »Die Bücher sollen anregen, nicht nur zu lesen, sondern auch zu tun.« Das Konzept ging auf und mit mehreren Bestsellern ist Marion Grillparzer eine der erfolgreichsten Ratgeber-Autorinnen Deutschlands. Mit »Smart Aging« legt sie nun ihr bisher persönlichstes Buch vor. In ihrer unverkennbaren Art verbindet sie moderne Wissenschaft mit traditionellem Wissen und spinnt den Faden von wertvollen Gesundheits-Tipps ihrer Großmutter – die 99,9 Jahre alt wurde! – über die Naturheilkunde bis zur Schulmedizin.

Susann Kreihe ist ausgebildete Köchin und hat die Rezepte in diesem Buch entwickelt. Von 2006–2009 arbeitete sie als Johann Lafers Assistentin im »Table d'Or« und war im Team diverser ZDF-Kochshows tätig – darunter »Lanz kocht«, »Lafer! Lichter! Lecker!«, »Topfgeldjäger« und »Die Küchenschlacht«. Seit 2009 arbeitet sie als freie Rezeptautorin und Foodstylistin.

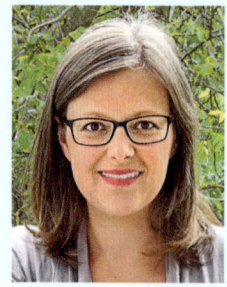

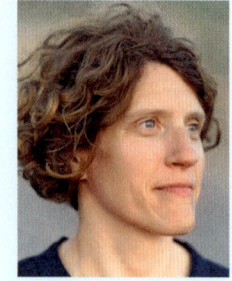

Wenn die Fotografin und Foodstylistin **Tina Engel** nicht gerade in München shootet, erforscht sie mit allen Sinnen die Küchen dieser Welt. Mit Kamera und Campingkocher ist sie häufig unterwegs und schaut in Garküchen, auf Märkten und kleinen Läden den Einheimischen über die Schulter. Was in den Topf und damit vor die Linse der dreifachen Mutter kommt, sind oft einfache, pure Zutaten, die in ihrer Kombination zu einem spektakulären Ergebnis für Auge und Gaumen führen. Zum Nachkochen und Anschauen empfiehlt sich auch ihr Blog www.tinaengel.com. Sie hat die Gerichte für dieses Buch in Szene gesetzt.

Carolin Friese hat eine Ausbildung zur Fotografin in Redhill bei London absolviert. Später hat sie als Fotoassistentin und freie Fotografin in London und München gearbeitet und ihre fotografische Tätigkeit in eigenen Studioräumen in München fortgeführt. Seit 2012 ist sie Inhaberin der Firma »Bild und Raum« in München, wo sie Foto- und Kochstudio verbindet und seitdem vorwiegend im Bereich Foodfotografie arbeitet. Sie hat Marion Grillparzer für die People-Fotos in diesem Buch abgelichtet.

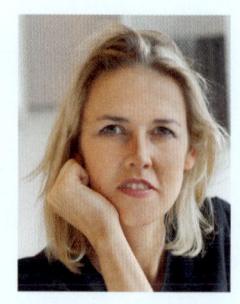

Impressum

Produktmanagement: Annemarie Heinel
Textredaktion Theorie: Cora Wetzstein
Korrektorat: Susanne Langer
Schlusskorrektur: Annika Genning,
www.text-genuss.de
Layout und Satz: Diana Dörfl
Umschlaggestaltung: Thomas Uhlig
Repro: Repro Ludwig, Zell am See
Herstellung: Barbara Uhlig
Texte: Marion Grillparzer
Rezepte: Susann Kreihe
Foodfotografie: Tina Engel
Foodstyling: Tina Engel, Judith Hinterding
People-Fotografie: Carolin Friese

Bildnachweis:
Tina Engel: S. 51–56, 65–101, 105–115, 123–137,
141–175, 179–210
Carolin Friese: S. 4, 8–11, 18–20, 35 r., 60–61,
102–103, 118–119, 138–139, 176–177
Marion Grillparzer: S. 14–15, 41
www.shutterstock.com: S. 16, 36 (Andrew River-
side), S. 22, 26, 31 (Jiri Hera), S. 27 (Barbara
Dudzinska), S. 28–29, 34 (Alena Haurylik), S. 35 l.
(DUSAN ZIDAR), S. 39 (Yulia Davidovich)

Printed in Italy by Printer Trento

Unser komplettes Programm finden Sie unter

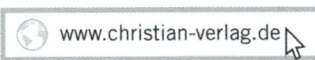
www.christian-verlag.de

★ ★ ★ ★ ★

**Sind Sie mit diesem Titel zufrie-
den? Dann würden wir uns über Ihre
Weiterempfehlung freuen.**
Erzählen Sie es im Freundeskreis, berichten
Sie Ihrem Buchhändler oder bewerten Sie bei
Onlinekauf. Und wenn Sie Kritik, Korrekturen,
Aktualisierungen haben, freuen wir uns über
Ihre Nachricht an Christian Verlag, Postfach
40 02 09, D-80702 München oder per E-Mail an
lektorat@verlagshaus.de

CLEVERES FÜR BESSER-WISSER
Mehr spannende Infos und neue Ideen erhalten
Sie alle zwei Wochen in meinem kostenlosen
Newsletter und natürlich auf meiner Website
www.mariongrillparzer.de. Ich freue mich auf
Ihren Besuch!

Ihre Marion Grillparzer

Ebenfalls erhältlich ...

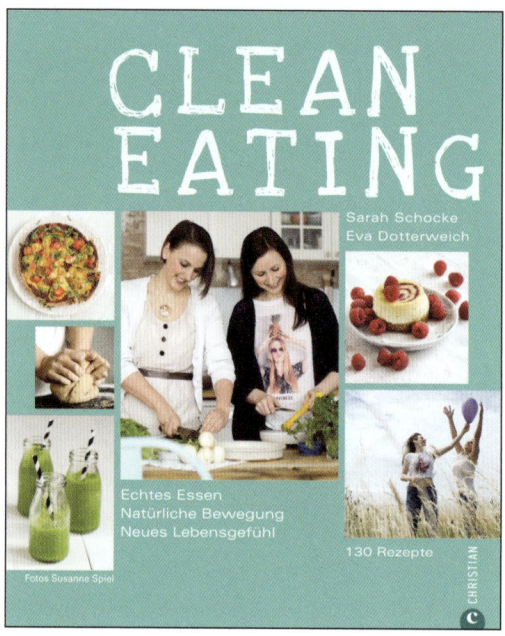

ISBN 978-3-86244-946-0

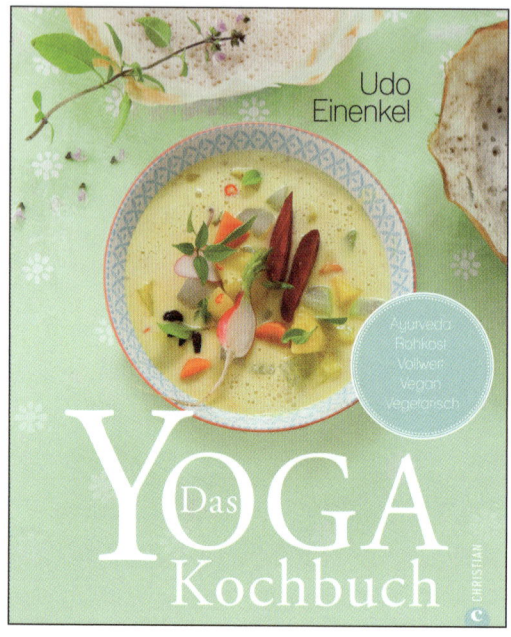

ISBN 978-3-86244-979-8

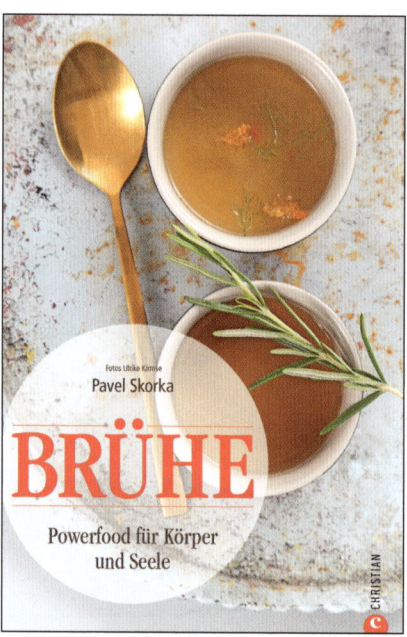

ISBN 978-3-95961-087-2

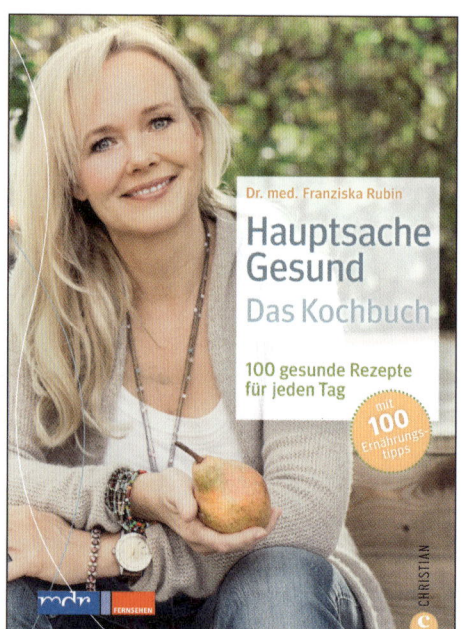

ISBN 978-3-86244-756-5

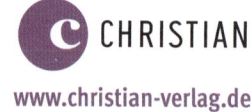

CHRISTIAN

www.christian-verlag.de